高等院校医学实验教学系列教材

# 营养与食品卫生学实习

**主　编**　高永清　王林静

**副主编**　刘　辉　方桂红　包　艳

**编　委**　（按姓氏笔画排序）

王林静（广东药科大学）　　　　　　王勇健（西安医科大学）

方桂红（海南医学院）　　　　　　　包　艳（包头医学院）

刘　欢（天津医科大学）　　　　　　刘　辉（兰州大学）

刘　颖（内蒙古医科大学）　　　　　李永华（济宁医学院）

李　蓉（中山市出入境检验检疫局）　杨　光（大连医科大学）

吴小南（厦门医学院）　　　　　　　邱服斌（山西医科大学）

张小强（东南大学）　　　　　　　　张晓宏（宁波大学）

陈　洁（福建医科大学）　　　　　　陈骁熠（广州医科大学）

周　健（潍坊医学院）　　　　　　　高永清（广东药科大学）

郭怀兰（湖北医药学院）　　　　　　唐咏梅（华北理工大学）

麻微微（首都医科大学）　　　　　　程　宇（齐齐哈尔医学院）

谢惠波（西南医科大学）　　　　　　蔡慧珍（宁夏医科大学）

科学出版社

北　京

# 内 容 简 介

《营养与食品卫生学实习》设置了基本实验、综合性实验和设计性实验。在基础性实验内容的选择上，检验方法多采用现行的国家标准方法；在综合性实验内容的选择上，以某一问题或案例为主线，将教学与实践相结合；在设计性实验内容的安排上，根据学科知识的更新而调整实习内容（如学校食堂的食品安全监督检查）。本实习作为《营养与食品卫生学》（案例版　第 2 版）的配套实验教学教材，供预防医学、食品卫生与营养学、食品质量与安全、食品科学与工程、烹饪与营养教育、食品营养与检验教育、妇幼保健医学等预防医学类和食品科学类专业及其他相关专业的本科生及专科生使用。

**图书在版编目（CIP）数据**

营养与食品卫生学实习 / 高永清，王林静主编. —北京：科学出版社，2017.1
　ISBN 978-7-03-050874-4

Ⅰ. ①营… Ⅱ. ①高… ②王… Ⅲ. ①营养卫生–实习–医学院校–教学参考资料②食品卫生学-实习–医学院校–教学参考资料 Ⅳ. ①R15-45

中国版本图书馆 CIP 数据核字（2016）第 287109 号

责任编辑：胡治国 / 责任校对：张小霞
责任印制：李　彤 / 封面设计：陈　敬

**科 学 出 版 社** 出版
北京东黄城根北街 16 号
邮政编码：100717
http://www.sciencep.com
北京厚诚则铭印刷科技有限公司印刷
科学出版社发行　各地新华书店经销
*
2017 年 1 月第　一　版　　开本：787×1092　1/16
2022 年 8 月第五次印刷　　印张：10 1/2
字数：246 000

**定价：49.80元**
（如有印装质量问题，我社负责调换）

# 前　言

为推进实验内容和实验模式改革，加强实践教学创新，适应各院校教学的需要，实现人才培养目标，构建适应专业和学科特点的创新实验教学课程体系，我们编写了《营养与食品卫生学实习》，作为《营养与食品卫生学》（案例版　第2版）的配套实验教学教材，供预防医学、食品卫生与营养学、食品质量与安全、食品科学与工程、烹饪与营养教育、食品营养与检验教育、妇幼保健医学等预防医学类和食品科学类专业及其他相关专业的本科生及专科生使用。

根据营养与食品卫生学课程的特点，本实习在编写模式上对实验教学的内容进行了优化、重组和整合，并结合实验平台建设的情况，创建实验教学模块。从人才培养体系整体出发，按照实验技能递进的思路，本实习循序渐进地设置了3个层次的实验项目。第1层次为进行实验基础知识和技能训练的基本实验，第2层次为对相关课程实验知识点进行融合的综合性实验，第3层次为设计性实验。在实验课中引进了设计性实验，教学与科研相结合，教学资源和科研资源叠加使用，并融入科技创新和实验教学改革成果，注重理论与实践相结合、传统与现代相结合、课内实验与课外实验相结合、基本训练与创新训练相结合，目的是激发学生的学习兴趣和主动性，培养学生的创新思想和实践应用能力，加强学生科研思维与创新精神的培养，培养创新人才。同时根据学制的不同、专业的差异，本实习设立了不同板块的实验教学项目，增加了综合性实验和设计性实验的比重，以培养拔尖优秀人才。

本实习的特点是在基础性实验内容的选择上，考虑常用食品检验技术的代表性，检验方法多数采用现行的国家标准方法，既可反映检验技术的先进性，也兼顾到高等院校的教学条件。在综合性实验内容的选择上，注意从实际工作出发，以某一问题或案例为主线，将实践教学、理论教学与社会实践相结合，努力使之系统化而成为一个有机整体。本实习的另一显著特点是在设计性实验内容的安排上根据学科知识的更新而调整实习内容，在实践中提高学生解决问题的能力。如学校食堂的食品安全监督检查，设计该实验的目的是从宏观的角度将食品安全监督的理论、法律法规规定和实际工作有机地联系在一起，旨在加强学生实践能力的培养，使课堂教学适应食品安全监管工作的新形势，为学生以后的实习乃至今后从事食品安全监管的实际工作打下良好的基础。

本实习的编写得到了科学出版社领导的指导，并得到了全体编委的大力支持。向所有支持、指导和帮助本实习编写和出版的领导、专家和所有编者表示衷心感谢！

由于水平有限，书中不足之处在所难免，敬请各位同学、同行和广大读者多多批评指正，并将您的宝贵意见和建议，以及在使用过程中发现的问题及时反馈给我们，以便对其进一步修改和完善。

高永清　王林静

2016年7月

# 目　　录

## 第二篇　综合性实验

## 第三篇　设计性实验

# 第一篇 基础性实验

## 第一章 食品检验总则

### 实验一 食品检验的一般原则

#### 一、食品的抽样

**（一）抽样的目的**

鉴定食品的营养价值及质量和安全状况，说明食品中营养成分的种类、含量和营养价值，以及判定食品原料、食品添加剂、设备、容器、包装材料中是否存在有毒有害物质等，是进行营养指导、开发营养食品和食品新原料、从事食品安全监督管理、制订国家食品质量及安全标准的基本手段和重要依据。抽样就是从研究总体中选取具有代表性的样品，样品的采集是极其重要的一环。

**（二）样品分类**

按照样品采集过程的不同，将样品分为检样、原始样品、平均样品和试验样品。

**1. 检样** 通过使用适当的工具按规定的方法对整批被检对象各部分或在生产线上的不同时间采集的少量样品为检样。

**2. 原始样品** 混合所有质量相同的检样为原始样品。

**3. 平均样品** 按规定方法将原始样品混合均匀，抽取其中一部分作为待测样品为平均样品。

**4. 试验样品** 将平均样品混合分样后按需要抽取一部分作为待测样品为试验样品。

**（三）采样原则**

**1. 代表性** 为了如实推断食品总体的营养价值、质量和安全状况，采集的用于检验的样品应充分代表被检食品的总体情况，减少人为误差。要求随机抽样，正确布点。由于食品的原料情况、加工方法、加工批号，以及运输、储存和销售等各个环节对食品的营养价值、质量和安全状况都会产生重要影响，所以在采样过程中充分考虑这些因素至关重要。若采集的样品不具代表性，则检验结果就不能反映食品的真实状况和总体水平，甚至导致错误的判断，得出错误的结论。

**2. 典型性** 采集被污染或怀疑被污染的食品、引起中毒或怀疑引起中毒的食品、掺假或怀疑被掺假的食品，要具有典型性。其中，被污染或怀疑被污染的样本在采集时应选取接近污染源或易受污染的那一部分，并采集确实未被污染的同种食品作为空白对照；对食物中毒或怀疑是食物中毒的事件，不但要采集剩余食品样品，还要采集中毒者的呕吐物、排泄物、胃肠内容物、药物和其他有关物质。应根据中毒症状、可疑中毒物的性质采集可能含毒量最多的样本，其中中毒者吃剩下的食物、餐具（未洗刷）等是最好的检材；掺假或怀疑被掺假的食品应采集有问题的典型样本，不能用均匀样本代替。

**3. 真实性** 为了保证样品的真实性，采样人员应该亲临现场采样，防止伪造食品样品。所有采样用具都应保证清洁、干燥、无异味、没有污染食品的可能。

**4. 适量性** 采样数量应根据检验的目的和满足检验项目对样品量的需要而定，一式三份，供检验、复检和留样备用。每份样本不少于检验需要量的 3 倍。一般每份散装样品不少于 0.5kg，瓶装食品（包括罐头等）或其他小包装食品根据批号随机取样，按照同一批号 250g 以上的包装不少于 6 个，250g 以下的包装不少于 10 个的原则采集。包括食品污染、食源性疾病（含食物中毒）在内的食品安全事故的食品采样量需满足食源性疾病诊断和食品安全事件原因判定的检验要求。

**5. 适时性** 要及时到现场采样，确保采样样品的贮存温度适宜，并及时将样品送回实验室检验，尽可能缩短采样至送检的时间，以保证被检物质送检后能够得出正确的结论。

**6. 程序性** 采样、送检、留样备查和出具报告均应按照规定的程序进行，各阶段都要有完整的手续，责任分明。

### （四）采样工具和容器

**1. 采样工具**

（1）一般常用工具：包括钳子、螺丝刀、小刀、剪刀、手电筒、罐头及瓶盖开启器、镊子、胶布、笔、记录本、照相机等。

（2）专用工具：如长柄勺，适用于散装液体样品的采集；玻璃或金属采样器，适用于深型桶装液体食品的采样；金属探管和金属探子，适用于采集袋装的颗粒或粉末状食品；采样铲，适用于散装粮食或袋装的较大颗粒食品的采集；长柄匙或半圆形金属管，适用于较小包装的半固体样品的采集；电钻、小斧、凿子等，适用于冻结的冰蛋的采集；搅拌器，适用于桶装液体样品的搅拌。

**2. 采样容器** 装载样本的容器可选择玻璃材质或塑料材质，可以是瓶式、试管式或袋式的。容器必须完整无损、密闭、清洁、干燥，不得漏出液体，不应含有待检物质及干扰物质，不影响样品的气味、风味、pH；盛装液体样品的容器应有防水、防油功能，可用带塞玻璃瓶或塑料瓶，但酒类、油性样品不宜用橡胶塞。酸性食品不宜用金属容器；检验农药用的样品不宜用塑料容器；黄油不能与纸或任何吸水、吸油的表面接触，应用带塞广口玻璃瓶盛装。

**3. 采样用具、容器的灭菌方法** 盛装样本的容器需根据材质的不同选择高压蒸汽或干烤灭菌消毒；玻璃吸管、长柄勺、长柄匙，要单个用纸包好或用布袋包好，经干烤灭菌后使用；采样用的棉拭子、规格板、生理盐水、滤纸等，均要分别用纸包好，经干烤或高压灭菌消毒后备用。一次性采样拭子和纸片注意在保质期内使用；镊子、剪子、小刀等用具，用前在酒精灯上灼烧消毒；消毒好的用具和培养液等要专人妥善保管，定期更换并防止污染。

### （五）采样方法

**1. 有完整包装的食品**

（1）完整大包装食品：采样件数按 $\sqrt{总件数/2}$ 计算，在食品堆放的不同部位分别采集大包装单位后，按包装高度等距离分上、中、下 3 层，取 3 份等量样品。然后将采集的样品用"四分法"：进行抽样缩减，做成平均样品。即将采集样品放置在干净的玻璃板、平面瓷盘、光面纸张或塑料布上，四面翻滚使其充分混合成厚度均匀的圆盘状，划"十"字或对等分线分成 4 等份，弃去其中对角的两部分，把余下部分再混合。可以多次重复上述操作，直至剩余两对角样品数量符合检验要求的数量为止。

（2）完整小包装食品：对于罐装、袋装或瓶的定型小包装食品（每包＜500g），一般按生产班次或批号随机采样，250g 以上的包装不得少于 6 个，250g 以下的包装不得少于 10 个；水果可取一定的个数。

**2. 散装食品**

（1）固体食品：对于超市大量散装的粮食、油料种子、豆类、花生等常见散装固体食品，可采用分区分层法采样。这类食品如果是在仓库或船舱等地点大量堆积，也可采用分层采样法，即分上、中、下 3 层或等距离分为多层，在每层的中心及四角分别采取等量小样，混合为初级样品；对大面积平铺散装食品可先分区，每区面积不超过 $50m^2$，并各设中心、四角 5 个点。相邻两区的分界线上的两个点为共有点，例如，两区共设 8 个点，三区共设 11 个点，依此类推。边缘上的点设在距边缘 50cm 处。各点采样数量一致，混合为初级样品。对正在传送的散装食品，可从食品传送带上定时、定量采取小样。以上初级样品均可以按照"四分法"进行抽样缩减，得到平均样品。

（2）液体、半液体食品：以一池、一缸等为一个单位采样，即每一池或每一缸搅拌均匀后采集一份样品；若容器较大，可按高度将容器等距离分为上、中、下 3 层，用抽样工具或汲筒从各层的四角和中央各取等量样品，混合后再取所需检验样品。对于流动液体，可定时定量从输出的管口取样，混合后再采样。

**3. 其他食品**

（1）鱼、肉、蛋类：肉类应从整体各部位按照比例取样（不包括骨及毛发）；大鱼在头、体、尾各部位取样，小鱼可取 2～3 条绞碎混匀；蛋类则可按一定个数取样，也可根据检验目的将蛋黄、蛋清分开取样。

（2）烧烤制品（猪、鹅、鸭）：检查表面的污染情况，可用表面揩抹法采样，即在样品的四周外表面均匀选择几个点，将经过高温灭菌的板孔为 $5cm^2$ 的金属制规板压在所选点的位置上，再用经生理盐水浸润的灭菌棉球拭子在规板范围内揩抹 10 次，然后移到另一点上。每个规板只压一个点，每支棉拭子揩抹 2 个点。每支棉拭子揩抹 2 个点后立即剪断或烧断（剪刀要灭菌），投入盛有 50ml 灭菌生理盐水的三角瓶或大试管中送检。其中大块熟肉选择 10 个点，整只熟鸡、鸭、鹅，采头、胸、腹、背及肛门。

（3）冷冻食品：对大块冷冻食品，从几个不同的部位采样，并保证在样品检验前始终处于冷冻状态。样品若已融化，无需再冻，直接保持冷却即可。

（4）果蔬：对于山楂、葡萄、葱蒜等个体较小的样品，随机取若干个整体作为检样，切碎混匀得到原始样品；而对于大白菜、西瓜、苹果等，可取整体，从中心剖成 2 个或 4 个对称部分，取其中 1 个或 2 个对称部分或从具有代表性的各个部位按比例采取小样，然后经过充分混合得到原始样品。对体积蓬松的叶菜类（如菠菜、小白菜等），可抽取一定数量的检样，混合后捣碎、混匀，形成原始样品。

**（六）采样注意事项及记录**

**1. 采样注意事项**

（1）一切采样工具应该清洁，勿将任何有毒有害物质带入样品中。在样品的采集、包装、运送过程中所使用的任何材料均不应对样品检验结果产生任何影响。例如，测定苯并（a）芘的样品不可用石蜡封瓶口或用蜡纸包裹，因为有的石蜡中含有该种物质；测定汞的样品不能使用橡皮塞；采集微生物检样应遵守无菌操作的规定。

（2）样品在检验前不得受到污染，保持检样中原有的微生物状况，保证理化指标不发生任何变化。例如，测定维生素 $B_2$ 的样品需避光，防止紫外线照射等。

（3）采样后应将待检样品迅速送至实验室进行检验，避免样品发生变化。

（4）盛装样品的容器要根据要求选用硬质玻璃或聚乙烯制品，要贴牢标签并注明样品名称、采样日期、采样地点、样品批号、检验项目及采样人等。

（5）检验后保留被检样品 1 个月以上，以备复查。保留的样品也应加封，并妥善保存。但易变质的食品不予保留。

**2. 记录** 认真做好现场采样记录，清晰地填写包括检验项目、品名、生产日期或批号、产品数量等内容，并注明采样单位和被采样单位的名称、地址、电话、采样日期和采样人等信息。

不接收无采样记录的样品。

# 二、样品的制备

为保证检验结果的准确性，用作检验的样品必须制成平均样品，以保证样品均匀，在检验时取任何部分都具代表性，具有全部待检样品的特征。样品制备是对采集的样品进行分取、粉碎及混匀的过程。根据被检食品的性质和检验要求选取不同的制备方法。

**1. 液体、浆体或悬浮液体** 一般使用玻璃棒或电动搅拌器将样品充分搅拌均匀。对于互不相溶的液体，如油和水的混合物，分离后分别采样。

**2. 固体样品** 应该切细、捣碎、反复研磨，或用其他方法研细，制成均匀的待检样品。常用的工具包括绞肉机、粉碎机、研钵等。对一般固体样品，可用粉碎机将样品粉碎；对高脂肪固体样品（如花生、大豆等），需冷冻后立即粉碎；高水分食品（如蔬菜、水果等）多用匀浆法；肉类用绞碎或研碎法；蛋类去壳后用打蛋器打匀，可采用标准筛过筛的方法，保证颗粒度均匀一致。

**3. 罐头食品** 水果罐头捣碎前必须去核；肉禽罐头应预先剔除骨头；鱼类罐头要将调味品（葱、辣椒及其他调味品）和鱼刺分离出来后再捣碎。常用的工具有高速组织捣碎机等。

# 三、样品的保存

为防止采集的样品中水分或挥发性物质散失以及待检物质的含量发生变化，建议当日对所采集的样品进行检验。如若不能立即检验，必须妥善保存待检样品，防止样品变质或待检物质分解。可以将样品密封在干净的容器中，必要时进行避光处理。容易变质的样品需 0～5℃冷藏，且保存的时间不宜过长。

冷冻干燥是一种常见的样品保存方式。冷冻干燥的样品物理结构和化学性质变化极小，待检成分损失较少，常用于肉、鱼、蛋及蔬菜样品的保存。冷冻干燥的样品可保存长达数月甚至更长的时间，但含有挥发性成分的样品不宜采用此法保存。

# 四、样品的预处理

## （一）目的

食品中杂质或某些组分（如蛋白质、脂肪、糖类等）常对检验过程产生干扰，因此，在检验前必须对样品进行预处理以除去干扰物质。预处理也可达到浓缩被检物质的目的，从而解决了因有些被检物质在样品中含量很低而难以检验的问题。在整个样品检验过程中，预处理是非常繁琐但很重要的步骤。

## （二）原则

消除干扰因素，将待检样品中的干扰物质减少到对被检物质的检验不产生干扰的程度；完整保留被检物质，在分离过程中尽量减少被检物质的损失；浓缩被检物质，以得到精确的检验结果；选择操作简便的分离富集方法。

## （三）方法

根据食品种类、理化性质和检验项目的不同，通常需对待检样品进行预处理。常见的样品预处理方法有以下几种。

**1. 有机物破坏法** 常用于食品中矿物质或金属离子的检验。食品中的矿物质或金属离子常与蛋白质等有机物质结合成难溶的或难于离解的有机金属化合物，使检验难以进行。因此，通常是在高温或强烈氧化的条件下，使食品中的有机物质分解，呈气态逸散出去，而待检成分残留下来。根据具体操作条件的不同，可分为湿消化法和干灰化法两大类。

（1）湿消化法：是在适量的食品试验样品中加入氧化性强酸（如浓硝酸、高氯酸、浓硫酸等），使样品中的有机物完全分解氧化并呈气态逸出，而被检物质呈离子状态保留在溶液中。为了加速样品的氧化分解，有时还会加入一些氧化剂（如高锰酸钾、过氧化氢等）或催化剂（如硫酸铜、硫酸钾、二氧化锰等）。在整个消化过程中，会产生大量有害气体，需在通风橱中进行。湿消化法在溶液中进行，分解有机物的速度快，用时短，被检成分的损失相对较少。湿消化法常用于对某些极易挥发散失的物质进行的预处理。除 Hg 以外，大部分金属检验结果良好。

（2）干灰化法：是将适量的食品试验样品放在坩埚中加热，在高温灼烧下使其中的有机物脱水、焦化，在空气中氧的作用下，使有机物氧化分解成二氧化碳、水和其他气体而挥发，剩下的残渣即为无机成分，可供待检。灰化的温度一般为 $500\sim600^{\circ}\mathrm{C}$，灰化的时间为 $4\sim6$ 小时。为了防止待检物质损失，可加入少量碱性或酸性物质作为固定剂，故通常称为碱性或酸性干灰化法。干灰化法耗时长且为敞口灰化，易挥发，造成被检成分的损失，但操作简单、有机物分解彻底，所需设备及耗材少，适用于大批量样品的预处理。但 Pb、As、Hg、Sb 等元素不宜用干灰化法进行预处理。

**2. 挥发和蒸馏分离法** 是利用待检样品的挥发性将其转变成气体或通过化学反应转变成具有挥发性的气体，从而将样品分离，用吸收液或吸附剂收集分离出的气体后用于检验，或直接导入仪器进行检验。根据样品中待检成分性质的不同，可采用常压蒸馏、减压蒸馏、水蒸气蒸馏等方式。

**3. 溶剂提取法** 不同的物质在同一溶剂中具有不同的溶解度。利用混合物中各物质溶解度的不同，并依据相似相溶的原则，可以利用适当的溶剂将待检成分从固体样品或样品浸提液中提取出来，从而将其分离。溶剂提取最常用的是浸泡法（或浸提法）和萃取法（或溶剂分层法）。

（1）浸泡法：用适当的溶剂将固体样品中的某种待检成分提取出来称为浸泡法（或浸提法），又称液-固萃取法。根据相似相溶原理采用适合的提取剂，要求溶剂稳定且不与待检样品发生反应。

（2）萃取法：利用某种待检成分在互不相溶的溶剂中溶解度的不同，从一种溶剂转移到另一种溶剂中，而与其他组分分离的方法，称为溶剂萃取法（或溶剂分层法）。通常使用分液漏斗进行 $3\sim5$ 次萃取，才能达到完全分离的目的。

**4. 色层分离法** 又称层析分离法或色谱分离法，是食品检验中一类重要且常用的分离方法。它是依据物质在固定相与流动相间分配系数的差别而进行的分离、检验，分离效率高，能将各种性质极相似的物质彼此分开，分离过程就是鉴定过程。该法适用于有机物质的分离检验。最常见的色层分离法包括吸附色谱分离、分配色谱分离和离子交换色谱分离等。

**5. 沉淀分离法** 利用沉淀反应进行分离，在试验样品中加入适当的沉淀剂，使待检成分沉淀，通过过滤或离心分离沉淀和母液，从而达到分离的目的。

**6. 浓缩** 试验样品经提取、净化等处理后，有时体积很大，待检成分浓度很低，需在检验前进行浓缩，以提高被检成分的浓度。常用的浓缩方法包括常压浓缩法和降压浓缩法。

# 五、检验方法的选择与评价

## （一）正确选择检验方法的重要性

食品检验可以为生产部门和食品安全监督管理部门提供准确、可靠的数据。生产部门依据此类数据控制原料的质量，确定合理的工艺条件，生产符合质量标准和食品安全标准的产品。食品安全监督管理部门依据此类数据正确判定被检食品的品质和食品安全状况，以有效阻止质量低劣和存在食品安全问题的产品流入市场危害消费者的利益和健康。选择正确的检验方法对于检验结果的准确可靠至关重要，检验方法选择不当，会误导生产和管理，并造成浪费。

### （二）检验方法正确选择的影响因素

如何选择最适合的检验方法用于检验样品中待检成分非常关键，通常应考虑如下主要因素。

**1. 检验要求的准确度和精密度**  应根据生产、科研、监管工作对检验结果要求的准确度和精密度的不同，来选择合适的检验方法。检验结果须与实际值接近。

**2. 检验方法的繁简和速度**  在满足检验要求的前提下，应尽量选择操作方法简易、成本低廉、节约时间的方法，以降低人力物力成本。

**3. 样品的特性**  样品中待检成分不同的形态和含量以及可能存在的干扰物质均会影响检验结果，所以对于样品预处理、提纯的难易程度以及干扰因素等都必须考虑。

**4. 现有条件和能力**  不同的实验室仪器设备条件和技术条件有所不同，应根据实际情况选择最为简单经济和恰当的检验方法。

**5. 食品检验方法的选择**  我国现行的法定食品检验方法标准包括国家标准（Guobiao, GB）、行业标准、地方标准和企业标准，其中国家食品安全标准是强制性的执行标准。凡有国家检验方法标准的检验项目，应使用国标方法进行检验。对于没有国家检验方法标准的检验项目，可选择发达国家的标准或国际标准。发达国家的标准主要包括美国的 ANS、法国的 NF、英国的 BS、德国的 DIN、俄罗斯的 TOCTP、瑞士的 SNV、意大利的 UNI、日本的 JIS（日本工业标准）和瑞典的 SIS 等。由于欧盟的发展和欧洲统一市场的完善，欧洲标准（EN）逐步取代法国和德国等国的国家标准。由于国际标准一般都是各个经济发达且技术先进的工业强国依照其经验综合制定，随着世界贸易的发展，各国更倾向于采用国际标准。国际食品检验标准主要包括由联合国粮农组织（Food and Agriculture Organization of the United Nations, FAO）和世界卫生组织（World Health Organization, WHO）所组建的食品法典委员会制订的食品法典，以及国际标准化组织（International Organization for Standardization, ISO）建立的一系列产品质量控制及纪录保持的国际标准（ISO9000 及其 9000 以上）。食品法典和 ISO 制订的标准，每个国家可以自愿采用，没有强制要求执行。

### （三）检验方法的评价指标

精密度、准确度和灵敏度三项指标是用于评价检验方法的依据。

**1. 精密度**  用来表示在相同条件下对样品进行多次检验其结果相互接近的程度。它代表检验方法的稳定性和重现性，主要由随机因素决定。一般用算术平均值、绝对偏差、相对偏差、标准偏差和变异系数等来表示检验结果的精密度，其中在食品检验中最常用的是标准偏差。

偏差也称绝对偏差，是指个别检验值与几次检验的平均值之间的差别。偏差与平均值的百分比，称为相对偏差。标准偏差也称为标准差，是偏差平方的统计值（均方根偏差），表示整个检验值的离散程度，用 $S$ 表示。标准偏差与平均值的百分比，称为相对标准偏差，也称变异系数，用 $C_V$ 表示。

用标准偏差来表示检验精密度具有统计学意义，因为单次检验的偏差平方后，较大的偏差更能显著地反映出来，能更好地说明数据的分散程度。$S$ 越小，说明各项之间符合的程度越高，精密度就越高。

**2. 准确度**  是指检验值与实际值相符合的程度，用来反映结果的真实性，常用误差表示。为了检查一种检验方法的准确度，也可以利用这个方法测定回收率，这也是一种表示相对误差的方法。

**3. 灵敏度**  是指检验方法和仪器能测到的最低限度，一般用最小检出量或最低浓度来表示。仪器分析法具有较高的灵敏度，化学分析法的灵敏度相对较低。

（张　莹　刘　辉）

# 第二章 谷类的营养价值评价

**案例 2-1**

奶奶说小宇自从春天频繁感冒发热后食欲和抵抗力一直不好,"我们天天换着法子给小宇补充营养,老母鸡、排骨、黑鱼、牛肉顿顿不断,但是小宇就是吃不了几口,而且还经常反复生病,真愁人啊!"

**问题:**

1. 儿童生病期间的饮食应注意什么?

2. 为预防儿童感冒应采取什么对策?

**案例 2-1 分析讨论**

问题 1:儿童生病期间身体会消耗更多的营养,按理说应该多让儿童吃些"好的"补充营养。但是患病期间儿童的消化功能随之减弱,反而会变得食欲缺乏。此时给患儿过多高蛋白高脂肪的食物,会进一步降低其消化能力,使其食欲更差。蛋白质的消化需要较多的胃酸和蛋白酶帮助,脂肪多的食物排空慢,还需要较多的胆汁帮助,高蛋白、高脂肪食物也会消耗更多的维生素 $B_1$,这是促进小儿肠胃蠕动、提高食欲的关键营养素。打个比方来说,好比一个家庭(身体)的成员都在奋力抵御外敌(病毒或细菌),来了一群想帮忙的亲戚(高蛋白、高脂肪的食物),这些亲戚本身难以伺候(不宜消化和吸收),家庭成员还要分出精力来照顾,忙帮不成,反而削弱了整体的战斗力。所以,儿童生病期间的饮食一定要清淡、容易消化。病愈初期,患儿的消化功能仍没有完全恢复,不要急于进补,还是要小心维护,使其消化道健康运转才行。一旦急于、过于进补,易造成胃肠功能失调,致使长期食欲缺乏,摄入的能量和营养素不足,抵抗力低下,自然就更易生病了。

问题 2:并非只有大鱼大肉才有营养,蔬菜水果所含的胡萝卜素、维生素 C、B 族维生素、钾等营养素有助于提升患儿的抵抗力或消化能力;各种植物化学物,如番茄红素、叶绿素、黄酮类物质等有消炎、抗感染作用。粗杂粮和薯类所含的维生素 $B_1$、维生素 $B_2$、水溶性膳食纤维能促进消化,对提高生病期间患儿的食欲也很重要。患儿生病期间和病愈初期,应少吃高蛋白、高脂肪的动物性食物,多吃些新鲜蔬菜、水果,再搭配一些杂粮及杂薯粥、面,才能在提供能量和营养素的同时,维持患儿的消化系统功能,提高其食欲。乳、豆及其制品含钙和优质蛋白质丰富,且较易消化吸收,患儿生病期间可以正常摄入。

平衡膳食是健康的前提,即膳食中含有的蛋白质、脂肪、糖类、维生素、矿物质等营养素,必须品种齐全、数量充足、比例恰当。家长在安排儿童的膳食时应注意以下 5 个原则。

(1)食物多样,谷类为主:谷类食物是人体能量的主要来源,也是我国传统膳食的主体,可为儿童提供淀粉、蛋白质、膳食纤维、矿物质和 B 族维生素等。儿童的膳食也应该以谷类食物为主,并适当注意粗细粮的合理搭配。

(2)多吃新鲜蔬菜和水果:蔬菜和水果所含的营养成分并不完全相同,不能相互替代。家长在安排儿童膳食时应做到每餐有蔬菜,每日吃水果。

(3)吃适量的鱼、禽、蛋、瘦肉:这些动物性食物是优质蛋白质、脂溶性维生素和矿物质的良好来源,氨基酸模式更适合人体需要,且赖氨酸含量较高,有利于补充植物蛋白质中赖氨酸的不足。

（4）每日饮乳，常吃大豆及其制品：乳类的营养成分齐全、比例适宜、易消化吸收、营养价值高，除含有丰富的优质蛋白质、维生素A、维生素$B_2$外，含钙量较高，且利用率也很好，是钙的良好来源。家长应安排儿童每日饮乳。大豆是我国的传统食品，含丰富的优质蛋白质、不饱和脂肪酸、钙及维生素$B_1$、维生素$B_2$等。为避免由于食用过多肉类带来的不利影响，建议常吃大豆及其制品。

（5）膳食宜清淡少盐，正确选择零食，少饮含糖量高的饮料：家长在为儿童烹制食物时，应尽可能保持食物的原汁原味。为了保护儿童较敏感的消化系统，儿童的膳食应清淡、少盐、少油脂，并避免添加辛辣等刺激性物质。

为正确指导食物的选择，合理搭配膳食，本篇第二、三、四章将对谷类、大豆、蔬菜及水果的营养价值进行评价。

（王林静）

# 实验二　谷类蛋白质的营养价值评价

蛋白质是人体必需的宏量营养素，对生长发育、维持正常的生命活动有极其重要的意义。蛋白质也是食物中的主要成分之一，对其含量的测定有利于对其营养价值的了解。本部分介绍两种测定食品中蛋白质的方法，但这两种方法均不适用于添加无机含氮物质、有机非蛋白质含氮物质的食品中蛋白质的测定，这两种方法均参照了《食品安全国家标准　食品中蛋白质的测定》（GB5009.5—2010）。

## 一、凯氏定氮法

### （一）实验目的

掌握凯氏定氮法测定食物中总氮的原理和步骤，了解换算系数在蛋白质含量计算中的应用。

### （二）实验原理

食品中的蛋白质在催化加热和浓硫酸（$H_2SO_4$）的作用下，生成硫酸铵[$(NH_4)_2SO_4$]，在凯氏定氮器中与碱作用释放出氨，用硼酸将氨吸收后以硫酸或盐酸标准溶液滴定，根据酸的消耗量乘以换算系数，得到食品中蛋白质的含量。

**1. 消化反应**　蛋白质$+ H_2SO_4 \longrightarrow (NH_4)_2SO_4+CO_2\uparrow+SO_2\uparrow+H_2O$

**2. 蒸馏反应**　$(NH_4)_2SO_4+NaOH \longrightarrow NH_3\uparrow+H_2O+Na_2SO_4$

$NH_3+H_3BO_3 \longrightarrow (NH_4)_2B_4O_7+H_2O$

**3. 滴定反应**　$(NH_4)_2B_4O_7+HCl+H_2O \longrightarrow NH_4Cl+H_3BO_3$

### （三）主要试剂与仪器

**1. 主要试剂**　所用试剂均为分析纯。

（1）浓硫酸（$H_2SO_4$，密度1.84g/ml）。

（2）硫酸铜（$CuSO_4 \cdot 5H_2O$）。

（3）硫酸钾（$K_2SO_4$）。

（4）硼酸（$H_3BO_3$）溶液（20g/L）：称取20g硼酸，加水溶解后稀释至1000ml。

（5）氢氧化钠（NaOH）溶液（400g/L）：称取40g氢氧化钠，加水溶解后，放冷，并稀释至100ml。

（6）盐酸（HCl）标准滴定溶液（0.0500mol/L）或硫酸标准滴定溶液（0.0500 mol/L）。

（7）过氧化氢溶液。

（8）甲基红乙醇溶液（1g/L）：称取0.1g甲基红，溶于95%乙醇中，并用95%乙醇稀释至100ml。

（9）亚甲基蓝乙醇溶液（1g/L）：称取0.1g亚甲基蓝，溶于95%乙醇中，并用95%乙醇稀释至100ml。

（10）溴甲酚绿乙醇溶液（1g/L）：称取0.1g溴甲酚绿，溶于95%乙醇中，并用95%乙醇稀释至100ml。

（11）A混合指示液：2份甲基红乙醇溶液与1份亚甲基蓝乙醇溶液，临用时混合。

（12）B混合指示液：1份甲基红乙醇溶液与5份溴甲酚绿乙醇溶液，临用时混合。

**2. 主要仪器**

（1）凯氏烧瓶、容量瓶、锥形瓶、酸式滴定装置、烧杯、电炉、胶头滴管、移液管、分析天平（感量为1mg）。

（2）凯氏定氮装置（图2-1）。

**（四）实验步骤**

**1. 取样**　因样品中蛋白质含量不同而取样量不同。样品中蛋白质含量约5%，取样0.6～0.8g；蛋白质含量5%～10%，取样0.3～0.6g；蛋白质含量 10%～20%，取样0.15～0.3g；蛋白质含量 20%以上，取样0.1～0.15g。粮谷类取样约0.3g，大豆取样约0.2g。称量精确至0.001g。

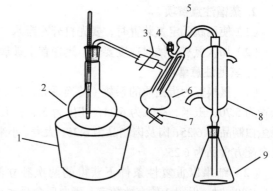

图2-1　凯氏定氮装置示意图

1. 电炉；2. 水蒸气发生装置；3. 螺旋夹；4. 玻璃塞；5. 反应室；6. 反应室外层；7. 橡胶管夹；8. 冷凝管；9. 蒸馏液接收瓶

**2. 消化**　将称好的样品用称量纸移入干燥的凯氏烧瓶底部，加入0.2g硫酸铜、6g硫酸钾及20ml浓硫酸。稍摇匀后将烧瓶以45°角斜置于有小孔的石棉网上。小火加热至全部碳化，泡沫完全停止后，改用大火加热至棕色，冷却。加2～5滴30%过氧化氢溶液，再加热至呈透明的蓝绿色。继续加热30分钟，取下冷却。将凯氏烧瓶中全部内容物转移至100ml 容量瓶，用蒸馏水少量多次润洗凯氏烧瓶，润洗液并入容量瓶中，待冷却后定容，混匀。同时做试剂空白对照。

**3. 蒸馏**　按图2-1装好定氮蒸馏装置，向水蒸气发生器内装水至2/3处，加数粒玻璃珠，并加数滴甲基红乙醇溶液及少量硫酸，以保持水呈酸性。向接收瓶中加入 10.0ml 硼酸溶液（20g/L），并加1～2滴A混合指示液或B混合指示液，使冷凝管下端插入液面下。打开冷凝水，接通电炉电源，洗涤定氮装置。根据试样中的氮含量，准确量取 5.0ml（2.0～10.0ml）样液于反应室，以 10ml 水洗涤小玻杯并使之流入反应室内，随后塞紧棒状玻璃塞，将 10.0ml 氢氧化钠溶液（400g/L）倒入小玻杯，提起玻璃塞使其缓缓流入反应室，立即将玻璃塞盖紧，并水封。夹紧螺旋夹，开始蒸馏。蒸馏 10 分钟后移动蒸馏液接收瓶，液面离开冷凝管下端，再蒸馏 1分钟。用少量水冲洗冷凝管下端外部，取走蒸馏液接收瓶待滴定。

**4. 滴定**　尽快以硫酸或盐酸标准滴定溶液滴定至终点，如用 A 混合指示液，终点颜色为灰蓝色；如用 B 混合指示液，终点颜色为浅灰红色。同时作试剂空白。将接受瓶中液体移入锥形瓶，用盐酸标准溶液滴定至终点（溶液变成蓝紫色，或与空白一致）。

**（五）结果计算**

$$蛋白质含量（g/100g）= \frac{(V_1 - V_2) \times M \times 0.0140}{m \times V_3 / 100} \times F \times 100 \qquad （2\text{-}1）$$

式中，$V_1$——样品消耗硫酸或盐酸标准液的体积，ml；$V_2$——空白消耗硫酸或盐酸标准液的体积，ml；$M$——盐酸标准液的摩尔浓度，mol/L；0.0140——1mol/L 盐酸或硫酸标准溶液相当于氮的克数；$m$——样品的质量（体积），g（ml）；$F$——氮换算为蛋白质的系数（取值见注意事项 3）；$V_3$——吸取消化液的体积，ml。

### （六）注意事项

#### 1. 样品消化注意事项

（1）样品放入凯氏烧瓶时，要用称量纸尽量送至烧瓶底部，不要黏附于瓶颈上。万一黏附，可用少量浓硫酸冲下，以免被检测样品消化不完全，使结果偏低。

（2）消化反应要在通风橱中进行，凯氏烧瓶倾斜 45° 角放置在电炉上，瓶口不能朝向人。

（3）消化过程中，加过氧化氢溶液之前一定要冷却至室温，防止反应过于剧烈，飞溅伤人。转移至容量瓶要少量多次润洗，冷却后再定容。

#### 2. 蒸馏注意事项

（1）使用凯氏定氮装置时，要先打开冷凝水，再开电炉，每次加样前要清洗定氮装置。

（2）加入氢氧化钠时速度要快，迅速盖上玻璃塞并且水封，防止氨气损失。

#### 3. 其他注意事项

（1）氮换算为蛋白质的系数（转换系数，$F$）：一般食物为 6.25；纯乳及纯乳制品为 6.38；面粉为 5.70；玉米、高粱为 6.24；花生为 5.46；大米为 5.95；大豆及其粗加工制品为 5.71；大豆蛋白制品为 6.25；肉及肉制品为 6.25；大麦、小米、燕麦、裸麦为 5.83；芝麻、向日葵为 5.30；复合配方食品为 6.25。

（2）结果以重复性条件下获得的两次独立测定结果的算术平均值表示，蛋白质含量 ≥1g/100g 时，保留 3 位有效数字；蛋白质含量 <1g/100g 时，保留 2 位有效数字。在重复性条件下获得的两次独立测定结果的绝对差值不得超过算术平均值的 10%。

# 二、分光光度法

## （一）实验目的

了解分光光度法测定食物中蛋白质的原理，掌握分光光度法测定食物中蛋白质的步骤。

## （二）实验原理

蛋白质为含氮有机物，大多数蛋白质在可见光区无吸收，不能根据蛋白质的内源性质在可见光区进行测定。但食品中的蛋白质可在催化加热条件下分解，产生的氨与硫酸结合生成硫酸铵，在 pH 4.8 的乙酸钠-乙酸缓冲溶液中与乙酰丙酮和甲醛反应生成黄色的 3,5-二乙酰-2,6-二甲基-1,4-二氢化吡啶化合物，从而使其在可见光区的测定成为现实。在波长 400nm 下测定吸光度值，与标准系列比较定量，结果乘以换算系数，即为蛋白质含量。换算系数同方法一。

$$NH_2(CH_2)COOH + H_2SO_4 \xrightarrow{\Delta} NH_2(CH_2)OH + CO_2 \uparrow + SO_2 \uparrow + H_2O$$

$$NH_2(CH_2)OH + 2H_2SO_4 \xrightarrow{\Delta} NH_3 + CO_2 \uparrow + 2SO_2 \uparrow + 3H_2O$$

$$2NH_3 + H_2SO_4 \rightarrow (NH_4)_2SO_4$$

## （三）主要试剂与仪器

#### 1. 主要试剂　除特殊说明，其他试剂均为分析纯。

（1）硫酸铜（$CuSO_4 \cdot 5H_2O$）。

（2）硫酸钾（$K_2SO_4$）。

（3）浓硫酸（$H_2SO_4$）：优级纯，密度为 1.84g/ml。

（4）氢氧化钠溶液（300g/L）：称取 30g 氢氧化钠，加水溶解后，放冷，并稀释至 100ml。

（5）对硝基苯酚指示剂溶液（1g/L）：称取 0.1g 对硝基苯酚（$C_6H_5NO_3$），溶于 20ml 95% 乙醇中，加水稀释至 100ml。

（6）乙酸溶液（1mol/L）：量取 5.8ml 冰乙酸（$CH_3COOH$，优级纯），加水稀释至 100ml。

（7）乙酸钠溶液（1mol/L）：称取 41g 无水乙酸钠（$CH_3COONa$）或 68g 乙酸钠（$CH_3COONa \cdot 3H_2O$），加水溶解后稀释至 500ml。

（8）乙酸钠-乙酸缓冲溶液：量取 60ml 乙酸钠溶液与 40ml 乙酸溶液混合。该溶液 pH=4.8。

（9）显色剂：15ml 甲醛（HCHO，37%）与 7.8ml 乙酰丙酮（$C_5H_8O_2$）混合，加水稀释至 100ml，剧烈振摇混匀（室温下放置稳定 3 日）。

（10）氨氮标准储备溶液（1.0g/L，以氮计）：称取 105℃干燥 2 小时的硫酸铵 0.4720g，加水溶解后移于 100ml 容量瓶中，并稀释至刻度，混匀。此溶液每毫升相当于 1.0mg 氮。

（11）氨氮标准使用溶液（0.1g/L）：用移液管吸取 10.00ml 氨氮标准储备液于 100ml 容量瓶内，加水定容至刻度，混匀。此溶液每毫升相当于 0.1mg 氮。

**2. 主要仪器**　分光光度计、电热恒温水浴锅、10ml 具塞玻璃比色管、天平（感量为 1mg）。

**（四）实验步骤**

**1. 样品的消化**　固体样品称取 0.1～0.5g（精确至 0.001g）、半固体样品称取 0.2～1g（精确至 0.001g）、液体样品称取 1～5g（精确至 0.001g），移入干燥的定氮瓶中，加入 0.1g 硫酸铜、1g 硫酸钾及 5ml 浓硫酸。摇匀后于瓶口放一小漏斗，将定氮瓶以 45°角斜支于有小孔的石棉网上。缓慢加热，待内容物全部炭化，泡沫完全停止后，加大火力，并保持瓶内液体微沸，至液体呈蓝绿色澄清透明后，再继续加热半小时。取下放冷，慢慢加入 20ml 水，放冷后移入 50ml 或 100ml 容量瓶中，并用少量水少量多次冲洗定氮瓶，洗液并入容量瓶中，加水至刻度，混匀备用。按同一方法做试剂空白。

**2. 样品溶液的制备**　吸取 2.00～5.00ml 定容后的样品消化液或试剂空白消化液于 50ml 或 100ml 容量瓶内，加 1～2 滴对硝基苯酚指示剂溶液。摇匀后滴加氢氧化钠溶液中和至黄色，再滴加乙酸溶液至溶液无色，用水稀释至刻度，混匀。

**3. 标准曲线的绘制**　吸取 0.00ml、0.05ml、0.10ml、0.20ml、0.40ml、0.60ml、0.80ml 和 1.00ml 氨氮标准使用溶液（相当于 0.0μg、5.0μg、10.0μg、20.0μg、40.0μg、60.0μg、80.0μg 和 100.0μg 氮），分别置于 10ml 比色管中。各加 4.0ml 乙酸钠-乙酸缓冲溶液及 4.0ml 显色剂，加水稀释至刻度，混匀。置 100℃水浴中加热 15 分钟。取出用水冷却至室温后，移入 1cm 比色杯内，以零管为参比，于波长 400nm 处测量吸光度值，根据各点吸光度值绘制标准曲线或计算线性回归方程。

**4. 样品的测定**　吸取 0.50～2.00ml（约相当于氮＜100μg）样品溶液和同量的试剂空白溶液，分别于 10ml 比色管。以下按步骤 3 自"加 4ml 乙酸钠-乙酸缓酸溶液及 4ml 显色剂……"起操作。样品吸光度值与标准曲线比较定量或代入线性回归方程求出含量。

**（五）结果计算**

$$蛋白质含量(g/100g) = \frac{C - C_0}{m \times \dfrac{V_2}{V_1} \times \dfrac{V_3}{V_4} \times 1000 \times 1000} \times 100 \times F \qquad (2\text{-}2)$$

式中，$C$——样品测定液中氮的含量，μg；$C_0$——试剂空白测定液中氮的含量，μg；$V_1$——试样消化液定容体积，ml；$V_2$——制备试样溶液的消化液体积，ml；$V_3$——试样溶液总体积，ml；

$V_4$——测定用试样溶液体积，ml；$m$——试样质量，g；$F$——氮换算为蛋白质的系数（见凯氏定氮法注意事项3）。

**（六）注意事项**

在标准曲线和样品测定步骤遇 100℃水浴加热 15 分钟后出现浑浊情况时，可改用 60℃显色 40 分钟，后用水冷却至室温。

# 三、营养价值评价

**（一）计算营养质量指数（index of nutrition quality，INQ）**

谷类蛋白质 INQ=谷类蛋白质营养素密度/谷类能量密度

谷类蛋白质营养素密度=每 100g 谷类蛋白质含量/蛋白质参考摄入量

谷类能量密度=每 100g 谷类提供的能量/能量参考摄入量

注：蛋白质参考摄入量以成年男子的 RNI（65g/d）为准；每 100g 谷类提供的能量查食物成分表获得，小麦面粉和挂面为 361kcal，粳米为 337kcal，籼米为 328kcal，玉米粒为 298kcal，玉米面为 339kcal，小米为 355kcal；能量参考摄入量以身体活动水平为轻的成年男子能量需要量（2250kcal/d）为准。

**（二）INQ 评价标准**

INQ=1，表示该谷类提供蛋白质的能力与提供能量的能力相当，两者满足人体需要的程度相等。INQ<1，表示该谷类提供蛋白质的能力小于提供能量的能力，长期食用此食物，会发生蛋白质摄入不足或供能过剩的危险，为蛋白质营养价值较低的食物。INQ>1，表示该谷类提供蛋白质的能力大于提供能量的能力，为蛋白质营养价值较高的食物。

（邱服斌）

# 实验三　谷类中淀粉的测定（斐林法）

## 一、实　验　目　的

我国居民膳食以谷类为主，谷类含糖类 70%～80%，主要是淀粉。通过本实验，掌握淀粉定量测定的常用方法。

## 二、实　验　原　理

本实验方法参照《食品中淀粉的测定》（GB/T5009.9-2008）。将待测谷类的脂肪、可溶性淀粉去除，用 α-淀粉酶将谷类中的淀粉水解成双糖，然后在盐酸的作用下，将双糖水解成单糖，用斐林法测定其单糖，通过计算将单糖含量换算成淀粉含量。

## 三、主要试剂与仪器

**（一）主要试剂**

α-淀粉酶、三氯甲烷、碘、碘化钾、盐酸（6mol/L）、氢氧化钠溶液（40g/L、200g/L）、乙醇（95%、85%）、甲基红、乙醚、五水硫酸铜（$CuSO_4 \cdot 5H_2O$）、亚甲蓝、酒石酸钾钠、乙酸锌

（219g/L）、亚铁氰化钾（106g/L）、冰醋酸、葡萄糖。上述试剂均为分析纯。

### （二）试剂配制

**1. 淀粉酶溶液** 称取α-淀粉酶0.5g，加去离子水100ml溶解，加数滴三氯甲烷，防止长霉。

**2. 碘溶液** 称取3.6g碘化钾溶于20ml水中，加入1.3g碘，溶解后加水稀释至100ml。

**3. 葡萄糖标准液** 称取在98～100℃干燥2小时的葡萄糖1.0g（精确至0.0001g），加去离子水溶解后，加入6mol/L盐酸5ml，用去离子水稀释至1000ml。此溶液每毫升相当于葡萄糖1mg。

**4. 甲基红指示剂** 称取0.1g甲基红，用95%的乙醇溶解，定容至100ml。

**5. 碱性酒石酸铜甲液** 称取15.0g五水硫酸铜及0.05g亚甲蓝，溶于水，稀释至1000ml。

**6. 碱性酒石酸铜乙液** 称取50.0g酒石酸钾钠，75.0g氢氧化钠，溶于去离子水中，再加入4g亚铁氰化钾。完全溶解后，用去离子水稀释至1000ml，储存于橡皮塞的玻璃瓶内。

### （三）主要仪器

分析天平、粉碎磨、40目筛、回流冷凝装置（与锥形瓶瓶口相匹配）、水泵或真空泵、玻璃砂芯漏斗、吸滤瓶、抽滤装置（由真空泵、砂芯漏斗、吸滤瓶组装而成）、恒温水浴、锥形瓶（250ml、150ml）、烧杯（250ml）、量筒（20ml、100ml）、容量瓶（100ml、250ml）、温度计（150℃）、酸式滴定管、可调温电炉。

# 四、实 验 步 骤

### （一）试样准备及处理

**1. 准备** 将待测试样用粉碎磨粉碎，全部通过40目的孔筛，充分混匀，备用。

**2. 处理** 称取2～5g（精确至0.01g）已粉碎的试样，置于有折叠滤纸的漏斗内，用10ml乙醚洗涤去除试样中的脂肪，共5次。再用100ml乙醇（85%）洗涤去除可溶性糖，将残留物移入250ml烧杯中，用50ml去离子水洗涤滤纸和漏斗，将洗液并入烧杯中（如试样的脂肪含量很少，可不用乙醚洗涤）。

将烧杯置于沸水浴上，加热15分钟，使淀粉糊化。将糊化的试样放置冷却至60℃以下，加入20ml淀粉酶溶液，在55～60℃的恒温水浴中搅拌加热水解1小时后，取酶解液1滴，加1滴碘溶液，若显蓝色，则再加20ml淀粉酶溶液，继续加热糊化，直至加碘不变蓝色为止。将完全酶解的试样加热至沸，冷却后移入250ml容量瓶中，加水，定容至刻度，混匀，过滤，并弃去初滤液。

**3. 水解** 取50ml滤液于250ml锥形瓶中，加入5ml盐酸，装上回流冷凝装置，在沸水浴中回流1小时。冷却后加2滴甲基红指示剂，用氢氧化钠溶液中和至中性，将溶液转入100ml容量瓶中，并用少量去离子水洗涤锥形瓶，洗液并入容量瓶中，加去离子水定容至刻度，混匀备用。

### （二）测定

**1. 标定碱性酒石酸钾钠溶液** 吸取5.0ml碱性酒石酸铜甲液及5.0ml碱性酒石酸铜乙液，置于150ml锥形瓶中，加去离子水10ml，加入两粒玻璃珠，从滴定管滴加约9ml葡萄糖标准液，控制在2分钟加热至沸，趁热以1滴/2秒的速度继续加葡萄糖标准液，直至溶液蓝色刚好褪去为终点。记录消耗葡萄糖标准液的体积，同时平行操作3次，取平均值，计算每10ml（酒石酸铜甲乙液各5.0ml）酒石酸铜溶液相当于葡萄糖的质量，得到A值。

**2. 试样溶液预测** 吸取5.0ml碱性酒石酸铜甲液及5.0ml碱性酒石酸铜乙液，置于150ml锥形瓶中，加水10ml，加入两粒玻璃珠，控制在2分钟加热至沸，保持沸腾，以先快后慢的速度，从滴定管滴加试样溶液，并保持沸腾状态。待溶液颜色变浅时，以 1 滴/2 秒的速度滴定，直至溶液蓝色刚好褪去为终点，记录消耗试样液的体积。

**3. 试样液测定** 吸取 5.0ml 碱性酒石酸铜甲液及 5.0ml 碱性酒石酸铜乙液，置于 150ml 锥形瓶中，加水 10ml，加入两粒玻璃珠，从滴定管中滴加比预测体积少 1ml 的试样液至锥形瓶中，使在 2 分钟加热至沸，保持沸腾，继续以 1 滴/2 秒的速度滴定，直至溶液蓝色刚好褪去为终点，记录消耗试样液的体积，平行操作 3 次，取得平均消耗体积。同时量取 50ml 水及与试样处理相同量的淀粉酶溶液，按同一方法作试剂空白试验。

# 五、结 果 计 算

试样中的还原糖（以葡萄糖计）按式（2-3）计算，以质量百分数（g/100g）表示。

$$X = \frac{A}{m \times \dfrac{V}{500} \times 1000} \times 100 \tag{2-3}$$

式（2-3）中，$X$——试样中还原糖的含量（以葡萄糖计），g/100g；$A$——碱性酒石酸铜甲溶液（甲液、乙液各半）相对于葡萄糖的质量，mg；$m$——试样质量，g；$V$——测定时平均消耗试样溶液体积，ml。

试样中的淀粉含量按式（2-4）计算，以质量百分数（g/100g）表示。

$$X_2 = \frac{500 \times 0.9 \times (A_1 - A_0) \times 100}{m \times V \times 1000} \tag{2-4}$$

式（2-4）中，$X_2$——试样中淀粉的含量，g/100g；$A_1$——测定用试样中还原糖（以葡萄糖计）的质量，mg；$A_0$——试样空白中还原糖（以葡萄糖计）的质量，mg；$m$——试样质量，g；$V$——测定用试样液的体积，ml；0.9——还原糖（以葡萄糖计）换算成淀粉的换算系数。

# 六、注 意 事 项

当试样还原糖浓度过高时，应稀释后再进行正式测定，使每次滴定消耗的试样液的体积控制在与标定碱性酒石酸铜溶液时所消耗的葡萄糖标准液体积相近，约 10ml。

（谢惠波）

# 实验四　谷类膳食纤维的营养价值评价

膳食纤维是不能被人体小肠消化吸收但具有健康意义的、植物中天然存在或提取或合成的、聚合度（degree of polymerization，DP）≥3 的糖类聚合物，包括纤维素、半纤维素、果胶及其他单体成分等。膳食纤维可分为以下 3 种：①可溶性膳食纤维：能溶于水的膳食纤维部分，包括低聚糖和部分不能消化的多聚糖等；②不溶性膳食纤维：不能溶于水的膳食纤维部分，包括木质素、纤维素、部分半纤维素等；③总膳食纤维：可溶性膳食纤维与不溶性膳食纤维之和。

# 一、实 验 目 的

通过谷类膳食纤维的检测实验，使学生掌握膳食纤维定量测定的常用方法及谷类膳食纤维的营养价值评价方法，加深对谷类中膳食纤维概念、分类、性质的理解。

# 二、实验原理

本实验介绍的方法参照《食品安全国家标准　食品中膳食纤维的测定》（GB/T5009.88-2014）本实验谷类中膳食纤维的测定方法（酶重量法）用于检测谷类中总的、可溶性和不溶性膳食纤维。

干燥试样经热稳定 α-淀粉酶、蛋白酶和葡萄糖苷酶酶解消化去除蛋白质和淀粉后，经乙醇沉淀、抽滤，残渣用乙醇和丙酮洗涤，干燥称量，即为总膳食纤维残渣。另取试样同样酶解，直接抽滤并用热水洗涤，残渣干燥称量，即得不溶性膳食纤维残渣。滤液用 4 倍体积的乙醇沉淀、抽滤、干燥称量，得可溶性膳食纤维残渣。扣除各类膳食纤维残渣中相应的蛋白质、灰分和试剂空白含量，即可计算出试样中总的、不溶性和可溶性膳食纤维含量。

本标准测定的总膳食纤维为不能被 α-淀粉酶、蛋白酶和葡萄糖苷酶酶解的糖类聚合物，包括不溶性膳食纤维和能被乙醇沉淀的高分子质量可溶性膳食纤维，如纤维素、半纤维素、木质素、果胶、部分回生淀粉及其他非淀粉多糖和美拉德反应产物等；不包括低分子质量（聚合度 3～12）的可溶性膳食纤维，如低聚果糖、低聚半乳糖、聚葡萄糖、抗性麦芽糊精及抗性淀粉等。

# 三、主要试剂与仪器

## 1. 主要试剂
（1）95%乙醇（$CH_3CH_2OH$）。
（2）丙酮（$CH_3COCH_3$）。
（3）石油醚：沸程 30～60℃。
（4）氢氧化钠（NaOH）。
（5）重铬酸钾（$K_2Cr_2O_7$）。
（6）三羟甲基氨基甲烷（$C_4H_{11}NO_3$，TRIS）。
（7）2-（N-吗啉代）乙烷磺酸（$C_6H_{13}NO_4S·H_2O$，MES）。
（8）冰醋酸（$C_2H_4O_2$）。
（9）盐酸（HCl）。
（10）硫酸（$H_2SO_4$）。
（11）热稳定 α-淀粉酶液：CAS 9000-85-5，IUB 3.2.1.1，10 000U/ml±1000U/ml，不得含甘油稳定剂，于 0～5℃冰箱储存，酶的活性测定及判定标准应符合附录 A 的要求。
（12）蛋白酶液：CAS 9014-01-1，IUB 3.2.21.14，300～400U/ml，不得含甘油稳定剂，于 0～5℃冰箱储存，酶的活性测定及判定标准应符合《食品安全国家标准　食品中膳食纤维的测定》（GB/T 5009.88-2014）附录 A 的要求。
（13）淀粉葡萄糖苷酶液：CAS 9032-08-0，IUB 3.2.1.3，2000～3300U/ml，于 0～5℃储存，酶的活性测定及判定标准应符合《食品安全国家标准　食品中膳食纤维的测定》（GB/T5009.88-2014）附录 A 的要求。
（14）硅藻土：CAS 688 55-54-9。

## 2. 试剂配制
（1）乙醇溶液（85%，体积分数）：取 895ml 95%乙醇，用水稀释并定容至 1L，混匀。
（2）乙醇溶液（78%，体积分数）：取 821ml 95%乙醇，用水稀释并定容至 1L，混匀。
（3）氢氧化钠溶液（6mol/L）：称取 24g 氢氧化钠，用水溶解至 100ml，混匀。
（4）氢氧化钠溶液（1mol/L）：称取 4g 氢氧化钠，用水溶解至 100ml，混匀。

（5）盐酸溶液（1mol/L）：取 8.33ml 盐酸，用水稀释至 100ml，混匀。

（6）盐酸溶液（2mol/L）：取 167ml 盐酸，用水稀释至 1L，混匀。

（7）MES-TRIS 缓冲液（0.05mol/L）：称取 19.52g 2-（N-吗啉代）乙烷磺酸和 12.2g 三羟甲基氨基甲烷，用 1.7L 水溶解，根据室温用 6mol/L 氢氧化钠溶液调 pH，20℃时调 pH 为 8.3，24℃时调 pH 为 8.2，28℃时调 pH 为 8.1，20～28℃或其他室温用插入法校正 pH。加水稀释至 2L。

（8）蛋白酶溶液：用 0.05mol/L MES-TRIS 缓冲液配成浓度为 50mg/ml 的蛋白酶溶液，使用前现配并于 0～5℃暂存。

（9）酸洗硅藻土：取 200g 硅藻土于 600ml 的 2mol/L 盐酸溶液中，浸泡过夜，过滤，用水洗至滤液为中性，置于 525℃±5℃马弗炉中灼烧灰分后备用。

（10）重铬酸钾洗液：取 100g 重铬酸钾，用 200ml 水溶解，加入 1800ml 浓硫酸混合。

（11）乙酸溶液（3mol/L）：取 172ml 乙酸，加入 700ml 水，混匀后用水定容至 1 L。

**3. 主要仪器和设备**

（1）高型无导流口烧杯：400ml 或 600ml。

（2）坩埚：具粗面烧结玻璃板，孔径 40～60μm。清洗后的坩埚在马弗炉中 525℃±5℃灰化 6 小时，炉温降至 130℃以下取出，于重铬酸钾洗液中室温浸泡 2 小时，用水冲洗干净，再用 15ml 丙酮冲洗后风干。用前，加入约 1.0g 硅藻土，130℃烘干，取出坩埚，在干燥器中冷却约 1 小时，称量，记录处理后坩埚质量，精确到 0.1 mg。

（3）真空抽滤装置：真空泵或有调节装置的抽吸器。备 1L 抽滤瓶，侧壁有抽滤口，带与抽滤瓶配套的橡胶塞，用于酶解液抽滤。

（4）恒温振荡水浴箱：带自动计时器，控温范围 5～100℃，温度波动±1℃。

（5）分析天平：感量 0.1mg 和 1mg。

（6）马弗炉：525℃±5℃。

（7）烘箱：130℃±3℃。

（8）干燥器：二氧化硅或同等的干燥剂。干燥剂每两周 130℃±3℃烘干过夜一次。

（9）pH 计：具有温度补偿功能，精度±0.1。用前用 pH 4.0、7.0 和 10.0 标准缓冲液校正。

（10）真空干燥箱：70℃±1℃。

（11）筛：筛板孔径 0.3～0.5mm。

# 四、实　验　步　骤

## （一）试样制备

**1. 脂肪含量＜10%的试样**　若试样水分含量较低（＜10%），取试样直接反复粉碎，至完全过筛。混匀，待用。若试样水分含量较高（≥10%），试样混匀后，称取适量试样（$m_C$，不少于 50g），置于 70℃±1℃真空干燥箱内干燥至恒重。将干燥后试样转至干燥器中，待试样温度降到室温后称量（$m_D$）。根据干燥前后试样质量，计算试样质量损失因子（$f$）。干燥后试样反复粉碎至完全过筛，置于干燥器中待用。若试样不宜加热，也可采取冷冻干燥法。

**2. 脂肪含量≥10%的试样**　试样需经脱脂处理。称取适量试样（$m_C$，不少于 50g），置于漏斗中，按每克试样 25ml 的比例加入石油醚进行冲洗，连续 3 次。脱脂后将试样混匀再进行干燥、称量（$m_D$），记录脱脂、干燥后试样质量损失因子（$f$）。试样反复粉碎至完全过筛，置于干燥器中待用（注：若试样脂肪含量未知，按先脱脂再干燥粉碎方法处理）。

**3. 糖含量≥5%的试样**　试样需经脱糖处理。称取适量试样（$m_C$，不少于 50g），置于漏斗中，按每克试样 10ml 的比例用 85%乙醇溶液冲洗，弃乙醇溶液，连续 3 次。脱糖后将试样置于 40℃烘箱内干燥过夜，称量（$m_D$），记录脱糖、干燥后试样质量损失因子（$f$）。干样反复粉碎至完全过筛，置于干燥器中待用。

### （二）酶解

**1. 称样**　准确称取双份试样（$m$）约 1g（精确至 0.1mg），双份试样质量差≤0.005 g。将试样转置于 400～600ml 高脚烧杯中，加入 0.05mol/L MES-TRIS 缓冲液 40ml，用磁力搅拌直至试样完全分散在缓冲液中。同时制备两个空白样液与试样液进行同步操作，用于校正试剂对测定的影响（注：搅拌均匀，避免试样结成团块，以防止试样酶解过程中不能与酶充分接触）。

**2. 热稳定 α-淀粉酶酶解**　向试样液中分别加入 50μl 热稳定 α-淀粉酶液缓慢搅拌，加盖铝箔，置于 95～100℃恒温振荡水浴箱中持续振摇，当温度升至 95℃开始计时，通常反应 35 分钟。将烧杯取出，冷却至 60℃，打开铝箔盖，用刮勺轻轻将附着于烧杯内壁的环状物以及烧杯底部的胶状物刮下，用 10ml 水冲洗烧杯壁和刮勺（注：如试样中抗性淀粉含量＞40%，可延长热稳定 α-淀粉酶酶解时间至 90 分钟，如必要也可另加入 10ml 二甲基亚砜帮助淀粉分散）。

**3. 蛋白酶酶解**　将试样液置于 60℃±1℃水浴中，向每个烧杯加入 100μl 蛋白酶溶液，盖上铝箔，开始计时，持续振摇，反应 30 分钟。打开铝箔盖，边搅拌边加入 5ml 3mol/L 乙酸溶液，控制试样温度保持在 60℃±1℃。用 1mol/L 氢氧化钠溶液或 1mol/L 盐酸溶液调节试样液 pH 至 4.5±0.2（注：应在 60℃±1℃时调 pH，因为温度降低会使 pH 升高。同时注意进行空白样液的 pH 测定，保证空白样和试样液的 pH 一致）。

**4. 淀粉葡糖苷酶酶解**　边搅拌边加入 100μl 淀粉葡萄糖苷酶液，盖上铝箔，继续于 60℃±1℃水浴中持续振摇，反应 30 分钟。

### （三）测定

**1. 总膳食纤维测定**

（1）沉淀：向每份试样酶解液中，按乙醇与试样液体积比 4∶1 的比例加入预热至 60℃±1℃的 95%乙醇（预热后体积约为 225ml）。取出烧杯，盖上铝箔，于室温条件下沉淀 1 小时。

（2）抽滤：取已加入硅藻土并干燥称量的坩埚，用 15ml 78%乙醇润湿硅藻土并展平，接上真空抽滤装置，抽去乙醇，使坩埚中硅藻土平铺于滤板上。将试样乙醇沉淀液转移入坩埚中抽滤，用刮勺和 78%乙醇将高脚烧杯中所有残渣转至坩埚中。

（3）洗涤：分别用 78%乙醇 15ml 洗涤残渣 2 次，用 95%乙醇 15ml 洗涤残渣 2 次，丙酮 15ml 洗涤残渣 2 次，抽滤去除洗涤液后，将坩埚连同残渣在 105℃烘干过夜。将坩埚置干燥器中冷却 1 小时，称量（$m_{GR}$，包括处理后坩埚质量及残渣质量），精确至 0.1mg。减去处理后坩埚质量，计算试样残渣质量（$m_R$）。

（4）蛋白质和灰分的测定：取两份试样残渣中的一份按 GB5009.5-2010 测定氮含量，以 6.25 为换算系数，计算蛋白质质量（$m_P$）；另一份试样测定灰分，即在 525℃灰化 5 小时，于干燥器中冷却，精确称量坩埚总质量（精确至 0.1mg），减去处理后坩埚质量，计算灰分质量（$m_A$）。

**2. 不溶性膳食纤维测定**

（1）称取试样、酶解。

（2）抽滤洗涤：取已处理的坩埚，用 3ml 水润湿硅藻土并展平，抽去水分使坩埚中的硅藻土平铺于滤板上。将试样酶解液全部转移至坩埚中抽滤，残渣用 70℃热水 10ml 洗涤 2 次，收集并合并滤液，转移至另一个 600ml 高脚烧杯中，备测可溶性膳食纤维。残渣洗涤、干燥、称量，记录残渣重量。

（3）测定蛋白质和灰分。

**3. 可溶性膳食纤维测定**

（1）计算滤液体积：收集不溶性膳食纤维抽滤产生的滤液，至已预先称量的 600ml 高脚烧杯中，通过称量烧杯和滤液总质重，扣除烧杯质量的方法估算滤液体积。

（2）沉淀：按滤液体积加入 4 倍量预热至 60℃的 95%乙醇，室温下沉淀 1 小时。以下测定按总膳食纤维测定步骤进行。

# 五、结 果 计 算

总膳食纤维、不溶性膳食纤维、可溶性膳食纤维均按式（2-5）～式（2-8）计算。

试剂空白质量按式（2-5）计算：

$$m_B = \bar{m}_{BR} - m_{BP} - m_{BA} \tag{2-5}$$

式中，$m_B$——试剂空白质量，g；$\bar{m}_{BR}$——双份试剂空白残渣质量均值，g；$m_{BP}$——试剂空白残渣中蛋白质质量，g；$m_{BA}$——试剂空白残渣中灰分质量，g。

试样中膳食纤维的含量按式（2-6）～式（2-8）计算：

$$m_R = m_{GR} - m_G \tag{2-6}$$

$$X = \frac{\bar{m}_R - m_P - m_A - m_B}{\bar{m} \times f} \tag{2-7}$$

$$f = \frac{m_C}{m_D} \tag{2-8}$$

式中，$m_R$——试样残渣质量，g；$m_{GR}$——处理后坩埚质量及残渣质量，g；$m_G$——处理后坩埚质量，g；$X$——试样中膳食纤维的含量，g/100 g；$\bar{m}_R$——双份试样残渣质量均值，g；$m_P$——试样残渣中蛋白质质量，g；$m_A$——试样残渣中灰分质量，g；$m_B$——试剂空白质量，g；$\bar{m}$——双份试样取样质量均值，g；$f$——试样制备时因干燥、脱脂、脱糖导致质量变化的校正因子；$m_C$——试样制备前质量，g；$m_D$——试样制备后质量，g。

如果试样没有经过干燥、脱脂、脱糖等处理，$f$=1。以重复性条件下获得的两次独立测定结果的算术平均值表示，结果保留三位有效数字。

# 六、营养价值评价

## （一）计算 INQ

谷类膳食纤维 INQ=谷类膳食纤维营养素密度/谷类能量密度

谷类膳食纤维营养素密度=每 100g 谷类膳食纤维含量/膳食纤维特定建议值

谷类能量密度=每 100g 谷类提供的能量/能量参考摄入量

注：膳食纤维的特定建议值为 25g/d（AI）；每 100g 谷类提供的能量查食物成分表获得，小麦面粉和挂面为 361kcal，粳米为 337kcal，籼米为 328kcal，玉米粒为 298 kcal，玉米面为 339kcal，小米为 355 kcal；能量参考摄入量以轻身体活动水平的成年男子能量需要量（2250kcal/d）为准。

## （二）INQ 评价标准

INQ＝1，表示该谷类提供膳食纤维的能力与提供能量的能力相当，两者满足人体需要的程度相等。INQ＜1，表示该谷类提供膳食纤维的能力小于提供能量的能力，长期食用此食物，会发生膳食纤维摄入不足或供能过剩的危险，为膳食纤维营养价值较低食物。INQ＞1，表示该谷类提供膳食纤维的能力大于提供能量的能力，为膳食纤维营养价值较高食物。

（王勇健）

# 实验五　谷类维生素 $B_1$ 的营养价值评价

## 一、荧光分光光度计法

采用《谷物中维生素 $B_1$ 测定》（GB/T 7628-2008）规定的方法。

### （一）实验目的

维生素 $B_1$ 又称硫胺素或抗脚气病维生素，广泛分布于动植物中，谷物是我国传统膳食中维生素 $B_1$ 的主要来源。掌握谷类维生素 $B_1$ 的测定对谷类营养价值的评价具有重要意义。

### （二）实验原理

试样经稀硫酸、淀粉酶分解后，溶液中的维生素 $B_1$（硫胺素，$C_{12}H_{17}ON_4SCl$）在碱性条件下被铁氰化钾氧化成硫色素，在紫外光激发下，硫色素发出荧光。硫色素在异丁醇中的荧光强度与样品中维生素 $B_1$ 含量成正比。本方法的最小检出限为 0.05μg。

### （三）主要试剂与仪器

**1. 主要试剂**

（1）盐酸。

（2）2.5mol/L 乙酸钠溶液：取 205g 无水乙酸钠或 340g 三水合乙酸钠溶于水中，稀释至 1000ml。

（3）3%乙酸溶液：取 30ml 冰醋酸，用水稀释至 1000ml。

（4）0.25g/ml 氯化钾溶液：取 250g 氯化钾溶解于水中，稀释至 1000ml。

（5）0.01g/ml 硝酸银溶液：取 1g 硝酸银溶解于水中，稀释至 100ml。

（6）0.06g/ml 淀粉酶悬浮液：取 6g 淀粉酶制剂（takadiastase），其活性为 1∶250 或相当活性的其他磷酸酯酶，用 2.5mol/L 乙酸钠溶液制成悬浮液，稀释至 100ml，当日制备当日使用。

（7）硅酸盐离子交换剂

1）活性沸石：将沸石进行筛选，称取通过上层筛（孔径 0.297mm，50 目）、留存在下层筛（孔径 0.177mm，80 目）上的沸石 100g 于布氏漏斗中，用 3%的热乙酸溶液（约 50℃）洗涤 15 分钟，乙酸与沸石保持接触 10～15 分钟，用真空泵减压抽滤乙酸；再用 0.25g/ml 热氯化钾溶液（约 50℃）250ml 进行洗涤；最后用热水（约 50℃）洗涤，直至洗出液用硝酸银溶液检查时不出现氯离子。在室温或低于 100℃烘箱中将沸石干燥后，在干燥器中冷却至室温，储存于磨口瓶中备用。

2）硅酸盐离子交换树脂 Bio-Rex70（H 型）：将硅酸盐离子交换树脂进行筛选，称取通过上层筛（孔径 0.297mm，50 目）、留存在下层筛（孔径 0.149mm，100 目）上的硅酸盐离子交换树脂 50g，加入 300ml 盐酸，振摇 10～15 分钟，将酸倒出，再加 300ml 水，振摇 1 分钟，将水倒出。重复数次，直至树脂的 pH 为 4.5～7.0，抽滤或离心除去多余的水分，冷藏储存（4℃）。若当时使用，可以不除去多余的水分。

（8）0.15g/ml 氢氧化钠溶液：将 15g 氢氧化钠溶于水中，冷却稀释至 100ml。

（9）0.01g/ml 铁氰化钾溶液：将 1g 铁氰化钾溶于水中，稀释至 100ml，储存于具塞棕色瓶，阴凉处保存。

（10）碱性铁氰化钾溶液：将 0.01g/mL 铁氰化钾溶液 3ml，用 0.15g/ml 氢氧化钠溶液稀释定容至 100ml，现用现配。也可按 3ml 氢氧化钠溶液加入 1 滴铁氰化钾溶液混合配制。

（11）异丁醇：空白荧光值应低于硫胺素标准工作溶液（Ⅲ）的荧光值的1%。否则，应将异丁醇在全玻璃仪器上蒸馏，或加入活性炭振摇除去荧光杂质。

（12）25%乙醇溶液：将25ml无水乙醇加入到水中，稀释定容至100ml，摇匀。

（13）0.1mol/L硫酸溶液：将2.8ml浓硫酸加入到水中，稀释定容至1000ml。

（14）硫胺素溶液

1）硫胺素标准储备溶液（Ⅰ）（100μg/ml）：将硫胺素盐酸盐放在装有五氧化二磷的干燥器中至少24小时，而后精确称取100mg溶于25%乙醇中，并用25%乙醇稀释定容至1000ml。储存于棕色瓶，4℃冷藏，可保存数月。

2）硫胺素标准溶液（Ⅱ）（5μg/ml）：准确量取5ml硫胺素标准储备溶液（Ⅰ），用25%乙醇稀释，定容至100ml。

3）硫胺素标准工作溶液（Ⅲ）（0.2μg/ml）：准确量取4ml硫胺素标准溶液（Ⅱ），用0.1mol/L硫酸稀释定容至100ml，现配现用。

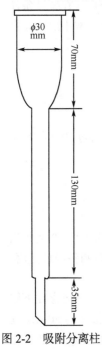

图2-2 吸附分离柱

（15）硫酸奎宁溶液

1）硫酸奎宁贮备液：精确称取100mg硫酸奎宁，溶于0.1mol/L硫酸中，用0.1mol/L硫酸稀释至1000ml，棕色瓶中冷藏保存。若溶液发生浑浊则不可使用。

2）硫酸奎宁工作液：准确量取3ml硫酸奎宁贮备液，用0.1mol/L硫酸稀释至1000ml，于棕色瓶中冷藏保存。

**2. 主要仪器** 荧光分光度计；电热恒温水浴；真空泵；电热恒温箱；分析天平（感量0.1g）；离心机；吸附分离柱（图2-2）；25ml具塞刻度离心管；实验磨；100ml容量瓶；2ml、5ml、15ml、25ml移液管；20ml注射器；孔径0.84～0.149mm（20～100目）筛；干燥器。

**（四）实验步骤**

**1. 试样制备**

（1）扦样和分样：按《粮食、油料检验扦样、分样法》（GB5491-85）进行。

（2）粒状样品：用实验磨粉碎，通过孔径0.84mm（20目）筛，充分混匀。

（3）粉状样品：称取200～300g，通过孔径0.84mm（20目）筛，充分混匀；如有较大颗粒或块状样品，用实验磨粉碎，并通过孔径0.84mm（20目）筛，再充分混匀。

**2. 分析步骤**

（1）称样：根据试样中硫胺素含量，按表2-1的推荐称样量精确称取试样，置于100ml容量瓶中。

**表2-1 试样量及样液体积**

| 试样中硫胺素含量（$X$）（mg/kg） | 试样量（m）（g） | 加入到离子交换柱的样液体积（$V_1$）（ml） | 收集洗脱液体积（$V_2$）（ml） |
|---|---|---|---|
| 0～1.1 | 4 | 20 | 15 |
| 1.3～3.8 | 3 | 20 | 15 |
| 4.0～6.6 | 2 | 20 | 15 |
| 6.8～13.2 | 1 | 20 | 15 |
| 13.4～22.0 | 1 | 10 | 15 |
| 22.2～44.0 | 1 | 5 | 15 |
| >44 | 1 | 2 | 25 |
| 硫胺素标准工作液 | — | 25 | 25 |

（2）提取：向容量瓶中加入 0.1mol/L 硫酸 50ml，在 100℃电热恒温水浴中加热 10 分钟，并不时振摇容量瓶，以防结块。

（3）酶解：将容量瓶冷却至 40℃以下，加入 5ml 淀粉酶悬浮液，充分混匀，在 37～40℃ 放置 4 小时以上，冷却至室温，用水稀释定容至 100ml，摇匀，将试液通过滤纸干过滤，弃去最初的 5ml 滤液后再收集滤液于锥形瓶中，作为样品提取液。

提取液色泽浅、无干扰物质时，无需进行提纯步骤，按氧化步骤进行氧化操作。测定结果按照式（2-9）计算。

（4）净化：当提取液色泽很深或含有干扰物质时，应按下面的净化步骤净化，测定结果按照式（2-10）计算。

1）将适量玻璃棉置于吸附分离柱吸附管底部，然后将 0.5g 活性沸石或制备好的硅酸盐离子交换树脂放入吸附管，在使用前用沸水充分洗涤吸附分离柱。

2）准确移取适量体积[见表 2-1（$V_1$）]的样液，加入到已处理好的吸附分离柱中（吸附剂应保持被沸水完全浸泡），用 5ml 热水（约 50℃）洗涤吸附分离柱，连续操作 3 次，弃去洗出液，以确保硫胺素在柱上分配完全。

3）取适量煮沸的 0.25g/ml 氯化钾溶液，分 3 次连续加入吸附分离柱，用 25ml 具塞刻度离心管收集洗脱液，收集的洗脱液体积见表 2-1（$V_2$）。冷却后用水稀释定容至 25ml，充分混匀。

（5）外标溶液：准确吸取 25ml 硫胺素标准工作液（Ⅲ），重复称样、提取及酶解操作，作为外标溶液。

（6）氧化反应：分别准确移取 5ml 样液和洗脱液于两支具塞离心试管中，编为 1 号试管和 2 号试管。在 1 号管中加入 3ml 碱性铁氰化钾溶液，在 2 号管加入 3ml 0.15g/ml 氢氧化钠溶液，振摇 30 秒；准确加入异丁醇 15ml，剧烈振荡 1 分钟。将 1 号、2 号具塞离心试管以 1800r/min 的速度离心 1 分钟，用注射器吸去水层，在异丁醇层中加入 1ml 无水乙醇，混匀。

（7）测定

1）调整荧光分光光度计：以硫酸奎宁工作液调整荧光分光光度计。

2）测定样液的荧光强度：将 10ml 异丁醇层倒入比色杯中，于激发波长 365nm、发射波长 435nm 处测定硫胺素的荧光值，分别记录 1 号试管液的荧光值 $R_x$ 和 2 号试管液空白的荧光值 $R_{xb}$。同时分别准确吸取 5ml 外标溶液置于另两支具塞离心试管中，编为 3 号和 4 号（作为标准空白），按氧化反应步骤操作后，测定 3 号试管的硫胺素标准工作溶液（Ⅲ）的荧光值 $R_s$ 和 4 号试管的硫酸素标准工作溶液空白的荧光值 $R_{sb}$。

**（五）结果计算**

未经过提纯的试样中维生素 $B_1$ 含量（$X_1$）按式（2-9）计算，经过提纯的试样中维生素 $B_1$ 含量（$X_2$）按式（2-10）计算：

$$X_1 = \frac{(R_x - R_{xb}) \times V \times c}{(R_s - R_{sb}) \times m} f \tag{2-9}$$

$$X_2 = \frac{(R_x - R_{xb}) \times V \times V_2 \times c}{(R_s - R_{sb}) \times V_1 \times m \times X_0} \tag{2-10}$$

式中，$X_1$——未经过提纯的试样中维生素 $B_1$ 含量，mg/kg；$X_2$——经过提纯的试样中维生素 $B_1$ 含量，mg/kg；$R_x$——1 号管试液的荧光值；$R_{xb}$——2 号管试液空白的荧光值；$R_s$——3 号管硫酸素标准工作溶液的荧光值；$R_{sb}$——4 号管硫酸素标准工作溶液空白的荧光值；$V_1$——加入离子交换柱样液的体积，ml；$V_2$——收集洗脱液体积，ml；$m$——试样质量，g；$V$——酶解提取液的体积，ml；$c$——硫胺素标准工作溶液的浓度，μg/ml；$X_0$——参与反应样品溶液体积与参与反应标准溶液体积的比值（通常 5/5=1）。

每个试样进行平行试验，以算术平均值为测定结果。计算结果保留 3 位有效数字。

### （六）注意事项

同一分析者对同一试样在同样条件下同时进行两次测定：当维生素 $B_1$ 含量 $X < 5.0mg/kg$ 时，其获得的两次独立测定结果的相对偏差应≤15%；当维生素 $B_1$ 含量 $X \geqslant 5.0mg/kg$ 时，其获得的两次独立测定结果的相对偏差应≤10%；当含量 $X \geqslant 50.0mg/kg$ 时，其获得的两次独立测定结果的相对偏差应≤5%。

# 二、高效液相色谱法

### （一）实验目的

采用高效液相色谱法精确、快速地测定谷类中维生素 $B_1$ 的含量。

### （二）实验原理

维生素 $B_1$ 经稀盐酸超声波提取和净化后，过反相 $C_{18}$ 液相色谱柱，经梯度洗脱分离，紫外检测器检测，在一定浓度范围内，其紫外吸收值与维生素 $B_1$ 的浓度成正比。

### （三）主要试剂与仪器

**1. 主要试剂**

（1）0.2mol/L 盐酸：量取 16.4ml 浓盐酸，稀释并定容至 1000ml。

（2）2mol/L 乙酸钠：取 164g 无水乙酸钠溶于水中，稀释至 1000ml。

（3）混合酶液：含有 0.01g/ml 淀粉酶（酶活力 50U/mg）及 0.02g/ml 蛋白酶（酶活力 6000U/mg）。

（4）0.15g/ml 氢氧化钠溶液：将 15g 氢氧化钠溶于水中，冷却稀释至 100ml。

（5）0.01g/ml 铁氰化钾溶液：将 1g 铁氰化钾溶于水中，稀释至 100ml，储存于具塞棕色瓶，阴凉处保存。

（6）碱性铁氰化钾溶液：将 0.01g/ml 铁氰化钾溶液 3ml，用 0.15g/ml 氢氧化钠溶液稀释定容至 100ml。

（7）硫胺素标准品。

（8）正丁醇。

（9）甲醇。

**2. 主要仪器** 实验磨、分析天平、酸度计、电热恒温水浴锅、隔水式电热恒温养箱、高效液相色谱仪。

### （四）实验步骤

**1. 样品前处理**

（1）将谷类样品磨碎过 60 目筛。称取 5g 过筛的试样，置于 100ml 具塞三角烧瓶中，加入 0.2mol/L 盐酸溶液 50ml，摇匀，沸水浴中加热 30 分钟。冷却至室温，以 2mol/L 乙酸钠调整 pH 为 4.5，加入混合酶液 10ml，37℃培养箱中保温酶解 18 小时。冷却至室温，定容至 100ml，摇匀，用滤纸干过滤。弃去初始 5ml 滤液后收集滤液于试管中。

（2）取 10ml 滤液于 25ml 具塞比色管中，加入 5ml 碱性铁氰化钾，充分混匀，加入 10ml 正丁醇，剧烈振荡后静置分层。吸取正丁醇相溶液过 0.45μm 有机滤膜，供进样用。

**2. 色谱条件** 色谱柱：symmetry $C_{18}$，$5\mu m$（250mm×4.6mm）；流动相：甲醇与 0.05mol /L 乙酸钠溶液（pH=4.5）之比为 35：65；柱温：30℃；流速：0.8ml/min；检测波长：激发波长为 365nm，发射波长为 435nm；进样量：$10\mu l$。

**3. 标准曲线的制作** 称取约 50mg 精确至 0.1mg 的维生素 $B_1$ 标准品，用 0.01mol/L 盐酸溶解并定容于 100ml，得浓度为 0.50g/L 的标准贮备液。准确吸取 2.00ml 标准贮备液，用水稀释并定容至 100ml，得浓度为 10mg/L 的标准中间液。分别吸取维生素 $B_1$ 标准中间液 0.00ml、0.01ml、0.05ml、1.00ml、2.00ml、5.00ml、10.00ml、20.00ml，用水溶解并定容至 100ml。该标准系列工作液浓度分别为 0.00mg/L、0.01mg/L、0.05mg/L、0.10mg/L、0.20mg/L、0.50mg/L、1.00mg/L、2.00mg/L。

取 2.00ml 标准系列工作液，按照 1（2）步骤操作。每管均进样 $10\mu l$，在上述条件下进行 HPLC 分离测定。以各标准溶液溶度为横坐标，峰面积为纵坐标绘制标准曲线或进行线性回归。

### （五）结果计算

用标准曲线法进行定量，以样品的峰面积在标准曲线上查出相应的维生素 $B_1$ 含量，再根据称样量和稀释倍数计算出样品中的含量。

$$X = \frac{C \times V_0}{M} \tag{2-11}$$

式中，$X$——样品中维生素 $B_1$ 的含量，mg/kg；$C$——标准曲线中查出的维生素 $B_1$ 的浓度，$\mu g/ml$；$M$——样品的质量，g；$V_0$——样品的定容体积，ml。

### （六）注意事项

维生素 $B_1$ 稳定性较差，对光、氧、碱等较为敏感，易分解破坏，最好现用现配。

## 三、营养价值评价

某品牌大米（维生素 $B_1$ 强化），经检测其营养素含量见表 2-2，请对其维生素 $B_1$ 的营养价值进行评价。

程序 1：查找/计算该大米的能量和营养素对应数值。

每 100g 该大米的能量=6.57g×4kcal/g+2.68g×9kcal/g +63.7g×4 kcal/g +2.07g×2 kcal/g =309.34 kcal，维生素 $B_1$ 含量为 0.296mg。

程序2：根据中国居民膳食参考摄入量（2013版）中查找成年男子轻身体活动水平的能量 EER 与维生素 $B_1$ 的 RNI 数值。

程序3：计算营养质量指数。

表 2-2 某品牌大米（维生素 $B_1$ 强化）营养成分检测报告

| 营养素 | 含量 |
|---|---|
| 蛋白质（%） | 6.57 |
| 脂肪（%） | 2.68 |
| 淀粉（%） | 63.7 |
| 膳食纤维（%） | 2.07 |
| 维生素 $B_1$（mg/kg） | 2.96 |

$$能量密度 = \frac{309.34}{2250} = 0.137，\quad 维生素B_1密度 = \frac{0.296}{1.4} = 0.211$$

$$该大米的营养质量指数 = \frac{0.211}{0.137} = 1.54$$

程序 4：进行评价。

该大米的维生素 $B_1$ 的 INQ 值高于 1，说明对于维生素 $B_1$ 而言，该大米营养质量较高。

（吴小南 陈 洁）

# 实验六 谷类烟酸的营养价值评价

## 一、实 验 目 的

烟酸广泛存在于动植物食物中，良好的来源为动物肝、肾、瘦肉、全谷、豆类等。掌握谷类烟酸的测定对谷类营养价值的评价具有重要意义。

## 二、实 验 原 理

本实验介绍的方法参照 GB/T 5009.89-2003《食品中烟酸的测定》。微生物生长必须要有特定的维生素才可能进行，阿拉伯乳酸杆菌的生长就需要烟酸，若培养液中没有烟酸，该菌就不能生长。在一定的条件下，该细菌的生长情况以及它的代谢物乳酸的浓度与培养液中的烟酸含量成正比，因此，可用测定酸度或浑浊度的方法测得试样中烟酸的含量。

## 三、主要试剂与仪器

### （一）主要试剂

甲苯、盐酸（1mol/L、1.2mol/L、2.4mol/L）、硫酸（0.5 mol/L）、冰醋酸（0.02 mol/L）、氢氧化钠（0.1mol/L、10mol/L）、氯化钠、乙醇（25%、95%）、$L$-胱氨酸、$L$-色氨酸、甲苯、硫酸腺嘌呤（纯度 98%）、盐酸鸟嘌呤、尿嘧啶、$D$-泛酸钙、对氨基苯磺酸、盐酸吡哆醇、维生素 $B_2$、盐酸硫胺素、生物素、磷酸氢二钾、磷酸二氢钾、七水硫酸镁、氯化钠、七水硫酸亚铁、一水硫酸锰、无水葡萄糖、无水乙酸钠、三水乙酸钠、琼脂、蛋白胨（生化试剂）、酵母提取物干粉（生化试剂）、溴百里酚蓝指示剂、溴酚蓝指示剂（1g/L 乙醇液）、溴甲酚绿、活性炭、棉球、阿拉伯乳酸杆菌（*Lactobacillus arabinosus* 17-5 ATCC No.8014，简称 *L.A.*）。

### （二）试剂配制

**1. 不含维生素的酪蛋白** 称取 100g 酪蛋白细粉于烧杯中，加入 300ml 95%的乙醇，在水浴中加热回流 1 小时，抽滤，弃去滤液，同样方法操作 3～4 次，至滤液呈微黄色或无色，置于 70～80℃烘箱内干燥即可。

**2. 酸解酪蛋白** 称取 50g 不含维生素的酪蛋白于 500ml 烧杯中，加 20ml 3mol/L 的盐酸，在 $10.3×10^4$Pa 的压力下水解 6 小时，将水解物转移至蒸发皿中，在沸水浴上蒸发至膏状。加 200ml 水使之溶解后，再蒸发至膏状，同样方法操作 3 次，以除去盐酸。以溴酚蓝作指示剂，加 10mol/L 的氢氧化钠调节 pH 至 3.5，加 20g 活性炭，振摇、过滤。如滤液不呈淡黄色或无色，应用活性炭重复处理。滤液加水稀释至 500ml，加少许甲苯存于冰箱中。

**3. 生理盐水** 取 9g 氯化钠溶于 1000ml 水中，每次使用时分别倒入 6～8 支 10ml 的试管中，每支加约 10ml，用棉塞塞好，于压力蒸汽消毒器内在 $6.9×10^4$Pa 压力下消毒 15 分钟，备用。

**4. 胱氨酸、色氨酸溶液** 称取 4g $L$-胱氨酸和 1g $L$-色氨酸，溶于 800ml 水中，加热至 70～80℃，逐滴加入 2.4mol/L 的盐酸，不断搅拌，直至完全溶解为止。冷至室温，加水稀释至 1000ml。加少许甲苯，于冰箱中保存。

**5. 腺嘌呤、鸟嘌呤、尿嘧啶溶液** 称取硫酸腺嘌呤、盐酸鸟嘌呤生化试剂、尿嘧啶各 0.1g，加 75ml 水和 2ml 盐酸（12mol/L）。然后加热使其完全溶解，冷却。如有沉淀产生，加盐酸数滴，再加热。如此反复，直至冷却后无沉淀产生为止，用水稀释至 100ml。加少许甲苯，于冰箱中保存。

**6. $D$-泛酸钙、对氨基苯磺酸、盐酸吡哆醇溶液** 称取 $D$-泛酸钙、对氨基苯磺酸、盐酸吡哆醇各 10mg 于烧杯中，用水溶解并稀释至 1000ml，放入棕色试剂瓶中，加少许甲苯于冰箱中保存。

**7. 维生素 B₂、盐酸硫胺素、生物素溶液**　称取 1mg 生物素结晶，溶解于 100ml 的乙酸（0.02mol/L）中。取该溶液 4ml（相当于 40μg 生物素）于 2000ml 烧杯中，加入 20mg 维生素 B₂ 和 10mg 盐酸硫胺素，以 0.02mol/L 乙酸吸收并溶解至 1000ml。加少许甲苯，用棕色瓶盛装，在冰箱中保存。

**8. 甲盐溶液**　称取 25g 磷酸氢二钾和 25g 磷酸二氢钾，加水溶解后，定容至 500ml。加少许甲苯，于冰箱中保存。

**9. 乙盐溶液**　称取 10g 七水硫酸镁、0.5g 氯化钠、0.5g 七水硫酸亚铁和 0.5g 一水硫酸锰，加水溶解后稀释至 500ml，加 5 滴盐酸、少许甲苯，于冰箱中保存。

**10. 烟酸标准贮备液**（0.1mg/ml）　称取 50.0mg 已干燥恒量并储存于五氧化二磷干燥器中的烟酸标准品，以 25% 的乙醇溶液溶解并定容至 500ml，混匀，于冰箱中保存。该溶液每毫升相当于 100μg 烟酸。

**11. 烟酸标准中间液**（1μg/ml）　吸取 1.00ml 烟酸标准贮备液于 100ml 容量瓶中，以 25% 的乙醇溶液溶解并定容，混匀，于冰箱中保存。该溶液每毫升相当于 1μg 烟酸。

**12. 烟酸标准使用液**（0.1μg/ml）　吸取 5.00ml 烟酸标准中间液于 50ml 容量瓶中，用水定容，混匀，于冰箱中保存。该溶液每毫升相当于 0.1μg 烟酸。

**13. 基本培养基贮备液**　将以下试剂（酸解酪蛋白 50ml，胱氨酸、色氨酸溶液各 50ml，腺嘌呤、鸟嘌呤、尿嘧啶溶液各 10ml，D-泛酸钙、对氨基苯磺酸、盐酸吡哆醇溶液各 10ml，维生素 B₂、盐酸硫胺素、生物素溶液各 10ml，甲盐溶液 10ml，乙盐溶液 10ml，无水葡萄糖 10g，无水乙酸钠 10g）混合于 500ml 烧杯中，加水至 450ml，以溴百里酚蓝为外指示剂，用 10mol/L 氢氧化钠溶液调节该溶液 pH 至 6.8，用水稀释至 500ml。

**14. 琼脂培养液**　将下列试剂（无水葡萄糖 1g、三水乙酸钠 1.7g、生化试剂蛋白胨 0.8g、生化试剂酵母提取物干粉 0.2g、甲盐溶液 0.2ml、乙盐溶液 0.2ml、细菌培养用琼脂 1.2g）混合于 250ml 锥形瓶中，加水至 100ml，于水浴上水煮至琼脂完全溶化，以溴百里酚蓝为外指示剂，用 1mol/L 的盐酸趁热调节 pH 至 6.8，尽快倒入试管中，每管 3～5ml，塞好棉塞，于压力蒸汽消毒器内在 $6.9 \times 10^4$Pa 压力下消毒 15 分钟。取出后竖立试管，待冷却至室温，于冰箱保存。

**15. 0.4g/L 溴百里酚蓝溶液**　称取 0.1g 溴百里酚蓝于小研钵内，加 1.6ml 0.1mol/L 氢氧化钠研磨，然后加少许水继续研磨，直至完全溶解，加水至 250ml。

**16. 0.4g/L 溴甲酚绿溶液**　称取 0.1g 溴甲酚绿于小研钵内，加 1.4ml 0.1mol/L 氢氧化钠研磨，然后加少许水继续研磨，直至完全溶解，加水至 250ml。

**17. 0.01g/L 溴百里酚蓝溶液**　量取 25ml 0.4g/L 溴百里酚蓝溶液，加水稀释至 1000ml。

**（三）主要仪器**

量筒（5ml、10ml、100ml）、烧杯（250ml、500ml、1000ml、2000ml）、刻度移液管（10ml）、硬质玻璃试管（10ml）、容量瓶（50ml、100ml）、锥形瓶（50ml、100ml、250ml）、水浴锅、抽滤装置、烘箱、压力蒸汽消毒器、蒸发皿、干燥器（内有五氧化二磷）、恒温箱、电热恒温培养箱、液体快速混合器、离心机、注射器、具塞刻度试管（25ml）。

# 四、实验步骤

**（一）菌种与培养液的制备与保存**

**1. 储备菌种的制备**　以阿拉伯乳酸杆菌（*Lactobacillus arabinosus* 17-5 ATCC No.8014，简

称 $L.A.$ ）纯菌种接入 2 个或多个琼脂培养液管中，在 37℃±0.5℃恒温箱中保温 16～24 小时，取出于冰箱中保存，不超过 2 周。保存数周以上的储备菌种，不能立即用作制备接种液之用，应在使用前每日移种一次，连续 2～3 日，才能使用。

**2. 种子培养液的制备**　加 5ml 0.1μg/ml 烟酸标准使用液和 5ml 基本培养液贮备液于 15ml 离心管中，塞好棉塞，于压力蒸汽消毒器内在 6.9×10⁴Pa 压力下灭菌 15 分钟。取出，于冰箱中保存。每次制备 2～4 管备用。

### （二）接种液的制备

使用前一日，将 $L.A.$ 菌种由储备菌种管移种于已消毒的种子培养液中，在 37℃±0.5℃恒温箱中保温 16～24 小时。取出，在 3000r/min 的速度下离心 10 分钟。倾去上部液体，用已灭菌的生理盐水淋洗 2 次，再加 10ml 灭菌生理盐水，将离心管置于快速混合器上混合，使菌种成悬浮体，将此液倒入已灭菌的注射器内，立即使用。

### （三）试样的制备

用 1/1000 天平从均匀试样（0.200～10.00g）中称取含烟酸 5～50μg 的试样，置于 100ml 锥形瓶中，加 50ml 0.5mol/L 的硫酸，混匀，于 10.3×10⁴Pa 压力下水解 30 分钟。取出，冷却至室温，以溴甲酚绿为外指示剂，用 10mol/L 氢氧化钠溶液调节 pH 至 4.5，将水解液移至 100ml 容量瓶中，定容，过滤。如试样脂肪含量高，应以乙醚提取脂肪。该水解液可在 4℃冰箱中保存数周。

取适量水解液于 25ml 具塞试管中，用溴百里酚蓝为外指示剂，以 0.1mol/L 氢氧化钠调节 pH 至 6.8，以水稀释至刻度，使溶液中烟酸含量约为 50ng/ml。此液为试样液。

### （四）试液管的制备

取 8 支试管，分两组，一组 4 支，分别加入 1.0ml、2.0ml、3.0ml、4.0ml 试样液，每管加水稀释至 5ml，再加入 5ml 基本培养液贮备液。

### （五）标准管的制备

取 21 支试管，分三组，每组 7 支，每支试管分别加入烟酸标准使用液 0.0ml、0.5ml、1.0ml、1.5ml、2.0ml、2.5ml、3.0ml，每管加水稀释至 5ml，再加入 5ml 基本培养贮备液。

### （六）灭菌

试样管和标准管均用棉塞塞好，于 6.9×10⁴Pa 压力下灭菌 15 分钟。

### （七）接种和培养

待试管冷却至室温后，每管接种一滴种子液，于 37℃±0.5℃恒温箱中培养 72 小时。

### （八）滴定

将试管中的培养液倒入 50ml 锥形瓶中，用 5ml 0.04g/L 溴百里酚蓝溶液分两次淋洗试管，洗液倒入锥形瓶中，以 0.1mol/L 氢氧化钠溶液滴定，呈绿色即为终点，其 pH 约为 6.8。

## 五、结 果 计 算

$$X = \frac{CVF \times 100}{m \times 1000} \qquad (2\text{-}12)$$

式中，$X$——试样中烟酸的含量，mg/100g；$C$——每毫升试样液中烟酸含量的平均值，g/ml；$V$——试样水解液的定容总体积，ml；$F$——试样液的稀释倍数；$m$——试样质量，g；100/1000——

折算成每 100g 试样中烟酸毫克数的换算系数。

# 六、营养价值评价

## （一）计算 INQ

谷类烟酸 INQ=谷类烟酸营养素密度/谷类能量密度

谷类烟酸的营养素密度=每 100g 谷类烟酸含量/烟酸参考摄入量

谷类能量密度=每 100g 谷类提供的能量/能量参考摄入量

注：烟酸的参考摄入量以成年男子的 RNI（15mg/d）为准；每 100g 谷类提供的能量查食物成分表获得，小麦面粉和挂面为 361kcal，粳米为 337kcal，籼米为 328kcal，玉米粒为 298kcal，玉米面为 339kcal，小米为 355kcal；能量参考摄入量以轻身体活动水平的成年男子能量需要量（2250kcal/d）为准。

## （二）INQ 评价标准

INQ=1，表示该谷类提供烟酸的能力与提供能量的能力相当，两者满足人体需要的程度相等。INQ<1，表示该谷类提供烟酸的能力小于提供能量的能力，长期食用此食物，会发生烟酸摄入不足或能量过剩危险，为烟酸营养价值较低的食物。INQ>1，表示该谷类提供烟酸的能力大于提供能量的能力，为烟酸营养价值较高的食物。

（谢惠波）

# 实验七  谷类钙的营养价值评价

## 一、实 验 目 的

我国居民膳食以谷类为主。谷类中矿物质的含量为 1.5%～3.0%，主要是钙和磷。通过学习谷类中钙含量的测定，不仅可以掌握钙定量测定的常用方法，还可以进一步明确谷类钙的营养价值。

## 二、实 验 原 理

本实验介绍的方法参照《粮油检验  谷物及制品中钙的测定》（GB/T14610-2008）。谷类样品经灰化后，在酸性溶液中钙与草酸生成草酸钙，经硫酸溶解后，用高锰酸钾标准液滴定，计算出钙含量。

## 三、主 要 试 剂 与 仪 器

### （一）主要试剂

**1. 灰化助剂**  优级纯浓硝酸。

**2. 草酸溶液**  称取草酸（$H_2C_2O_4 \cdot 2H_2O$）3.9g，溶于 1000ml 水中。

**3. 0.01mol/L 高锰酸钾标准溶液**  称取高锰酸钾 1.58g，溶于 1000ml 水中。

**4. 溴甲酚绿指示剂**  称取溴甲酚绿 1.0g，溶于 2～3ml 氢氧化钠（100g/L）溶液中，加水稀释至 100ml。

**5. 乙酸钠溶液**  称取乙酸钠（CH₃COONa·3H₂O）33g，溶于 100ml 水中。

**6. 6mol/L 盐酸**  量取浓盐酸 500ml，加水 500ml 混匀。

**7. 0.5mol/L 盐酸**  量取 80ml 6mol/L 盐酸，用水稀释至 1000 ml。

**8. 氨水溶液**  1ml 氨水加入 50ml 水中。

**9. 硫酸溶液**  5ml 浓硫酸加入 125ml 水中。

**（二）主要仪器和设备**

**1. 石英坩埚或瓷坩埚**  直径 60mm，体积 35ml。瓷坩埚无裂釉、瓷面光滑。

**2. 高温电阻炉。**

**3. 粉碎磨**  能将样品粉碎，使其能全部通过 0.45mm 孔筛（40 目）。

# 四、实 验 步 骤

**（一）样品的制备**

取待测样品粉碎至全部通过 0.45mm 孔筛（40 目），至少准备 50g 样品。

**（二）试样的处理**

**1. 样品的消化**  准确称取 10g 试样，精确至 0.0001g，置于坩埚中，放在电热板上炭化至无烟。将坩埚移至已预热的高温电阻炉中，550℃下灰化至不含碳粒为止（5～6 小时）。为了缩短灰化处理的时间，或处理难以灼烧至不含碳粒的样品，可采用优级纯浓硝酸作为灰化助剂。取出已经灰化好的样品，放入干燥器皿冷却至室温，加入 6mol/L 盐酸 5ml，要求盐酸从坩埚的上部四周均匀加入，达到冲洗四周壁的效果，然后置于电热板上蒸发至近干。

**2. 样品溶液的制备**

（1）向坩埚中加入 0.5mol/L 盐酸 2ml 溶解残留物质，加盖表面皿，置于电热板上加热 5 分钟。

（2）用水冲洗表面皿，然后将坩埚中的溶解物质用无灰滤纸过滤至 500ml 的烧杯中，稀释至约 150ml。

（3）向烧杯中滴加溴甲酚绿指示剂 8～10 滴和足量的乙酸钠溶液，使溶液呈蓝色（pH 为 4.8～5.0），加盖表面皿，在电热板上加热至沸腾。

（4）用滴管缓缓滴入草酸溶液，每 3～5 秒加一滴，滴定至溶液呈绿色为止（pH 为 4.4～4.6）。如果呈黄绿色或者蓝色将不利于草酸钙沉淀。

（5）煮沸上述溶液 1～2 分钟，静置澄清过夜。

（6）将上层清液用中速定量无灰滤纸过滤，用氨水溶液分 2～3 次洗涤沉淀并振荡烧杯，合并过滤，弃去滤液。

（7）用已加热至 80～90℃的硫酸溶液洗涤过滤滤纸并溶解沉淀物。

**（三）滴定**

用高锰酸钾标准溶液滴定预先加热至 70～90℃的滤液，至溶液呈淡粉色并维持 30 秒不褪色。将预先加热至 70～90℃的硫酸溶液约 150ml 用高锰酸钾标准溶液滴定至呈淡粉色并维持 30 秒不褪色，作为空白值。

# 五、结 果 计 算

试样中钙的干基含量（$H$）以质量分数表示，单位为 mg/g。

$$H = \frac{(V - V_0) \times c \times 100}{m \times (1 - X)}$$
（2-13）

式中，$H$——试样中钙的干基含量，mg/g；$V_0$——空白消耗高锰酸钾标准溶液的体积，ml；$V$——试样消耗高锰酸钾标准溶液的体积，ml；$c$——高锰酸钾标准溶液的摩尔浓度，mol/L；$m$——试样质量，g；$X$——试样水分含量，%；100——1mol/L 的高锰酸钾溶液相当于钙的毫克数。

在同一实验室由同一操作者使用相同设备，按相同测定方法，并在短时间内对同一样品连续进行两次测定结果的绝对差值不应大于算术平均值的 10%。

# 六、营养价值评价

## （一）计算 INQ

谷类钙 INQ=谷类钙营养素密度/谷类能量密度

谷类钙营养素密度=每 100g 谷类钙含量/钙参考摄入量

谷类能量密度=每 100g 谷类提供的能量/能量参考摄入量

注：钙的参考摄入量以成年男子的 RNI（800mg/d）为准；每 100g 谷类提供的能量查食物成分表获得，小麦面粉和挂面为 361kcal，粳米为 337kcal，籼米为 328kcal，玉米粒为 298kcal，玉米面为 339kcal，小米为 355kcal；能量参考摄入量以轻身体活动水平的成年男子能量需要量（2250kcal/d）为准。

## （二）INQ 评价标准

INQ=1，表示该谷类提供钙的能力与提供能量的能力相当，两者满足人体需要的程度相等。INQ<1，表示该谷类提供钙的能力小于提供能量的能力，长期食用此食物，会发生钙摄入不足或供能过剩的危险，为钙营养价值较低食物。INQ>1，表示该谷类提供钙的能力大于提供能量的能力，为钙营养价值较高食物。

（程　宇）

# 第三章  大豆的营养价值评价

## 实验八  大豆中脂肪的测定

### 一、索氏抽提法

本实验方法参照《食物中脂肪的测定》(GB/T 5009.6-2008)。

**(一)实验目的**

大豆中脂肪的含量为18%～20%。大豆脂肪比动物性脂肪的优越之处是含胆固醇少，而富含亚油酸及亚麻酸，这类不饱和脂肪酸使大豆具有降低胆固醇的作用。通过测定大豆中脂肪的含量，可以了解人体脂肪的摄入情况。

**(二)实验原理**

试样用无水乙醚或石油醚等溶剂抽提后，蒸去溶剂所得的物质，称为粗脂肪。因为除脂肪外，还含色素及挥发油、蜡、树脂等物。抽提法所测得的脂肪为游离脂肪。

**(三)主要试剂与仪器**

**1. 主要试剂**

(1)无水乙醚或石油醚。

(2)海砂：取用水洗去泥土的海砂或河砂，先用盐酸(1+1)煮沸0.5小时，用水洗至中性，再用氢氧化钠溶液(240g/L)煮沸0.5小时，用水洗至中性，经100℃±5℃干燥备用。

**2. 主要仪器**  索氏提取器。

**(四)操作步骤**

**1. 试样处理**  大豆(干)用粉碎机粉碎，过40目筛；肉用绞肉机绞两次。称取2.00～5.00g(可取测定水分后的试样)，必要时拌以海砂，全部移入滤纸筒内。

**2. 抽提**  将滤纸筒放入脂肪抽提器的抽提筒内，连接已干燥至恒量的接收瓶，由抽提器冷凝管上端加入无水乙醚或石油醚至瓶内容积的2/3处，于水浴上加热，使乙醚或石油醚不断回流提取(6～8次/小时)，一般抽提6～12小时。

**3. 称量**  取下接收瓶，回收乙醚或石油醚，待接收瓶内乙醚剩1～2ml时在水浴上蒸干，再于100℃±5℃干燥2小时，放干燥器内冷却0.5小时后称量。重复以上操作直至恒量。

**(五)结果计算**

$$X = \frac{m_1 - m_0}{m_2} \times 100 \qquad (3-1)$$

式中，$X$——试样中粗脂肪的含量，g/100g；$m_1$——接收瓶和粗脂肪的质量，g；$m_0$——接收瓶的质量，g；$m_2$——试样的质量(如是测定水分后的试样，则按测定水分前的质量计)，g。

计算结果表示到小数点后一位。

# 二、酸水解法

## （一）实验原理

大豆（干）试样经酸水解后用乙醚提取，除去溶剂即得总脂肪含量。酸水解法测得的为游离及结合脂肪的总量。

## （二）主要试剂和仪器

**1. 主要试剂**　盐酸、乙醇（95%）、乙醚、石油醚（30～60℃沸程）。

**2. 主要仪器**　100ml 具塞刻度量筒。

## （三）实验步骤

**1. 水解**

（1）称取约 2.00g 已制备的大豆（干）试样，置于 50ml 大试管内，加 8ml 水，混匀后再加 10ml 盐酸。

（2）将试管放入 70～80℃水浴中，每隔 5～10 分钟以玻璃棒搅拌一次，至试样消化完全为止，需 40～50 分钟。

**2. 提取**　取出试管，加入 10ml 乙醇，混合。冷却后将混合物移入 100ml 具塞量筒中，以 25ml 乙醚分次洗试管，一并倒入量筒中。待乙醚全部倒入量筒后，加塞振摇 1 分钟，小心开塞，放出气体，再塞好，静置 12 分钟，小心开塞，并用石油醚-乙醚等量混合液冲洗塞及筒口附着的脂肪。静置 10～20 分钟，待上部液体清晰，吸出上清液于已恒量的锥形瓶内，再加 5ml 乙醚于具塞量筒内，振摇，静置后，仍将上层乙醚吸出，放入原锥形瓶内。将锥形瓶置水浴上蒸干，置 100℃±5℃烘箱中干燥 2 小时，取出放干燥器内冷却 0.5 小时后称量，重复以上操作直至恒量。

## （四）结果计算

同索氏抽提法计算方法。

## （五）注意事项

在重复性条件下获得的两次独立测定结果的绝对差值不得超过算术平均值的 10%。

（王勇健）

# 实验九　大豆维生素 $B_2$ 的营养价值评价

## 一、实　验　目　的

维生素 $B_2$ 是机体物质代谢和能量代谢中不可缺少的物质。通过测定大豆中维生素 $B_2$ 的含量，不仅可以了解人体维生素 $B_2$ 的摄入情况，还可以进一步明确大豆维生素 $B_2$ 的营养价值。

## 二、实　验　原　理

维生素 $B_2$ 受到波长为 440～500nm 的光照射后能产生光黄素，此物质能产生较强的荧光。在稀溶液中其荧光强度与维生素 $B_2$ 浓度成正比。试液中再加入低亚硫酸钠（$Na_2S_2O_4$），将荧光素还原为无荧光物质。然后再测定试液中残余荧光物质的荧光强度，两者之差即为食品中维生

素 $B_2$ 所产生的荧光强度。

# 三、主要试剂和仪器

## （一）主要试剂

（1）1.0mol/L HCl 溶液：吸取 AR 级 HCl 83.3ml 于 1L 容量瓶，加蒸馏水稀释至刻度。

（2）0.1mol/L HCl。

（3）10% NaOH 溶液。

（4）3% KMnO$_4$ 溶液。

（5）3% H$_2$O$_2$ 溶液。

（6）维生素 $B_2$ 贮备液（10μg/ml）：精确称取已干燥过的维生素 $B_2$（在干燥器中放置 24 小时）25mg 加少量蒸馏水溶解后，倒入 1L 容量瓶，加蒸馏水 500ml，加入 1.2ml 冰醋酸，于温水浴中溶解，冷却，以蒸馏水定容至 1L 刻度。加入少量甲苯，避光冷藏备用。

（7）维生素 $B_2$ 工作液（0.5μg/ml）：吸上述贮备液 2ml 加水稀释至 100ml 刻度。

（8）荧光红钠贮备液：溶解 25mg 荧光红钠于少量水中，搅拌使溶后加蒸馏水稀释至 250ml 刻度。

（9）荧光红钠工作液（0.1μg/ml）。

（10）次硫酸钠（Na$_2$S$_2$O$_4$）。

## （二）主要仪器和设备

（1）荧光分光光度计。

（2）高压消毒锅。

# 四、实验步骤

**1. 样品前处理**　称取 2～10g 样品，于组织捣碎机中捣碎，置于 100ml 锥形瓶中，加入 70ml 0.1mol/L 的 HCl，搅拌使样品颗粒分散均匀后，置于高压锅内，在 121℃下持续 30 分钟。水解液冷却后，加入 10% NaOH 调解 pH 至 6.0，使杂质沉淀。由于维生素 $B_2$ 在碱液中很不稳定，故应边滴边摇，勿使溶液局部形成碱性。再速以 1.0mol/L 的 HCl 调解 pH 为 4.5，以蒸馏水定容至 100ml。过滤待用。

**2. 滤液酸化及氧化**　取试管 2 支分别编为 A、B。按照表 3-1 操作。

表 3-1　维生素 $B_2$ 滤液的酸化及氧化

|  | A | B |
|---|---|---|
| 滤液（ml） | 10.0 | 10.0 |
| 0.5μg/ml 标准工作液（ml） | — | 1.0 |
| 蒸馏水（ml） | 1.0 | — |
| 冰醋酸（ml） | 1.0 | 1.0 |
| 3% KMnO$_4$ 溶液（ml） | 0.5 | 0.5 |
| 静置 2 分钟 | | |
| 3% H$_2$O$_2$ 滴至每管红色刚好褪去 | | |

**3. 测定荧光强度**　选择激发波长为 420nm，发射波长为 520nm，测定 A 管和 B 管的荧光强度。读取 B 管荧光强度后立刻加入次硫酸钠约 10mg，迅速读取荧光强度 $C$。

# 五、结 果 计 算

$$食品中维生素B_2含量(mg/100g)=\frac{A-C}{B-A}\times\frac{加入标准量(\mu g)}{1000}\times\frac{100ml}{取滤液量(ml)}\times\frac{100}{食品量(g)}\quad（3-2）$$

式中，$A$——样品管荧光强度；$B$——标准管荧光强度；$C$——标准空白管荧光强度。

# 六、营养价值评价

## （一）计算 INQ

大豆维生素 $B_2$ INQ=大豆维生素 $B_2$ 营养素密度/大豆能量密度

大豆维生素 $B_2$ 营养素密度=每 100g 大豆维生素 $B_2$ 含量/维生素 $B_2$ 参考摄入量

大豆能量密度=每 100g 大豆提供的能量/能量参考摄入量

注：大豆维生素 $B_2$ 的参考摄入量以成年男子的 RNI（1.4mg/d）为准；每 100g 大豆提供的能量查食物成分表获得，为 389kcal；能量参考摄入量以轻身体活动水平的成年男子能量需要量（2250kcal/d）为准。

## （二）INQ 评价标准

INQ=1，表示该大豆提供维生素 $B_2$ 的能力与提供能量的能力相当，两者满足人体需要的程度相等。INQ<1，表示该大豆提供维生素 $B_2$ 的能力小于提供能量的能力，长期食用此食物，会发生维生素 $B_2$ 摄入不足或供能过剩的危险，为维生素 $B_2$ 营养价值较低的食物。INQ>1，表示该大豆提供维生素 $B_2$ 的能力大于提供能量的能力，为维生素 $B_2$ 营养价值较高的食物。

（唐咏梅）

# 实验十　大豆钙的营养价值评价

食物中钙的测定方法有两种，包括原子吸收分光光度法和滴定法。

# 一、原子吸收分光光度法

参照《食品中钙的测定》（GB/T 5009.92-2003）。

## （一）实验目的

掌握用湿法消化技术制备食品中钙的分析试样，掌握火焰原子吸收法测定食品中钙含量的原理和步骤。

## （二）实验原理

样品经湿法消化后，导入原子吸收分光光度计中，经火焰原子化后，吸收 422.7nm 的共振线，其吸收量与含量成正比，可与标准系列比较定量。

## （三）主要试剂与仪器

### 1. 主要试剂及配制

（1）盐酸，硝酸，高氯酸。

（2）混合酸消化液：硝酸与高氯酸比为 4∶1。

（3）0.5mol/L 硝酸溶液：量取 45ml 硝酸，加去离子水稀释至 1000ml。

（4）2%氧化镧溶液：称取 20g 氧化镧（纯度大于 99.99%），加 75ml 盐酸于 1000ml 容量瓶中，加去离子水稀释至刻度。

（5）钙标准贮备液：精确称取 1.2480g 碳酸钙（纯度大于 99.99%），加 50ml 去离子水，加盐酸溶解，移入 1000ml 容量瓶中，加 2%氧化镧稀释至刻度，储存于聚乙烯瓶内 4℃保存。此溶液每毫升相当于 500μg 钙。

（6）钙标准使用液：取钙标准贮备液 5ml 于 100ml 容量瓶中，用 2%氧化镧稀释至刻度，储存于聚乙烯瓶中，4℃保存。此溶液每毫升相当于 25μg 钙。

**2. 主要仪器**

（1）原子吸收分光光度仪。

（2）坩埚：具粗面烧结玻璃板，孔径 40～60μm。清洗后的坩埚在马弗炉中 525℃±5℃灰化 6 小时，炉温降至 130℃以下取，于重铬酸钾洗液中室温浸泡 2 小时，用水冲洗干净，再用 15ml 丙酮冲洗后风干。用前，加入约 1.0g 硅藻土，130℃烘干，取出坩埚，在干燥器中冷却约 1 小时，称量，记录处理后坩埚质量（mg），精确到 0.1 mg。

（3）真空抽滤装置：真空泵或有调节装置的抽吸器。备 1L 抽滤瓶，侧壁有抽滤口，带与抽滤瓶配套的橡胶塞，用于酶解液抽滤。

（4）恒温振荡水浴箱：带自动计时器，控温范围为 5～100℃，温度波动±1℃。

（5）分析天平：感量 0.1mg 和 1mg。

（6）马弗炉：525℃±5℃。

（7）烘箱：130℃±3℃。

（8）干燥器：二氧化硅或同等的干燥剂。干燥剂每两周 130℃±3℃烘干过夜一次。

（9）pH 计：具有温度补偿功能，精度±0.1。用前用 pH 4.0、7.0 和 10.0 标准缓冲液校正。

（10）真空干燥箱：70℃±1℃。

（11）筛：筛板孔径 0.3～0.5mm。

**（四）实验步骤**

**1. 试样制备** 黄豆样品取样后立即装容器密封保存，防止空气中的灰尘和水分污染（注：试样用去离子水进行充分的清洗及干燥，并粉碎、混匀过筛）。

**2. 样品消化** 精确称取均匀样品干样 0.5～1.5g 于 250ml 高型烧杯内，加混合酸消化液 20～30ml。上盖表面皿，置于电热板或电沙浴上加热消化。如未消化好而酸液过少时，再补加几毫升混合酸消化液，继续加热消化，直至无色透明为止。加几毫升去离子水，加热以除去多余的硝酸。待烧杯中的液体接近 2～3ml 时，取下冷却。用去离子水洗并转移于 10ml 刻度试管中，加 2%氧化镧溶液定容至刻度。取与消化样品相同量的混合酸消化液，按上述操作做试剂空白试验测定。

**3. 测定**

（1）标准曲线制备：分别取钙标准使用液 1ml、2ml、3ml、4ml、6ml，用 2%氧化镧定容至 50ml，即相当于 0.5μg/ml、1μg/ml、1.5μg/ml、2μg/ml、3μg/ml。

（2）测定条件：仪器狭缝、空气及乙烯的流量、灯头高度、元素灯电流等均按使用的仪器说明调至最佳状态。

（3）将消化好的样液、试剂空白液和钙的系列标准浓度液分别导入火焰进行测定。

**（五）结果计算**

以各浓度标准溶液与对应的吸光度绘制标准曲线，测定用样品液及试剂空白液由标准曲线查出浓度值（$C$ 及 $C_0$），再按下式计算：

$$X = \frac{(C - C_0) \times V \times f \times 100}{m \times 1000}$$
（3-3）

式中，$X$——样品中钙的含量，mg/100g；$C$——测定用样品中钙的浓度（由标准曲线查出），μg/ml；$C_0$——试剂空白液中钙的浓度（由标准曲线查出），μg/ml；$V$——样品定容体积，ml；$f$——稀释倍数；$m$——样品质量，g；$\frac{100}{1000}$——折算成每100g样品中钙的含量，mg。

### （六）注意事项

所用玻璃仪器均以硫酸-重铬酸钾洗液浸泡数小时，再用洗衣粉充分洗刷后用水反复冲洗，最后用去离子水冲洗晒干或烘干，方可使用。干燥样品在加浓 $H_2SO_4$ 消化前先加少量水湿润，防止浓 $H_2SO_4$ 加入后立即炭化结块而延长消化时间。

# 二、高锰酸钾滴定法

### （一）实验目的

了解高锰酸钾滴定法测定食品中钙含量的原理，掌握高锰酸钾滴定法测定食品中钙含量的步骤。

### （二）实验原理

食物消化液或灰分中的钙与草酸铵作用，形成难溶性的草酸钙，在溶液中沉淀下来。沉淀经过滤、洗涤后，溶于硫酸中，生成草酸和硫酸钙，然后在酸性条件下用高锰酸钾标准溶液滴定生成的草酸。当高锰酸钾有微量过剩时，溶液呈现微红色。

$$CaCl_2 + (NH_4)_2C_2O_4 \rightarrow 2NH_4Cl + CaC_2O_4\downarrow$$
$$CaC_2O_4 + H_2SO_4 \rightarrow CaSO_4 + H_2C_2O_4$$
$$2KMnO_4 + 5H_2C_2O_4 + 3H_2SO_4 \rightarrow 2MnSO_4 + 10CO_2\uparrow + 8H_2O + K_2SO_4$$

### （三）主要试剂与仪器

**1. 主要试剂及配制**

（1）20%乙酸溶液。

（2）20% $NH_4OH$ 溶液。

（3）2% $NH_4OH$ 溶液。

（4）4%草酸铵溶液。

（5）1mol/L $H_2SO_4$。

（6）0.1%甲基红指示剂（1g/L）。

（7）高锰酸钾标准溶液 $[c(\frac{1}{5}KMnO_4) = 0.05\text{mool/L}]$：溶解约1.6g $KMnO_4$ 结晶于1L蒸馏水中，煮沸10分钟，冷却，放置过夜，以滤纸过滤即得。滴定时稀释至0.01mol/L（$\frac{1}{5}KMnO_4$），每次测定前必须标定。标定方法为：取0.01mol/L草酸钠（$\frac{1}{2}Na_2C_2O_4$）溶液2ml（精确称取 $NaC_2O_4$ 0.6701g，用少量水溶解，再加水稀释至1L），加入2ml 1mol/L $H_2SO_4$，于70~80℃水浴中滴定至出现微红色为止。根据 $cV = c_1V_1$，即可计算 $KMnO_4$ 溶液的精确浓度。

**2. 主要仪器**　5ml微量滴定管、25ml具塞量筒、50ml锥形瓶、小漏斗、5ml刻度吸管、5ml移液管。

### （四）实验步骤

（1）精确吸收样品消化液或灰分稀释液 5ml（可视 Ca 含量而定），加甲基红指示剂 1 滴，4%草酸铵 1ml，20%乙酸 0.5ml，用 20% NH₄OH 调节至微黄色，再以 20%乙酸调节至微红色。

（2）静置过夜，使该溶液沉淀完全析出。

（3）洗涤沉淀，将沉淀离心 15 分钟，小心去除上清液，用滤纸擦去管壁上的溶液，每管中加入少许 2%NH₄OH，用手指弹动离心管，使溶液松动，再加入约 10ml 2% NH₄OH 溶液，离心 20 分钟，用胶头吸管吸去上清液。

（4）向沉淀中加入 2ml 1mol/L $H_2SO_4$，连同离心管放入 70～80℃水浴中加热，并用已标定好的 0.01mol/L（$\frac{1}{5}KMnO_4$）溶液滴定，溶液出现微红色即为终点。

### （五）结果计算

$$1ml\ 1mol/L\ (\tfrac{1}{5}KMnO_4) = 20.04mg\ Ca。$$

$$w_{Ca} = \frac{c(V_1 - V_0) \times 20.04 \times 1000 \times 10^{-6}}{m \times \dfrac{50}{200}} \times 100 \qquad (3\text{-}4)$$

式中，$w_{Ca}$——样品中 Ca 的含量，mg/100g；$c$——高锰酸钾标准溶液浓度，mol/L；$V_1$——滴定样液所耗高锰酸钾标准溶液的体积，ml；$V_0$——滴定空白所耗高锰酸钾标准溶液的体积，ml；$m$——样品的质量，g；20.04——$\frac{1}{2}$Ca 的摩尔质量，g/mol。

### （六）注意事项

（1）绝对不可以用滤纸过滤高锰酸钾溶液。滤纸其实就是糖类的一种，高锰酸钾会与之反应。如果需要过滤高锰酸钾溶液，可以用微孔玻璃材质的过滤器，滤纸是要事先用高锰酸钾泡过的。

（2）配制好的 $KMnO_4$ 要装在棕色瓶中。

（3）配制稀释的 $KMnO_4$ 溶液，每次测定前都要进行标定。

（4）滴定时要控制温度在 70～80℃。

# 三、营养价值评价

### （一）计算 INQ

大豆钙 INQ=大豆钙营养素密度/大豆能量密度

大豆钙营养素密度=每 100g 大豆钙含量/钙参考摄入量

大豆能量密度=每 100g 大豆提供的能量/能量参考摄入量

注：钙的参考摄入量以成年男子的 RNI（800mg/d）为准；每 100g 大豆提供的能量查食物成分表获得，为 389kcal；能量参考摄入量以轻身体活动水平的成年男子能量需要量（2250kcal/d）为准。

### （二）INQ 评价标准

INQ＝1，表示该大豆提供钙的能力与提供能量的能力相当，两者满足人体需要的程度相等。INQ＜1，表示该大豆提供钙的能力小于提供能量的能力，长期食用此食物，会发生钙摄入不足或供能过剩的危险，为钙营养值较低的食物。INQ＞1，表示该大豆提供钙的能力大于提供能量的能力，为钙营养值较高的食物。

（郭怀兰）

# 实验十一 大豆中异黄酮的测定

## 一、实 验 目 的

掌握高效液相色谱法测定大豆异黄酮（大豆苷、黄豆黄素、染料木苷、大豆黄素、黄豆黄素苷元、染料木素）含量的基本原理，熟悉高效液相色谱仪的操作方法。

## 二、实 验 原 理

试样用甲醇-水溶液超声波振荡提取，提取液经离心、浓缩、定容、过滤，用高效液相色谱仪测定，外标法定量。

## 三、主 要 试 剂 和 仪 器

### （一）主要试剂

除另有说明外，所用试剂均为分析纯，水应符合《分析实验室用水规格和试验方法》（GB/T 6682）中一级水的规定。

（1）乙腈：色谱纯。

（2）甲醇。

（3）乙酸。

（4）90%甲醇溶液：取900ml甲醇，加入100ml水，混匀。

（5）60%甲醇溶液：取600ml甲醇，加入400ml水，混匀。

（6）10%甲醇溶液：取100ml甲醇，加入900ml水，混匀。

（7）0.1%乙酸溶液：取1ml乙酸，置于1000ml容量瓶中，用水定容至刻度。

（8）0.1%乙酸乙腈溶液：取1ml乙酸，置于1000ml容量瓶中，用乙腈溶解定容至刻度。

（9）大豆苷：纯度不低于98%。

（10）染料木苷：纯度不低于99%。

（11）大豆黄素：纯度不低于98%。

（12）染料木素：纯度不低于98%。

（13）黄豆黄素：纯度不低于98%。

（14）黄豆黄素苷元：纯度不低于98%。

（15）标准储备溶液

1）大豆异黄酮标准贮备溶液：分别称取适量的大豆苷、染料木苷、大豆黄素、染料木素、黄豆黄素、黄豆黄素苷元标准品，分别用60%甲醇配成浓度为1mg/ml的标准储备溶液。-18℃避光保存，有效期6个月。

2）大豆异黄酮混合标准中间溶液：分别移取上述各组分大豆异黄酮标准储备溶液0.5ml于同一10ml容量瓶中，用60%甲醇定容至刻度，配制成各组分浓度为50μg/ml的大豆异黄酮混合标准中间溶液，0～4℃冷藏避光保存，有效期3个月。

3）大豆异黄酮混合标准工作溶液：分别吸取50.0μl、100.0μl、200.0μl、300.0μl、1000.0μl上述大豆异黄酮混合标准中间溶液于10ml容量瓶中，用10%甲醇溶液配成各组分浓度0.25μg/ml、0.50μg/ml、1.00μg/ml、1.50μg/ml、5.00μg/ml系列的大豆异黄酮混合标准工作溶液，0～4℃冷藏避光保存，有效期1周。

（16）滤膜：0.45μm。

### （二）主要仪器和设备

（1）高效液相色谱仪：配紫外检测器。

（2）分析天平：感量 0.01mg、感量 0.01g。

（3）旋转蒸发器。

（4）超声波清洗器：50W。

（5）离心机：10 000r/min。

（6）粉碎机。

（7）组织捣碎机。

（8）浓缩瓶：250ml。

（9）样品筛：孔径 2.0mm。

### （三）试样制备与保存

**1. 试样制备** 取有代表性的大豆约 500g，用粉碎机粉碎使其全部通过孔径 2.0mm 样品筛。试样制备过程中，应防止样品污染或组分变化。混匀，装入洁净容器作为试样，密封备用。

**2. 试样保存** 粉碎后的试样于 4℃以下保存。

## 四、实 验 步 骤

### （一）提取

称取 5g（精确到 0.01g）试样于 250ml 具塞三角瓶中，加 90ml 90%甲醇溶液，置于超声波清洗器中 60℃提取 30 分钟，在离心机中以 10 000r/min 转速离心 10 分钟。上清液转移至 250ml 浓缩瓶中，残渣再加入 60ml 90%甲醇溶液进行提取，上清液也转入 250ml 浓缩瓶。在旋转蒸发器 60℃浓缩至约 40ml。浓缩液转入 50ml 容量瓶中，用 10%甲醇溶液冲洗浓缩瓶并定容至刻度。取 1ml 提取液通过 0.45μm 滤膜，供高效液相色谱仪测定。

### （二）色谱参考条件

**1. 色谱柱** RPC$_{18}$柱（250mm×4.6mm，5μm）或性能相当的色谱柱。

**2. 流动相** 0.1%乙酸溶液和 0.1%乙酸乙腈溶液，按表 3-2 进行梯度洗脱。

**3. 流速** 1.0ml/min。

**4. 柱温** 40℃。

**5. 波长** 260nm。

**6. 进样量** 20μl。

表 3-2 梯度洗脱表

| 时间（min） | 0.1%乙酸水溶液（ml） | 0.1%乙酸乙腈水溶液（ml） |
|---|---|---|
| 0.0 | 90 | 10 |
| 12.5 | 70 | 30 |
| 17.5 | 60 | 40 |
| 18.5 | 0 | 100 |
| 21.0 | 0 | 100 |
| 22.5 | 90 | 10 |
| 26.0 | 90 | 10 |

## （三）测定

参考上述色谱条件调节高效液相色谱仪，使大豆异黄酮各组分的色谱峰完全分离。分别吸取20μl适当浓度的大豆异黄酮混合标准工作液和样液进行液相色谱测定，分别得到大豆异黄酮各组分的标准工作液峰面积（$A_1$）和样液大豆异黄酮各组分峰面积（$A_2$）。如果样液中大豆异黄酮某一组分峰面积与标准工作液中的该组分峰面积相差较大时，稀释样液或调整标准工作液浓度后再进行测定。在上述色谱条件下，大豆异黄酮各组分的保留时间约为：大豆苷 8.2 分钟、黄豆黄素 8.8 分钟、染料木苷 11.0 分钟、大豆黄素 15.3 分钟、黄豆黄素苷元 16.3 分钟、染料木素 19.4 分钟。

## （四）空白试验

除不加试样外，按（一）～（三）操作步骤进行。

# 五、结 果 计 算

## （一）大豆异黄酮各组分含量

按式（3-5）计算试样中大豆异黄酮各组分含量（mg/kg）。

$$X_1 = \frac{A_2 \times C \times V}{A_1 \times m} \tag{3-5}$$

式中，$X_1$——试样中某一大豆异黄酮组分含量，mg/kg；$A_1$——大豆异黄酮混合标准工作液中某一组分的峰面积；$A_2$——试样提取液中某一大豆异黄酮组分的峰面积；$C$——大豆异黄酮混合标准液中某一组分的浓度，μg/ml；$V$——试样提取液最终定容体积，ml；$m$——试样质量，g。

注：计算结果应扣除空白值

## （二）大豆异黄酮总含量

试样大豆异黄酮总含量为各组分之和，按式（3-6）计算：

$$X = \sum X_1 \tag{3-6}$$

式中，$X$——试样中总大豆异黄酮含量，mg/kg。

注：本实验所用 6 种标准已包括大豆异黄酮的绝大部分组分，可认为是大豆异黄酮总含量

## （三）结果表示

取两次测定结果绝对差值小于重复性限 $r$ 的平均值为测定结果，单位为 mg/kg，保留三位有效数字。如果两个独立测试结果的绝对差值超过重复性限 $r$，应弃去该测试结果，再重新完成两个独立测试。

# 六、精 密 度

## （一）重复性

在重复性条件下，获得的两个独立测试结果的绝对差值不得超过重复性限 $r$。各组分大豆异黄酮含量在 2.5～30mg/kg，其重复性限 $r$ 计算参见表 3-3。

## （二）再现性

在再现性条件下，获得的两次独立测试结果的绝对差值不得超过再现性限 $R$。各组分大豆异黄酮含量在 2.5～30mg/kg，其再现性限 $R$ 计算参见表 3-3。

表 3-3    重复性限 $r$ 和再现性限 $R$ 计算方程

| 组分名称 | 含量范围/（mg/kg） | 样品 | 重复性限 $r$ | 再现性限 $R$ |
|---|---|---|---|---|
| 大豆苷 | 2.5～30 | 大豆 | $r=0.1357m+0.4000$ | $R=0.2239m-0.2762$ |
| | | 豆豉 | $r=0.1275m+0.4864$ | $R=0.1685m+0.3600$ |
| 黄豆黄素 | 2.5～30 | 大豆 | $r=0.0973m+0.7047$ | $R=0.2351m+0.3089$ |
| | | 豆豉 | $r=0.0976m+0.8066$ | $R=0.1841m+0.6578$ |
| 染料木苷 | 2.5～30 | 大豆 | $r=0.1860m+0.2568$ | $R=0.1836m+0.4832$ |
| | | 豆豉 | $r=0.1147m+0.4391$ | $R=0.1369m+0.0391$ |
| 大豆黄素 | 2.5～30 | 大豆 | $r=0.1241m+0.4810$ | $R=0.1598m+0.5105$ |
| | | 豆豉 | $r=0.0741m+0.7389$ | $R=0.1640m+0.1368$ |
| 黄豆黄素苷元 | 2.5～30 | 大豆 | $r=0.1223m+0.5448$ | $R=0.1613m+0.6762$ |
| | | 豆豉 | $r=0.1290m+0.1853$ | $R=0.0718m+1.2041$ |
| 染料木素 | 2.5～30 | 大豆 | $r=0.0982m+0.6643$ | $R=0.1370m+0.7502$ |
| | | 豆豉 | $r=0.1147m+0.5795$ | $R=0.0885m+0.8544$ |

注：$m$ 为该组分的含量，即该组分两个独立测定结果的算术平均值

（周　健）

# 第四章　蔬菜、水果的营养价值评价

## 实验十二　蔬菜、水果维生素C的营养价值评价

### 一、实验目的

维生素C又名抗坏血酸，广泛存在于蔬菜、水果中。蔬菜、水果中的总抗坏血酸包括还原型和脱氢型两种形式。食物中的抗坏血酸主要是还原型的，在合适的条件下，可氧化成脱氢型抗坏血酸，脱氢后的L-脱氢抗坏血酸在生物体内可还原为L-抗坏血酸，且这种变化是可逆的，故仍有生物活性。当蔬菜、水果放置时间较长或经过烹调处理后，其中有相当一部分抗坏血酸转变为脱氢型。脱氢型的抗坏血酸仍有85%左右的维生素C活性，因此对这类食物常常需测定总抗坏血酸。因此本实验的目的在于测定样品中总抗坏血酸的含量，掌握蔬菜、水果中抗坏血酸的营养价值评价方法。

### 二、实验原理

本实验方法参照《蔬菜、水果及其制品中总抗坏血酸的测定（荧光法和2,4-二硝基苯肼法）》（GB/T5009.86-2003）。

样品中还原型抗坏血酸经活性炭催化氧化为脱氢型抗坏血酸，脱氢型抗坏血酸经过水解后与2,4-二硝基苯肼作用生成红色脎，脎的生成量与总抗坏血酸含量成正比，将脎溶解在硫酸中进行比色测定，从而计算出维生素C的含量。

### 三、主要试剂和仪器

#### （一）主要试剂

本试验用水均为蒸馏水，试剂纯度均为分析纯。

**1. 硫酸溶液（4.5mol/L）** 加250ml硫酸于700ml水中，冷却后用水稀释至1000ml。

**2. 硫酸溶液（85%）** 加900ml硫酸于100ml水中。

**3. 2,4-二硝基苯肼溶液（2%）** 溶解2g 2,4-二硝基苯肼于100ml 4.5mol/L $H_2SO_4$内，过滤。不用时保存于冰箱内，每次用前必须过滤。

**4. 草酸溶液（2%）** 溶解20g草酸于700ml水中，稀释至1000ml。

**5. 硫脲溶液（1%）** 溶解5g硫脲于500ml 2%草酸溶液中。

**6. 硫脲溶液（2%）** 溶解10g硫脲于500ml 2%草酸溶液中。

**7. 盐酸（1mol/L）** 取100ml盐酸，加入水中，并稀释至1200ml。

**8. 活性炭** 将100g活性炭加到750ml 1mol/L盐酸中，回流2小时，过滤。用水洗数次，直至滤液中无铁离子（$Fe^{3+}$）存在为止。然后置于110℃烘箱中烘干。

**9. 抗坏血酸标准液（1mg/ml）** 溶解100mg纯抗坏血酸于100ml 1%草酸溶液中。

#### （二）主要仪器

（1）水浴锅。

（2）可见-紫外分光光度计。

（3）组织打碎机。

（4）电子天平。

# 四、实 验 步 骤

应尽量避光操作全部实验过程。

## （一）样品制备

**1. 鲜样制备** 称取 100g 鲜样（市面上购买的新鲜蔬菜或新鲜水果）和 100ml 2% 草酸溶液，倒入组织打碎机中打成匀浆。取 10g 匀浆倒入 100ml 容量瓶中，用 1% 草酸溶液稀释至刻度，混匀。

**2. 匀浆过滤** 上述匀浆过滤，滤液备用。不易过滤的样品可用离心机离心 10 分钟，沉淀后取上清液过滤，备用。

## （二）氧化处理

取 25ml 上述滤液，加入 0.5g 活性炭，振摇 1 分钟，离心 5 分钟，取上清液过滤。取 10ml 此氧化提取液，加入 10ml 2% 硫脲溶液，混匀。

## （三）标准曲线绘制

加 0.5g 活性炭于 25ml 抗坏血酸标准溶液中，摇动 1 分钟，过滤。取滤液 5ml 放入 250ml 容量瓶中，加 2.5g 硫脲，用 1% 草酸溶液稀释至刻度，抗坏血酸浓度为 20μg/ml。取 2.5ml、5ml、10ml、15ml、20ml、30ml 稀释液，分别放入 6 个 25ml 容量瓶中，用 1% 硫脲溶液稀释至刻度，使最后稀释液中抗坏血酸的浓度分别为 2μg/ml、4μg/ml、8μg/ml、12μg/ml、16μg/ml、24μg/ml。

## （四）成色反应

**1. 保温** 在样品和抗坏血酸标准试管中各加入 4ml 稀释液。除了一个试管作为空白，在其余试管中加入 1.0ml 2% 2,4-二硝基苯肼溶液，将所有试管放入 37℃±0.5℃ 水浴中，保温 1 小时。取出，除空白管外，将所有试管放入冰水中。空白管取出后使其冷却到室温，然后加入 1.0ml 2% 2,4-二硝基苯肼溶液，在室温下放置 15 分钟后放入冰水中。其余步骤同样品。

**2. 85% 硫酸处理** 试管放入冰水后，向每一试管中加入 5ml 85% 硫酸，滴加时间至少需要 1 分钟，需边加边摇动试管。将试管自冰水中取出，在室温下放置 30 分钟后比色。

**3. 比色** 用 1cm 比色杯，以空白液调零点，于 500nm 波长处测吸光值。

# 五、结 果 计 算

以吸光度为纵坐标，以抗坏血酸浓度（μg/ml）为横坐标绘制标准曲线，可以采用统计软件来计算。计算样品溶液浓度。计算公式如下：

$$X = \frac{\rho \cdot V}{m} \times f \times \frac{100}{1000} \tag{4-1}$$

式中，X——样品中抗坏血酸的含量，mg/100g；$\rho$——由标准曲线查得的样品溶液浓度，μg/ml；m——试样质量，g；f——样品溶液的稀释倍数；V——样品由 1% 草酸定容后的容积，ml。

# 六、注意事项

应采用新鲜样品并尽快用 2%草酸溶液制成匀浆。加 85%硫酸时应边加边摇动试管，加入硫酸 30 分钟后应立刻比色。硫脲可防止抗坏血酸氧化，并有助于脎的形成。水果捣匀浆时可加入数滴戊醇以去除产生的泡沫。

# 七、营养价值评价

某蔬菜中，经检测其营养素含量见表 4-1，请对其维生素 C 的营养价值进行评价。

程序 1：查找/计算该蔬菜的能量和营养素对应数值。

每 100g 该蔬菜的能量=2.6g×4kcal/g+ 0.3g×9kcal/g+4.5g×4kcal/g +1.7g×2kcal/g =34.5kcal，维生素 C 含量为 32mg。

程序 2：根据中国居民膳食参考摄入量（2013 版）查找成年男子轻身体活动水平的能量 EER 与维生素 C 的 RNI 数值。

程序 3：计算营养质量指数。

能量密度=34.5/2250 =0.0153　维生素 C 密度=32/100 =0.32

该蔬菜的营养质量指数=0.32/0.0153=20.92

程序 4：进行评价。

该蔬菜的维生素 C 的营养质量指数远高于 1，说明对于维生素 C 而言，该蔬菜营养质量较高。

表 4-1　某蔬菜营养成分检测报告

| 营养素 | 含量 |
| --- | --- |
| 蛋白质（%） | 2.6 |
| 脂肪（%） | 0.3 |
| 糖类（%） | 4.5 |
| 膳食纤维（%） | 1.7 |
| 维生素 C（mg/kg） | 32 |

（麻微微）

# 实验十三　蔬菜、水果胡萝卜素的营养价值评价

## 一、纸层析法

参照《食品中胡萝卜素的测定》（GB/T5009.83-2003）。

### （一）实验目的

胡萝卜素是维生素 A 的前体。天然胡萝卜素主要来源于植物性食物，如胡萝卜、绿叶蔬菜等。掌握纸层析法测定蔬菜、水果中胡萝卜素的原理、步骤，对蔬菜、水果营养价值的评价具有重要意义。

### （二）实验原理

以丙酮和石油醚提取食物中的胡萝卜素及其他植物色素，以石油醚为展开剂进行纸层析，胡萝卜素极性最小，移动速度最快，从而与其他色素分离，剪下含胡萝卜素的区带，洗脱后于 450nm 波长下定量测定。本方法适用于植物性食物和含有植物性食物的混合食物中胡萝卜素的测定，其最小检出限为 0.11μg。

**（三）主要试剂和仪器**

**1. 主要试剂** 除特殊说明外，实验用试剂为分析纯，水为蒸馏水。

（1）石油醚（沸程 30～60℃）：同时是展开剂。

（2）无水硫酸钠：分析纯。

（3）5%硫酸钠溶液。

（4）1+1 氢氧化钾溶液：取 50g 氢氧化钾溶于 50ml 水。

（5）无水乙醇：需脱醛处理。

1）检测乙醇是否含醛

A. 银氨液：加浓氨水于 5%硝酸银液中，直至氧化银沉淀溶解，加入 2.5mol/L 氢氧化钠溶液数滴，如发生沉淀，再加浓氨水使之溶解。

B. 银镜反应：加 2ml 银氨液于试管内，加入几滴乙醇摇匀，加入少许 2.5mol/L 氢氧化钠溶液加热。如乙醇中无醛，则没有银沉淀，否则有银镜反应。

2）脱醛方法：取 2g 硝酸银溶于少量水中，取 4g 氢氧化钠溶于温乙醇中，将两者倾入 1L 乙醇中，摇匀（不时振摇，促进反应），静置 2 日，将上层清液倾入蒸馏瓶中，蒸馏，弃去初蒸的 50ml（注：蒸馏速度控制在 1 滴/秒）。

（6）β-胡萝卜素标准贮备液：取 5mgβ-胡萝卜素标准品，溶于 10ml 三氯甲烷中，浓度约为 500μg/ml，准确测其浓度。

1）标定：取标准溶液 10.0μl，加正己烷 3.00ml，混匀。测其吸光度值，比色杯厚度为 1cm，以正己烷为空白，入射光波长 450nm，平行测定 3 份，取均值。

2）计算公式

$$X_1 = A/E \times 1/1000 \times 3.01/0.01 \qquad (4\text{-}2)$$

式中，$X_1$——胡萝卜素标准溶液浓度，mg/ml；$A$——吸光值；$E$——β 胡萝卜素在正己烷溶液中，入射光波长 450nm，比色杯厚度 1cm，溶液浓度为 1mg/ml 的吸光系数，为 0.2638；1/1000——将 μg/ml 换算成 mg/ml；3.01/0.01——测定过程中稀释倍数的换算。

注：配制标准溶液时，应注意标准品的结构是胡萝卜素还是胡萝卜素酯。通常标准品不能完全溶解于有机溶剂中，尤其是胡萝卜素酯，所以必要时应先将标准品进行皂化，再用有机溶剂提取，用蒸馏水洗涤至中性后，浓缩定容，再进行标定。由于胡萝卜素很容易分解破坏，所以每次使用前标准品均需标定，且测定样品时需带标准品同步操作。

（7）β-胡萝卜素标准工作液：将已标定的标准液用石油醚准确稀释，使每毫升溶液相当 50μg，避光保存于冰箱中。

**2. 主要仪器和设备**

（1）实验室常用设备。

（2）玻璃层析缸。

（3）分光光度计。

（4）旋转蒸发器：具 150ml 球形瓶。

（5）恒温水浴锅。

（6）皂化回馏装置。

（7）点样器或微量注射器。

（8）滤纸。

**（四）操作步骤**

**1. 样品的采集和处理**

（1）粮食：样品用水洗 3 次，置 60℃烤箱中烤干，磨粉，储于塑料瓶中，放一小包樟脑精，盖紧瓶塞保存，备用。

（2）蔬菜与其他植物性食物：取可食部用水冲洗 3 次后，用纱布吸去水滴，切碎，用匀浆器制成匀浆，储于塑料瓶中，冰箱内保存备用。

**2. 测定步骤** 以下步骤须在避光条件下进行。

（1）样品提取：取适量样品，相当于原样 1～5g（含胡萝卜素 20～80μg）匀浆，粮食样品视其胡萝卜素含量而定。置 100ml 具塞锥形瓶中，加入丙酮 20ml，石油醚 5ml，振摇 1 分钟，静置 5 分钟，将提取液转入盛有 100ml 5%硫酸钠溶液的分液漏斗中，再于锥形瓶中加入 10ml 丙酮-石油醚混合液，振摇 1 分钟，静置 5 分钟，将提取液并入分液漏斗中。如此提取 2～3 次，直至提取液无色为止。

植物油和高脂肪样品须先皂化：取适量样品（＜10g），加脱醛乙醇 30ml，再加 10ml 1+1 氢氧化钾溶液，回流加热 30 分钟，然后用冰水使之迅速冷却，皂化后样品用石油醚提取，直至提取液无色为止。

注：国标方法中，不是所有的样品均进行皂化处理。但是许多植物性样品由于细胞壁较厚，在匀浆或研磨过程中不易完全破坏，使胡萝卜素无法完全释放。并且尽管植物性样品中脂肪含量较少，但仍含有一定脂质成分，如果不进行皂化，会出现提取不完全和提取时出现乳化现象；浓缩时残留脂质，使定容体积不准确；纸层析展开不完全，造成测定结果偏移。所以建议除酒类、饮料外所有样品均进行皂化处理。

（2）洗涤：将提取液静置分层，弃去下层水溶液，反复用 5%硫酸钠溶液振摇洗涤，每次约 15ml，直至下层水溶液清亮为止。

将皂化后样品提取液用水洗涤至中性。将提取液通过盛有 10g 无水硫酸钠的小漏斗，漏入球形瓶，用少量石油醚分数次洗净分液漏斗和无水硫酸钠层内的色素，洗涤液并入球形瓶内（注：经过无水硫酸钠辅助过滤，提取液中应不含水分）。

（3）浓缩与定容：将上述球形瓶内的提取液于旋转蒸发器上减压蒸发，水浴温度为 60℃，蒸发至约 1ml 时，取下球形瓶，用氮气吹干，立即加入 2.00 ml 石油醚定容，备层析用。

（4）纸层析

1）点样：在 18cm×30cm 滤纸下端距底边 4cm 处做一基线，在基线上取 A、B、C、D 四点，吸取 0.100～0.400ml 浓缩液在 AB 和 CD 间迅速点样（注：保持滤纸干燥，点样应该快速细致，在基线上形成细窄直线）。

2）展开：待纸上所点样液自然挥发干后，将滤纸卷成圆筒状，置于预先用石油醚饱和的层析缸中，进行上行展开（注：层析缸应事先用石油醚饱和，并且防止水分进入）。

3）洗脱：待胡萝卜素与其他色素完全分开后，取出滤纸，自然挥发干石油醚，将位于展开剂前沿的胡萝卜素层析带剪下，立即放入盛有 5ml 石油醚的具塞试管中，用力振摇，使胡萝卜素完全溶入试剂中。

（5）比色测定：用 1cm 比色杯，以石油醚调零点，于 450nm 波长下测吸光度值，以其值从标准曲线上查出 β-胡萝卜素的含量，供计算时使用。

（6）标准工作曲线绘制：取 β-胡萝卜素标准使用液（浓度为 50μg/ml）1.00ml、2.00ml、3.00ml、4.00ml、6.00ml、8.00ml，分别置于 100ml 具塞锥形瓶中，按样品测定步骤进行提取、洗涤、纸层析等操作，点样体积为 0.100ml，标准曲线各点胡萝卜素含量依次为 2.50μg、5.00μg、

7.50μg、10.00μg、15.00μg、20.00μg。为测定低含量样品，可在 0～2.50μg 间加做几点，以胡萝卜素含量为横坐标，以吸光度为纵坐标绘制标准曲线。

### （五）结果计算

$$X_2 = m_1 \times \frac{V_2}{V_1} \times \frac{100}{m} \times \frac{1}{1000} \qquad （4\text{-}3）$$

式中，$X_2$——样品中胡萝卜素的含量，以 β-胡萝卜素计，mg/100g；$m_1$——在标准曲线上所查得的胡萝卜素含量，μg；$V_1$——点样体积，ml；$V_2$——样品石油醚提取液浓缩后的定容体积，ml；$m$——样品质量，g。

### （六）注意事项

同一实验室平行测定或重复测定结果的相对偏差绝对值应≤10%。

## 二、柱 色 谱 法

### （一）实验目的

天然胡萝卜素主要来源于植物性食物，如胡萝卜、绿叶蔬菜等。掌握柱色谱法测定蔬菜、水果中胡萝卜素的原理、步骤，对蔬菜、水果营养价值评价具有重要意义。

### （二）实验原理

同纸层析法，只是将纸层析换成中性氧化铝柱层析。

### （三）主要试剂和仪器

**1. 主要试剂**

（1）中性氧化铝：80～100 目，用前 180℃烘干 4 小时至恒重。

（2）其余试剂同纸层析法。

**2. 主要仪器及设备**

（1）色谱柱：为 1.0cm×25cm 的玻璃柱，底端收缩变细，并有一活塞，用于调控液体流速；距底端上 1cm 处有一筛板，孔径为 16～30μm。用前须干燥。

（2）其余设备同纸层析法。

### （四）操作步骤

**1. 样品采集和处理** 同纸层析法。

**2. 测定步骤**

（1）样品提取、洗涤等步骤同纸层析法。

（2）将洗涤后提取液浓缩并定容至 10ml。

（3）将已干燥的中性氧化铝浸泡于石油醚中，以湿法填充色谱柱至高度为 15cm，其上端加 2cm 无水 $Na_2SO_4$，使石油醚自由流下，保证其水平高于 $Na_2SO_4$ 平面 0.5cm。注意色谱柱填充时应避免水分，不要有气泡进入。将样品提取液加入色谱柱上，自由流下，待提取液流至柱面时，分次加入石油醚 2ml，洗涤柱壁，再加入石油醚洗脱，收集流出液至黄色带全部流出。流出液经 60℃水浴减压蒸馏后，$N_2$ 吹干，定容。

（4）比色法测定同纸层析法。

### （五）注意事项

柱色谱法的优点是在测定胡萝卜素的同时可测定其他类胡萝卜素和色素。类胡萝卜素、色素和胡萝卜素的极性不同，胡萝卜素极性最小，先被极性小的石油醚洗脱，增加洗脱液极性（如加入乙醚、丙酮）可先后将极性稍大的类胡萝卜素（如叶黄素、叶红素）、叶绿色洗脱。

# 三、营养价值评价

## （一）计算 INQ

蔬菜胡萝卜素 INQ =蔬菜胡萝卜素密度/蔬菜能量密度

蔬菜胡萝卜素营养素密度=每 100g 蔬菜胡萝卜素含量/胡萝卜素参考摄入量

蔬菜能量密度=每 100g 蔬菜提供的能量/能量参考摄入量

注：中国营养学会推荐，至少 1/3 的膳食维生素 A 由动物性食物提供的视黄醇来满足，而植物性食物中可以转化为视黄醇的类胡萝卜素主要是 β-胡萝卜素，且实验测定结果为总胡萝卜素。蔬菜胡萝卜素的参考摄入量以成年男子的维生素 A 的 RNI（800μg RAE/d）2/3，即 533μg RAE/d 为准；每 100g 蔬菜提供的能量查食物成分表获得，以胡萝卜为例，为 25kcal；能量参考摄入量以轻身体活动水平的成年男子能量需要量（2250kcal/d）为准。

## （二）INQ 评价标准

INQ＝1，表示该蔬菜提供胡萝卜素的能力与提供能量的能力相当，两者满足人体需要的程度相等。INQ＜1，表示该蔬菜提供胡萝卜素的能力小于提供能量的能力，长期食用此食物，会出现胡萝卜素摄入不足或能量过剩的危险，为胡萝卜素价值较低的食物。INQ＞1，表示该蔬菜提供胡萝卜素的能力大于提供能量的能力，为胡萝卜素价值较高的食物。

（王林静）

# 第五章　蔬菜、水果的卫生学评价

## 实验十四　蔬菜、水果中有机磷农药残留的卫生学评价

### 案例 5-1

2011 年 3 月 25 日，河南省南阳市发生"毒韭菜"事件，韭菜被发现农药残留严重超标。由于吃了在同一个流动菜摊上买的韭菜，10 人都出现了同样症状：腹痛、恶心、眼皮跳、呕吐等。医生诊断为有机磷中毒，对中毒较重的儿童进行了洗胃，对其他人员进行了排毒、保胃治疗后，10 名中毒者的病情得到控制。

**问题：**

1. 急性有机磷农药中毒的危害有哪些？
2. 如何鉴别毒韭菜？

### 案例 5-1 分析讨论

问题 1：急性有机磷农药中毒的主要危害有以下几个方面。

（1）瞳孔缩小是重要的体征：由于腺体分泌增多，中毒者口腔及呼吸道有带"蒜臭"味的分泌物，严重者出现肺水肿，表现为呼吸困难、发绀、不能平卧；烦躁不安；咳嗽、咳白色或血性泡沫痰；心率增快、心音弱、两肺布满哮鸣音及湿性啰音。甚至可发生呼吸衰竭、脑水肿、急性肾衰竭、急性心力衰竭。由于有机磷农药有对胃肠黏膜刺激和使平滑肌蠕动增加的作用，经口中毒者还有恶心、呕吐、腹痛、腹泻等消化系统症状。

（2）骨骼肌受累：中、重度中毒者可有小肌束颤动，可发展到四肢及躯干肌束，严重者出现肌无力，甚至呼吸肌麻痹。

（3）中枢神经系统症状：主要为头晕、乏力，重症者神志恍惚，甚至呈现昏迷、阵发性惊厥状态，严重者发生脑水肿或中枢性呼吸衰竭，直至死亡。主要的死因是肺水肿、呼吸肌瘫痪或呼吸中枢衰竭。休克、急性脑水肿、心肌损害及心搏骤停等亦是重要死因。对症治疗应以维持正常呼吸功能为重点，例如保持呼吸道通畅，给氧或应用人工呼吸器；肺水肿用阿托品；休克用升压药；脑水肿用脱水剂和肾上腺糖皮质激素，以及按情况及时应用抗心律失常药物等。为了防止病情复发，对重度中毒患者，中毒症状缓解后应逐步减少解毒药用量，直至症状消失后停药，一般至少观察 3～7 日。

问题 2："毒韭菜"从外观上很难辨别，越是用高毒农药"灌根"的韭菜，长势越好，叶子绿油油的，看起来非常漂亮。见到那些发暗发黑呈墨绿色，看上去叶片肥大的韭菜要谨慎购买。据介绍，真正"健康"的韭菜其实并不"漂亮"。挑韭菜时要一看颜色，别挑看起来特别油绿的；二看个头，别选特别粗壮的；三看叶子，别要特别厚实的。对于非常喜欢吃韭菜的人来说，要注意挑选健康韭菜，并在洗菜时多浸泡、多冲洗，最大可能地减少农药的残留。

（王林静）

# 一、实 验 目 的

我国人口众多，是农药的使用大国，年农药使用量位居世界前列。其中有机磷农药的使用量占到全部农药使用量的 70%以上，并且广泛应用于蔬菜、水果等食用农产品。有机磷农药主要用作杀虫剂，化学性质较不稳定，在自然界中易于降解。此类农药属于神经毒物，能与体内的胆碱酯酶结合，导致乙酰胆碱蓄积，使神经传导功能紊乱而出现相应的中毒症状。由于蔬菜水果易受病虫害侵袭，菜农普遍使用化学农药，并存在违规使用高毒、高残留禁用品种的现象，蔬菜水果农药残留问题严重，食用这种蔬菜水果后会引起食物中毒。本实验的目的是掌握食品中有机磷农药的测定方法，检测市售蔬菜水果有机磷农药残留水平，以了解目前市售果蔬农药的施用情况。

# 二、实 验 原 理

试样中有机磷类农药经乙腈提取，提取液经过滤、浓缩后，用丙酮定容，再用双自动进样器同时注入气相色谱仪的两个进样口，农药组分经不同极性的两根毛细管柱分离，火焰光度检测器（FPD 磷滤光片）检测。用双柱的保留时间定性，外标法定量。

# 三、主要试剂和仪器

## （一）主要试剂和材料

（1）乙腈。

（2）丙酮：重蒸。

（3）氯化钠：40℃烘烤 4 小时。

（4）滤膜：0.2μm、有机溶剂膜。

（5）铝箔。

（6）农药标准溶液

1）单一农药标准贮备液：准确称取一定量（精确至 0.1mg）某农药标准品，用丙酮作为溶剂，逐一配制成 1000mg/L 的单一农药标准贮备液，储存在-18℃以下冰箱中。

2）农药混合标准贮备液：根据各农药在仪器上的响应值，逐一准确吸取一定体积的单个农药贮备液分别注入同一容量瓶，用丙酮稀释至刻度。

3）农药混合标准工作液：准确吸取适量的农药混合标准贮备液，用丙酮稀释成所需质量浓度的混合标准工作液。

## （二）主要仪器和设备

（1）气相色谱仪：带有双火焰光度检测器（FPD 磷滤光片），双自动进样器，双分流/不分流进样。

（2）分析实验室常用仪器设备。

（3）食品加工器。

（4）漩涡混合器。

（5）匀浆机。

（6）氮吹仪。

# 四、实 验 步 骤

## （一）试样制备

按《新鲜水果和蔬菜 取样方法》（GB/T 8855-2008）抽取蔬菜、水果样品。取可食部分，经缩分后，将其切碎，充分混匀放入食品加工器粉碎，制成待测样。放入分装容器中，于−20～−16℃条件下保存，备用。

## （二）提取

准确称取 25.0g 试样放入匀浆机中，加入 50.0ml 乙腈，在匀浆机中高速匀浆 2 分钟后用滤纸过滤，滤液收集到装有 5～7g 氯化钠的 100ml 具塞量筒中，收集滤液 40～50ml，盖上塞子，剧烈振荡 1 分钟，在室温下静置 30 分钟，使乙腈相和水相分层。

## （三）净化

从具塞量筒中吸取 10.0ml 乙腈滤液，放入 150ml 烧杯中，将烧杯放在 80℃水浴锅上加热，杯内缓缓通入氮气或空气流，蒸发近干。加入 2.0ml 丙酮，盖上铝箔，备用。将上述备用液完全转移至 15ml 刻度离心管，再用约 3ml 丙酮分 3 次冲洗烧杯，并转移至离心管，最后定容至5.0ml，在漩涡混合器上混匀，分别移入两个 2ml 自动进样器样品瓶中，供色谱测定。如定容后的样品溶液过于混浊，应用 0.2μm 滤膜过滤后再进行测定。

## （四）测定

### 1. 色谱参考条件

（1）色谱柱

1）预柱：1.0m，0.53mm 内径；脱活石英毛细管柱。

2）两根色谱柱

A. A 柱：50%聚苯基甲硅氧烷（DB-17 或 HP-50$^+$）柱，30m×0.53mm×1.0μm，或相当者。

B. B 柱：100%聚二甲基硅氧烷（DB-1 或 HP-1）柱，30m×0.53mm×1.50μm，或相当者。

（2）温度：进样口温度为 220℃，检测器温度为 250℃。

$$柱温：150℃（保持 2 分钟）\xrightarrow{8℃/min} 250℃（保持 12 分钟）。$$

（3）气体及流量

1）载气：氮气，纯度≥99.999%，流速为 10ml/min。

2）燃气：氢气，纯度≥99.999%，流速为 75ml/min。

3）助燃气：空气，流速为 100ml/min。

（4）进样方式：不分流进样。样品溶液一式两份，由双自动进样器同时进样。

### 2. 色谱分析

由自动进样器分别吸取 1.0μl 标准混合液和净化后的样品溶液，注入色谱仪中，以双柱保留时间定性，以 A 柱获得的样品溶液峰面积与标准液峰面积比较定量。

# 五、结 果 计 算

## （一）定性分析

双柱测得样品溶液中未知组分的保留时间（RT），分别与标准溶液在同一色谱柱上的保留时间（RT）相比较，如果样品溶液中某组分的两组保留时间与标准溶液中某一农药的两组保留时间相差都在±0.05 分钟内，可认定为该农药。

## （二）定量结果计算

试样中被测农药残留量 $X_i$ 以质量分数计，单位以 mg/kg 表示。

$$X_i = \frac{V_1 \times A \times V_3}{V_2 \times A_s \times m} \times \rho \qquad (5\text{-}1)$$

式中，$\rho$——标准溶液中农药的质量密度，mg/ml；$A$——样品溶液中被测农药的峰面积；$A_s$——农药标准液中被测农药的峰面积；$V_1$——提取溶剂总体积，ml；$V_2$——吸取出用于检测的提取溶液的体积，ml；$V_3$——样品溶液定容体积，ml；$m$——试样的质量，g。

计算结果保留两位有效数字，当结果大于 1mg/kg 时保留三位有效数字；在重复性条件下获得两次独立测定结果的绝对值不得超过算术平均值的 15%。

# 六、卫生学评价

根据《食品安全国家标准 食品中农药最大残留限量》（GB2763-2014）的规定，蔬菜水果中部分有机磷农药限量值见表 5-1。

表 5-1 蔬菜水果中部分有机磷农药限量值

| 有机磷农药 | 限量值（mg/kg） | |
| --- | --- | --- |
| | 蔬菜 | 水果 |
| 敌敌畏 | 0.2（结球甘蓝、大白菜、萝卜 0.5） | 0.2（桃 0.1） |
| 乙酰甲胺磷 | 1（朝鲜蓟 0.3） | 0.5 |
| 乐果 | 韭菜、洋葱、葱、百合、大蒜 0.2；花椰菜、结球甘蓝、菠菜、普通白菜、莴苣、大白菜 1；番茄、茄子、辣椒、豆类、芹菜、芦笋、朝鲜蓟、萝卜、胡萝卜、山药、马铃薯 0.5 | 2（苹果、梨 1） |
| 甲基对硫磷 | 0.02 | 0.02（苹果 0.01） |
| 毒死蜱 | 结球甘蓝、花椰菜、菜豆、萝卜、胡萝卜、根芹菜、芋 1；番茄 0.5；韭菜、菠菜、普通白菜、莴苣、大白菜、黄瓜 0.1；芹菜、芦笋、朝鲜蓟 0.05 | 橙、柚、柠檬 2；柑橘、苹果、梨、荔枝、龙眼 1 |
| 倍硫磷 | 0.05 | 0.05（樱桃 2；橄榄 1） |
| 辛硫磷 | 0.05（大蒜、结球甘蓝、普通白菜 0.1） | 0.05 |
| 三唑磷 | 结球甘蓝、节瓜 0.1 | 柑橘、苹果、荔枝 0.2 |
| 亚胺硫磷 | 大白菜 0.5；马铃薯 0.05 | 桃、油桃、杏、蓝莓、葡萄 10；柑橘、橙、柚、柠檬 5；仁果类水果 3 |

部分有机磷参考色谱图见图 5-1。

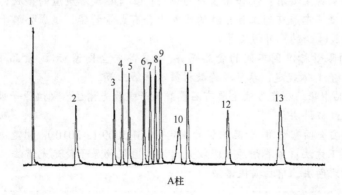

A柱

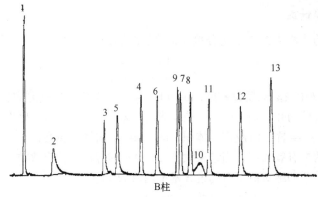

图 5-1　部分有机磷农药色谱图

1. 敌敌畏；2. 乙酰甲胺磷；3. 百治磷；4. 乙拌磷；5. 乐果；6. 甲基对硫磷；7. 毒死蜱；8. 嘧啶磷；9. 倍硫磷；10. 辛硫磷；11. 灭菌磷；12. 三唑磷；13. 亚胺硫磷

（刘　欢）

# 实验十五　蔬菜、水果中铅的卫生学评价

**案例 5-2**

　　明明是一个多动症儿童，体内的铅含量远远高于正常儿童，经驱铅等综合治疗后，病情大有好转。最近，明明的妈妈准备生二胎，非常关注食物中铅的含量是否超标。明明的爷爷自己开荒种了一片地，种植了当地经常食用的蔬菜，也经常给明明家送一些。明明爷爷种的菜既不上化肥，也不洒农药，但明明的妈妈还是担心明明爷爷种的蔬菜铅含量是否超标。明明妈妈的同学在某质检中心工作，于是就把明明爷爷送来的蔬菜拿到质检中心来，请她的同学帮助检测一下，看看是否铅超标。

**问题：**

　　1. 蔬菜中铅的主要来源有哪些？判断其超标的标准是多少？

　　2. 铅的测定方法主要有哪些？

**案例 5-2 分析讨论**

　　问题 1：由于铅的广泛使用，环境铅污染日趋严重。食品中的铅主要来自大气、水和土壤。蔬菜中铅的来源主要有：①含铅农药的使用；②含铅废水废渣的排放；③以有机铅作为防爆剂的汽油使汽车等交通工具排放的废气中含有大量的铅，造成公路干线附近种植的蔬菜中铅的污染；④铅的意外污染等。

　　食品中铅的限量标准因不同的食品而异。《食品安全国家标准 食品中污染物限量》（GB2762-2012）有具体规定，参见理论教材第八章第三节。

　　问题 2：食品中铅的测定方法主要有石墨炉原子吸收光谱法、火焰原子吸收光谱法、二硫腙比色法及示波极谱法。

　　根据《食品安全国家标准 食品中铅的测定》（GB5009.12-2010），测定蔬菜水果中重金属铅含量包括以下方法：石墨炉原子吸收光谱法、氢化物原子荧光光谱法、火焰原子吸收光谱法、二硫腙比色法、单扫描极谱法。

# 一、石墨炉原子吸收光谱法

## （一）实验目的

掌握该测定方法的原理、步骤，并能根据测定结果判定受检样品是否符合国家标准的规定。

## （二）实验原理

试样经灰化或酸消解后，注入原子吸收分光光度计石墨炉中，电热原子化后吸收283.3nm共振线，在一定浓度范围，其吸收值与铅含量成正比，与标准系列比较定量。

## （三）主要试剂与仪器

**1. 主要试剂**

（1）硝酸：优级纯。

（2）过硫酸铵。

（3）过氧化氢（30%）。

（4）高氯酸：优级纯。

（5）硝酸（1+1）：取50ml硝酸，缓慢加入50ml水中。

（6）硝酸（0.5mol/L）：取3.2ml硝酸，加入50ml水中，稀释至100ml。

（7）硝酸（1mol/L）：取6.4ml硝酸，加入50ml水中，稀释至100ml。

（8）磷酸二氢铵溶液（20g/L）：称取2.0g磷酸二氢铵，以水溶解，稀释至100ml。

（9）混合酸：硝酸+高氯酸（9+1）。取9份硝酸与1份高氯酸混合。

（10）铅标准贮备液：准确称取1.000g金属铅（99.99%），分次加少量硝酸（1+1），加热溶解，总量不超过37ml。移入1000ml容量瓶中，加水至刻度，混匀。此溶液每毫升含1.0mg铅。

（11）铅标准使用液：每次吸取铅标准贮备液1.0ml于100ml容量瓶中，加硝酸（0.5 mol/L）至刻度。如此经多次稀释成每毫升含10.0ng、20.0ng、40.0ng、60.0ng、80.0ng铅的标准使用液。

**2. 主要仪器**　原子吸收光谱仪（附石墨炉及铅空心阴极灯）、马弗炉、天平（感量为1mg）、干燥恒温箱、瓷坩埚、压力消解器或压力消解罐或压力溶弹、可调式电热板、可调式电炉。

## （四）实验步骤

**1. 试样预处理**　对蔬菜、水果类水分含量高的鲜样，用食品加工机或匀浆机打成匀浆，储于塑料瓶中，保存备用。在采样和制备过程中，应注意试样不受污染。

**2. 试样消解**　可根据实验室条件选用以下任何一种方法消解。

（1）压力消解罐消解法：称取1～2g试样（精确到0.001g，干样、含脂肪高的试样<1g，鲜样<2g，或按压力消解罐使用说明书称取试样）于聚四氟乙烯内罐，加2～4ml纯硝酸浸泡过夜。再加2～3ml 30%过氧化氢（总量不能超过罐容积的1/3）。盖好内盖，旋紧不锈钢外套，放入恒温干燥箱，120～140℃保持3～4小时，在箱内自然冷却至室温。用滴管将消化液洗入或过滤入（视消化后试样的盐分而定）10～25ml容量瓶中，用水少量多次洗涤罐，洗液合并于容量瓶中并定容至刻度，混匀备用。同时作试剂空白。

（2）干法灰化：称取1～5g试样（精确到0.001g，根据铅含量而定）于瓷坩埚中，先小火在可调式电热板上炭化至无烟，移入马弗炉500℃±25℃灰化6～8小时，冷却。若个别试样灰化不彻底，则加1ml混合酸在可调式电炉上小火加热，反复多次直到消化完全。放冷，用硝酸（0.5mol/L）将灰分溶解，用滴管将试样消化液洗入或过滤入（视消化后试样的盐分而定）10～25ml容量瓶中，用水少量多次洗涤瓷坩埚，洗液合并于容量瓶中并定容至刻度，混匀备用。同时作试剂空白。

（3）过硫酸铵灰化法：称取1～5g试样（精确到0.001g）于瓷坩埚中，加2～4ml纯硝酸浸泡 1 小时以上。先小火炭化，冷却后加 2.00～3.00g 过硫酸铵盖于上面，继续炭化至不冒烟。转入马弗炉，500℃±25℃恒温 2 小时，再升至 800℃，保持 20 分钟。冷却，加 2～3ml 硝酸（1mol/L），用滴管将试样消化液洗入或过滤入（视消化后试样的盐分而定）10～25ml 容量瓶中，用水少量多次洗涤瓷坩埚，洗液合并于容量瓶中并定容至刻度，混匀备用。同时作试剂空白。

（4）湿式消解法：称取试样 1～5g（精确到 0.001g）于锥形瓶或高脚烧杯中，放数粒玻璃珠，加 10ml 混合酸，加盖浸泡过夜。加一小漏斗于电炉上消解，若变棕黑色，再加混合酸，直至冒白烟，消化液呈无色透明或略带黄色。放冷，用滴管将试样消化液洗入或过滤入（视消化后试样的盐分而定）10～25ml 容量瓶中，用水少量多次洗涤锥形瓶或高脚烧杯，洗液合并于容量瓶中并定容至刻度，混匀备用。同时作试剂空白。

**3. 测定**

（1）仪器条件：根据各自仪器性能调至最佳状态。参考条件为：波长 283.3nm，狭缝 0.2～1.0nm，灯电流 5～7mA，干燥温度 120℃（20 秒）；灰化温度 450℃，持续 15～20 秒；原子化温度：1700～2300℃，持续 4～5 秒，背景校正为氘灯或塞曼效应。

（2）标准曲线绘制：吸取各种不同浓度（10.0ng/ml、20.0ng/ml、40.0ng/ml、60.0ng/ml、80.0ng/ml）的铅标准使用液各 10μl，注入石墨炉，测得其吸光值并求得吸光值与浓度关系的一元线性回归方程。

（3）试样测定：分别吸取样液和试剂空白液各 10μl，注入石墨炉，测得其吸光值，代入标准系列的一元线性回归方程中求得样液中铅含量。

（4）基体改进剂的使用：对有干扰的试样，则注入适量的基体改进剂 20g/L 磷酸二氢铵溶液（一般为 5μl 或与试样同量）消除干扰。绘制铅标准曲线时也要加入与试样测定时等量的基体改进剂磷酸二氢铵溶液（20g/L）。

**（五）结果计算**

$$X = \frac{(c_1 - c_0) \times V \times 1000}{m \times 1000 \times 1000} \quad (5\text{-}2)$$

式中，$X$——试样中铅的含量，mg/kg 或 mg/L；$c_1$——测定样液中铅的含量，ng/ml；$c_0$——空白试剂中铅的含量，ng/ml；$V$——试样消化液定量总体积，ml；$m$——试样质量或体积，g 或 ml。

在重复性条件下获得的两次独立测定结果的绝对差值不得超过算术平均值的 20%。

# 二、火焰原子吸收法

**（一）实验目的**

掌握该测定方法的原理、步骤，并根据测定结果判定受检样品是否符合国家标准的规定。

**（二）实验原理**

样品经过处理后，铅离子在一定的 pH 条件下与二乙基二硫代氨基甲酸钠（sodium diethyldithiocarbamate，DDTC）形成络合物，经 4-甲基-2-戊酮萃取分离，导入原子吸收光谱仪中，火焰原子化后，吸收 283.3nm 共振线，其吸收量与铅量成正比，可与标准系列比较定量。

**（三）主要仪器与试剂**

**1. 主要仪器** 原子吸收光谱仪火焰原子化器；天平（感量为 1mg）。

**2. 主要试剂**

（1）混合酸：硝酸-高氯酸（9+1）。

（2）硫酸铵溶液（300g/L）：称取 30g 硫酸铵，用水溶解并稀释至 100ml。

（3）柠檬酸铵溶液（250g/L）：称取 25g 柠檬酸铵，用水溶解并稀释至 100ml。

（4）溴百里酚蓝（溴麝香草酚蓝）水溶液（1g/L）。

（5）二乙基二硫代氨基甲酸钠溶液（50g/L）：称取 5g DDTC，用水溶解并加水至 100ml。

（6）氨水（1+1）。

（7）4-甲基-2 戊酮（methyl isobutyl ketone，MIBK）。

（8）铅标准贮备液：准确称取 1.000g 金属铅（99.99%），分次加少量硝酸（1+1），加热溶解，总量不超过 37ml。移入 1000ml 容量瓶，加水至刻度。混匀。此溶液每毫升含有 1.0mg 铅。

（9）铅标准使用液：精确吸取铅标准贮备液，加硝酸（0.5 mol/L），逐级稀释至 10μg/ml。

（10）盐酸（1+11）：取 10ml 盐酸加入 110ml 水中，混匀。

（11）磷酸溶液（1+10）：取 10ml 磷酸加入 100ml 水中，混匀。

**（四）操作步骤**

**1. 样品处理**　蔬菜、水果取可食部分清洗晾干，充分切碎混匀。称取 10~20g（精确到 0.01g）于瓷坩埚中，加 1ml 磷酸溶液（1+10），小火炭化。然后移入马弗炉，500℃以下灰化 16 小时后，取出坩埚。放冷后再加少量混合酸，小心加热，不使干涸，必要时再加少许混合酸，如此反复处理，直至残渣中无炭粒。待坩埚稍冷，加 10ml 盐酸（1+11），溶解残渣并移入 50ml 容量瓶中。再用水反复洗涤坩埚，洗液并入容量瓶中，并稀释至刻度，混匀备用。

**2. 萃取分离**　视试液情况，吸取 25.00~50.00ml 上述制备的样液及空白试样，分别置于 125ml 分液漏斗中，补加水至 60ml。加 2ml 柠檬酸铵溶液（250g/L），3~5 滴溴百里酚蓝水溶液（1g/L），用氨水（1+1）调 pH 至溶液由黄变蓝，加 10.0ml 硫酸铵溶液（300 g/L）、10ml DDTC 溶液（50g/L），摇匀。放置 5 分钟，加入 10.0ml MIBK，剧烈振摇提取 1 分钟，静置分层，弃去水层，将 MIBK 层放入 10ml 具塞刻度管中，备用。分别吸取铅标准使用液 0.00ml、0.25ml、0.50ml、1.00ml、1.50ml、2.00ml（相当于 0.0μg、2.5μg、5.0μg、10.0μg、15.0μg、20.0μg 铅）于 125ml 分液漏斗中。与试样相同方法萃取。

**3. 测定**　萃取液进样，可适当减小乙炔气的流量。

测定条件：空心阴极灯电流 8mA，共振线 283.3nm，狭缝 0.4nm，空气流量 8L/min，燃烧器高度 6mm。

**（五）结果计算**

$$X = \frac{(c_1 - c_0) \times V_1 \times 1000}{m \times \frac{V_3}{V_2} \times 1000} \tag{5-3}$$

式中，$X$——试样中铅的含量，mg/kg 或 mg/L；$c_1$——测定用试样中铅的含量，μg/ml；$c_0$——试剂空白中铅的含量，μg/ml；$m$——试样质量或体积，g 或 ml；$V_1$——试样萃取液体积，ml；$V_2$——试样处理液的总体积，ml；$V_3$——测定用试样处理液的总体积，ml。

以重复性条件下获得的两次独立测定结果的算术平均值表示，结果保留两位有效数字。

**（六）精密度**

在重复性条件下获得的两次独立测定结果的绝对差值不得超过算术平均值的 10%。

# 三、二硫腙比色法

**（一）实验目的**

掌握二硫腙比色法测定食品中铅含量的原理、步骤，并能根据测定结果判定受检样品是否符合国家标准的规定。

**（二）实验原理**

样品经消化后，在 pH 8.5～9.0 范围内，铅离子与二硫腙生成红色络合物，溶于三氯甲烷。加入柠檬酸铵、氰化钾和盐酸羟胺等，防止铁、铜、锌等离子干扰，与标准系列比较定量。

**（三）主要仪器和试剂**

**1. 主要仪器** 分光光度计、天平（感量为 1mg）。

注：所用玻璃仪器须用硝酸（10%～20%）浸泡 24 小时，用自来水反复冲洗、最后用去离子水冲洗干净。

**2. 主要试剂**

（1）氨水（1+1）：量取 100ml 氨水，加水稀释至 200ml。

（2）盐酸（1+1）：量取 100ml 盐酸，加水稀释至 200ml。

（3）酚红指示液（1g/L）：称取 0.10g 酚红，用乙醇少量多次溶解，移入 100ml 容量瓶中并定容。

（4）盐酸羟胺溶液（200g/L）：称取 20.0g 盐酸羟胺，加水溶解至约 50ml，加 2 滴酚红指示液，加氨水（1+1），调 pH 至 8.5～9.0（由黄变红，再多加 2 滴），用二硫腙-三氯甲烷溶液（0.5g/L）提取数次，每次 10～20ml，至三氯甲烷层绿色不变为止。弃去三氯甲烷层，再用三氯甲烷洗 2 次，每次 5ml，弃去三氯甲烷层，水层加盐酸（1+1）至呈酸性，加水至 250 ml。

（5）柠檬酸铵溶液（200g/L）：称取 50g 柠檬酸铵，溶于 100ml 水中，加 2 滴酚红指示液，加氨水（1+1），调 pH 至 8.5～9.0，用双硫腙-三氯甲烷溶液（0.5 g/L）提取数次，每次 10～20ml，至三氯甲烷层绿色不变为止。弃去三氯甲烷层，再用三氯甲烷洗 2 次，每次 5ml，弃去三氯甲烷层，加水稀释至 250ml。

（6）氰化钾溶液（100g/L）：称取 10.0g 氰化钾，用水溶解后稀释至 100ml。

（7）三氯甲烷：不应含氧化物。

1）检查方法：量取 10ml 三氯甲烷，加 25ml 新煮沸过的水，振摇 3 分钟，静置分层后，取 10ml 水液，加数滴碘化钾溶液（150g/L）及淀粉指示液，振摇后应不显蓝色。

2）处理方法：于三氯甲烷中加 1/20～1/10 体积的硫酸钠溶液（200g/L）洗涤，再用水洗后加入少量无水氯化钙脱水后进行蒸馏，弃去最初及最后的 1/10 馏出液，收集中间馏出液备用。

（8）淀粉指示液：称取 0.5g 可溶性淀粉，加 5ml 水搅匀后，缓慢倒入 100ml 沸水中，随倒随搅拌，煮沸，放冷备用。用时配制。

（9）硝酸（1+99）：量取 1ml 硝酸，加水稀释至 100ml。

（10）二硫腙-三氯甲烷溶液（0.5g/L）：保存冰箱中，必要时用下述方法纯化。称取 0.5g 研细的二硫腙，溶于 50ml 三氯甲烷中。如不全溶，可用滤纸过滤于 250ml 分液漏斗中，用（1+99）氨水提取 3 次，每次 100ml。将提取液用棉花过滤至 500ml 分液漏斗中，用盐酸（1+1）调至酸性，将沉淀出的二硫腙用三氯甲烷提取 2～3 次，每次 20ml，合并三氯甲烷层，用等量水洗涤 2 次，弃去洗涤液，在 50℃水浴上蒸去三氯甲烷。精制的二硫腙置硫酸干燥器中，干燥备用。或将沉淀出的双硫腙用 200ml、200ml、100ml 三氯甲烷提取 3 次，合并三氯甲烷层为二硫腙溶液。

（11）二硫腙使用液：吸取 1.0ml 上述二硫腙溶液，加三氯甲烷至 10ml，混匀。用 1cm 比色杯，以三氯甲烷调节零点，于波长 510nm 处测吸光度（A），用下式算出配制 100ml 二硫腙使用液（70%透光率）所需二硫腙溶液的毫升数（V）：

$$V = \frac{10 \times (2 - \lg 70)}{A} = \frac{1.55}{A}$$

（12）硝酸-硫酸混合液（4+1）。

（13）铅标准溶液（1.0mg/ml）：精密称取 0.1598g 硝酸铅，加 10ml 硝酸（1+99），全部溶解后，移入 100mL 容量瓶中，加水稀释至刻度。此溶液每毫升相当于 1.0mg 铅。

（14）铅标准使用液（10.0μg/ml）：吸取 1.0ml 铅标准溶液，置于 100ml 容量瓶中，加水稀释至刻度。此溶液每毫升相当于 10.0μg 铅。

### （四）实验步骤

**1. 试样消化（硝酸-硫酸法）**　称取 10.0g（精确到 0.01g）样品或吸取 10.0ml 液体样品，置于 250ml 定氮瓶中，加数粒玻璃珠，10ml 硝酸，放置片刻，小火加热，待作用缓和，放冷。沿瓶壁加入硝酸，再加热，至瓶中液体开始变成棕色时，不断沿瓶壁滴加硝酸使有机质分解完全。加大火力，至产生白烟，溶液应澄清无色或微带黄色，放冷。在操作过程中应注意防止爆炸。

加 20ml 水煮沸，除去残余的硝酸至产生白烟为止，如此处理 2 次，放冷。将冷后的溶液移入 50ml 或 100ml 容量瓶中。用水洗涤定氮瓶，洗液并入容量瓶中再放冷，加水至刻度，混匀。定容后的溶液每 1ml 相当于 2g 样品或 2ml 样品。取与消化试样相同量的硫酸和硝酸，按同一方法做试剂空白试验。

**2. 测定**　吸取 10.0ml 消化后的定容溶液和同量的试剂空白液，分别置于 125ml 分液漏斗中，各加水至 20ml。吸取 0.00ml、0.10ml、0.20ml、0.30ml、0.40ml、0.50ml 铅标准使用液（相当 0.0μg、1.0μg、2.0μg、3.0μg、4.0μg、5.0μg 铅），分别置于 125ml 分液漏斗中，各加硝酸（1+99）至 20ml。于试样消化液、试剂空白液和铅标准液中各加 2.0ml 柠檬酸铵溶液（200g/L）、1.0ml 盐酸羟胺溶液（200g/L）和 2 滴酚红指示液，用氨水（1+1）调至红色，再各加 2.0ml 氰化钾溶液（100g/L），混匀。各加 5.0ml 二硫腙使用液，剧烈振摇 1 分钟，静置分层后，三氯甲烷层经脱脂棉滤入 1cm 比色杯中，以三氯甲烷调节零点于波长 510nm 处测吸光度，各点减去零管吸收值后，绘制标准曲线或计算一元回归方程，试样与曲线比较。

### （五）结果计算

$$X = \frac{(m_1 - m_2) \times 1000}{m_3 \times \dfrac{V_2}{V_1} \times 1000} \tag{5-4}$$

式中，$X$——试样中铅的含量，mg/kg 或 mg/L；$m_1$——测定用试样液中铅的质量，μg；$m_2$——试剂空白液中铅的质量，μg；$m_3$——试样质量或体积，g 或 ml；$V_1$——试样处理液的总体积，ml；$V_2$——测定用试样处埋液的总体枳，ml。

以重复性条件下获得的两次独立测定结果的算术平均值表示，结果保留两位有效数字。

### （六）精密性

在重复性条件下获得的两次独立测定结果的绝对差值不得超过算术平均值的 10%。

## 四、卫生学评价

《食品安全国家标准 食品中污染物限量》（GB2762-2012）规定，新鲜蔬菜（芸薹类蔬菜、叶菜蔬菜、豆类蔬菜、薯类除外）中铅限量（以 Pb 计）为 0.1mg/kg；芸薹类蔬菜、叶菜蔬菜为 0.3mg/kg；蔬菜制品为 1.0mg/kg。

（李永华）

# 实验十六 蔬菜中硝酸盐的卫生学评价

**案例 5-3**

蔬菜是喜水喜肥的作物，在生产实践中常因施肥不当，引起硝酸盐对地下水和蔬菜可食部分的污染。不少大中城市出现 80%以上的蔬菜硝酸盐超标，且人体摄入的硝酸盐 80%以上来自蔬菜，故蔬菜硝酸盐超标问题受到广泛关注。硝酸盐可转化为亚硝酸盐，常造成人体缺氧，还可与自然界和人体肠胃中的胺类物质合成致癌物质——N-亚硝基化合物。

蔬菜种类繁多，按食用部位硝酸盐吸收量的多少依次分为：极敏感型，如叶菜类（芹菜、油菜、菠菜、小白菜等）；敏感型，如根菜类（萝卜、莴苣等）；不太敏感型，如花菜类（白菜花、青菜花等）；不敏感型，如瓜果类（黄瓜、番茄等）。应严加控制硝酸盐的含量，以保证人体健康。

**问题：**

1. 食物中的亚硝酸盐究竟来自哪里？
2. 如何预防蔬菜亚硝酸盐中毒？

**案例 5-3 分析讨论**

问题 1：蔬菜中的硝酸盐含量从高到低排列，依次为：叶柄＞叶片＞茎＞根＞花＞薯块＞鳞茎＞果实＞种子。这是由于自然界中广泛存在氮元素，化肥中的氮元素含量也极高，植物吸收了土壤环境中的氮后通过复杂的生化反应合成氨基酸。在此过程中，硝酸盐是必不可少的，而植物中含有的还原酶将一部分硝酸盐转化为亚硝酸盐。亚硝酸盐还可在后期加工和保存过程中产生。

问题 2：预防：①蔬菜应新鲜食用，避免长时间在高温下堆放。②吃剩的熟蔬菜不可长时间存放后食用；剩菜加热不能除掉亚硝酸盐，反而会使菜中剩余的硝酸盐在高温下分解为更多亚硝酸盐。③不能大量食用刚腌的菜，腌菜时选用新鲜菜，盐应放足，至少腌 15 日以上；不要在短时间内食用大量腌的叶菜。

（王林静）

蔬菜中硝酸盐含量的测定参照《食品安全国家标准 食品中亚硝酸盐与硝酸盐的测定》（GB/T5009.33-2010）。

## 一、实 验 目 的

掌握镉柱还原法测定蔬菜中硝酸盐的原理、步骤，并能根据测定结果判定受检样品是否符合国家标准的规定。

## 二、实 验 原 理

样品经沉淀蛋白质、除去脂肪后，通过镉柱或加入镉粉，使其中的硝酸根离子还原成亚硝酸根离子。在弱酸性条件下，亚硝酸根与对氨基苯磺酸重氮化后，再与盐酸萘乙二胺耦合形成紫红色染料，测得亚硝酸盐总量，由总量减去亚硝酸盐含量即得硝酸盐含量。

# 三、主要试剂与仪器

## （一）主要试剂

除非另有规定，本方法所用试剂均为分析纯。水为《分析实验室用水规格和试验方法》（GB/T 6682）规定的二级水或去离子水。

（1）亚铁氰化钾 [$K_4Fe(CN)_6 \cdot 3H_2O$]。

（2）乙酸锌 [$Zn(CH_3COO)_2 \cdot 2H_2O$]。

（3）冰醋酸（$CH_3COOH$）。

（4）硼酸钠（$Na_2B_4O_7 \cdot 10H_2O$）。

（5）盐酸（$\rho = 1.19g/L$）。

（6）氨水（25%）。

（7）对氨基苯磺酸（$C_6H_7NO_3S$）。

（8）盐酸萘乙二胺（$C_{12}H_{14}N_2 \cdot 2HCl$）。

（9）亚硝酸钠（$NaNO_2$）。

（10）硝酸钠（$NaNO_3$）。

（11）锌皮或锌棒。

（12）硫酸镉（$CdSO_4$）。

（13）亚铁氰化钾溶液（106g/L）：称取 106.0g 亚铁氰化钾，用水溶解，并稀释至 1000ml。

（14）乙酸锌溶液（220g/L）：称取 220.0g 乙酸锌，先加 30ml 冰醋酸溶解，用水稀释至 1000ml。

（15）饱和硼砂溶液（50g/L）：称取 5.0g 硼酸钠，溶于 100ml 热水中，冷却后备用。

（16）氨缓冲溶液（pH 9.6～9.7）：量取 30ml 盐酸，加 100ml 水，混匀后加 65ml 氨水，再加水稀释至 1000ml，混匀。调节 pH 至 9.6～9.7。

（17）氨缓冲液的稀释液：量取 50ml 氨缓冲溶液，加水稀释至 500ml，混匀。

（18）盐酸溶液（0.1mol/L）：吸取 8.4ml 盐酸，用水稀释至 1L。

（19）对氨基苯磺酸溶液（4g/L）：称取 0.4g 对氨基苯磺酸，溶于 100ml 20%（$V/V$）盐酸中，置棕色瓶中混匀，避光保存。

（20）盐酸萘乙二胺溶液（2g/L）：称取 0.2g 盐酸萘乙二胺，溶于 100ml 水中，混匀后，置棕色瓶中，避光保存。

（21）亚硝酸钠标准溶液（200μg/ml）：准确称取 0.1000g 于 110～120℃干燥恒重的亚硝酸钠，加水溶解移入 500ml 容量瓶中，加水稀释至刻度，混匀。

（22）亚硝酸钠标准使用液（5.0μg/ml）：临用前，吸取亚硝酸钠标准溶液 5.00ml，置于 200ml 容量瓶中，加水稀释至刻度。

（23）硝酸钠标准溶液（200μg/ml）：准确称取 0.1232g 于 110～120℃干燥恒重的硝酸钠，加水溶解，移入 500ml 容量瓶中，用水稀释至刻度，混匀，在 4℃冰箱中避光保存。

（24）硝酸钠标准使用液（5μg/ml）：吸取硝酸钠标准溶液 2.50ml，置于 100ml 容量瓶中，加水稀释至刻度，混匀，临用时现配。

（25）镉柱

1）海绵状镉粉的制备：于 500ml 硫酸镉溶液（200g/L）中，投入足够的锌皮或锌棒，经 3～4 小时，当其中的镉全部被锌置换后，用玻璃棒轻轻刮下，取出残余锌棒，使镉沉底。倾去上层清液，用水以倾泻法多次洗涤，然后移入粉碎机中。加 500ml 水，捣碎约 2 秒，用水将金属细粒洗至标准筛上，取 20～40 目之间的部分，置试剂瓶中，用水封盖保存备用。

2）镉柱的装填：用水装满镉柱玻璃管，并装入 2cm 高的玻璃棉做垫，将玻璃棉压向柱底时，应将其中所包含的空气全部排出，在轻轻敲击下加入海绵状镉至 8～10cm 高，上面用 1cm 高的玻璃棉覆盖，上置一储液漏斗，末端要穿过橡皮塞与镉柱玻璃管紧密连接。

如无上述镉柱玻璃管时，可以 25ml 酸式滴定管代用，但过柱时要注意始终保持液面在镉层之上。当镉柱填装好后，先用 25ml 盐酸（0.1mol/L）洗涤，再以水洗两次，每次 25ml，镉柱不用时用水封盖，随时都要保持水平面在镉层之上，不得使镉层夹有气泡。镉柱每次使用完毕后，应先以 25ml 盐酸（0.1mol/L）洗涤，再以水洗两次，每次 25ml，最后用水覆盖镉柱。

3）镉柱还原效率的测定：吸取 20ml 硝酸钠标准使用液，加入 5ml 氨缓冲液稀释液，混匀后注入储液漏斗，使流经镉柱还原，以原烧杯收集流出液。当储液漏斗中的样液流完后，再加 5ml 水置换柱内留存的样液。取 10.0ml 还原后的溶液（相当 10μg 亚硝酸钠）于 50ml 比色管中，另分别吸取 0.00ml、0.20ml、0.40ml、0.80ml、1.00ml、1.50ml、2.00ml、2.50ml 亚硝酸标准使用液（相当于 0μg、1μg、2μg、3μg、4μg、5μg、7.5μg、10μg、12.5μg 亚硝酸钠），分别置于 50ml 具塞比色管中，于试样管和标准管中分别加入 2ml 对氨基苯磺酸溶液，混匀，静置 3～5 分钟后各加入 1ml 盐酸萘乙二胺溶液，加入至刻度，混匀，静置 15 分钟，用 2cm 比色杯，以零管调节零点，于波长 538nm 处测定吸光度，绘制标准曲线，比较，同时做试剂空白。根据标准曲线计算测得结果，与加入量一致，还原效率应大于 98%为符合要求。

4）镉柱还原效率的计算：

$$X = \frac{A}{10} \times 100\% \tag{5-5}$$

式中，X——还原效率，%；A——测得亚硝酸钠的含量，μg；10——测定用溶液相当亚硝酸钠的含量，μg。

### （二）主要仪器

（1）天平：感量为 0.1mg 和 1mg。

（2）组织捣碎机。

（3）超声波清洗器。

（4）恒温干燥箱。

（5）分光光度计。

（6）镉柱。

## 四、实 验 步 骤

### （一）样品处理

称取约 5.0g（精确至 0.01g）经绞碎混匀的样品，置于 50ml 烧杯中，加 12.5ml 饱和硼砂溶液（50g/L），搅拌均匀，以 70℃左右的水约 300ml 将试样洗入 500ml 容量瓶中，于沸水浴中加热 15 分钟，取出后冷至室温。然后一边转动，一边加入 5ml 亚铁氰化钾溶液（106g/L），摇匀，再加入 5ml 乙酸锌溶液（220g/L），以沉淀蛋白质，加水至刻度，摇匀，放置 0.5 小时，除去上层脂肪，上清液用滤纸过滤，弃去初滤液 30ml，收集滤液备用。

### （二）测定

**1. 亚硝酸盐的测定** 吸取 40.0ml 上述滤液于 50ml 具塞比色管中，另吸取 0.00ml、0.20ml、0.40ml、0.60ml、0.80ml、1.00ml、1.50ml、2.00ml、2.50ml 亚硝酸钠标准使用液（相当于 0.0μg、1.0μg、2.0μg、3.0μg、4.0μg、5.0μg、7.5μg、10.0μg、12.5μg 亚硝酸钠），分别置于 50ml 具塞比色管中。于标准管与试样管中分别加入 2ml 对氨基苯磺酸溶液，混匀，静置 3～5 分钟后各

加入 1ml 盐酸萘乙二胺溶液，加水至刻度，混匀，静置 15 分钟，用 2cm 比色杯，以零管调节零点，于波长 538nm 处测吸光度，绘制标准曲线比较。同时做试剂空白。

**2. 硝酸盐的测定**

（1）先以 25ml 氨缓冲液的稀释液冲洗镉柱，流速控制在 3～5 ml/min（以滴定管代替的可控制在 2～3ml/min）。

（2）吸取 20ml 滤液于 50ml 烧杯中，加 5ml 氨缓冲溶液，混合后注入储液漏斗，使流经镉柱还原，以原烧杯收集流出液，当储液漏斗中的样液流尽后，再加 5ml 水置换柱内留存的样液。

（3）将全部收集液如前再经镉柱还原一次，第二次流出液收集于 100ml 容量瓶中。继以水流经镉柱洗涤 3 次，每次 20ml，洗液一并收集于同一容量瓶中，加水至刻度，混匀。

（4）亚硝酸钠总量的测定：吸取 10～20ml 还原后的样液于 50ml 比色管中。按照亚硝酸盐的测定，自 "吸取 0ml、0.20ml、0.40ml、0.60ml、0.80ml、1.00ml……" 起操作。

# 五、结果计算

亚硝酸盐（以亚硝酸钠计）的含量按式（5-6）计算，硝酸盐（以硝酸钠计）的含量按式（5-7）计算。

$$X_1 = \frac{A_1 \times 1000}{m \times \frac{V_1}{V_0} \times 1000} \tag{5-6}$$

式中，$X_1$——试样中亚硝酸钠的含量，mg/kg；$A_1$——测定用样液中亚硝酸钠的质量，μg；$m$——试样质量，g；$V_1$——测定用样液体积，ml；$V_0$——试样处理液总体积，ml。

$$X_2 = \left( \frac{A_2 \times 1000}{m \times \frac{V_2}{V_0} \times \frac{V_4}{V_3} \times 1000} - X_1 \right) \times 1.232 \tag{5-7}$$

式中，$X_2$——试样中硝酸钠的含量，mg/kg；$A_2$——经镉粉还原后测得总亚硝酸钠的质量，μg；$m$——试样的质量，g；1.232——亚硝酸钠换算成硝酸钠的系数；$V_2$——测总亚硝酸钠的测定用样液体积，ml；$V_0$——试样处理液总体积，ml；$V_3$——经镉柱还原后样液总体积，ml；$V_4$——经镉柱还原后样液的测定用体积，ml；$X_1$——由公式（5-6）计算出的试样中亚硝酸钠的含量，mg/kg。

# 六、注意事项

在制备镉粉和装柱过程中要始终避免镉粉与空气接触。整个实验过程应避免在阳光直射下进行。镉粉及重氮化产物均具有毒性，实验时应避免实验人员接触，实验废弃物应妥善处理。

# 七、卫生学评价

《蔬菜中硝酸盐限量》（GB19338-2003）要求以 $NO_3^-$ 计，茄果类、瓜类、豆类≤440mg/kg，茎菜类≤1200mg/kg，根菜类≤2500mg/kg，叶菜类≤3000mg/kg。该标准已废止。《食品安全国家标准 食品中污染物限量》（GB2762-2012）仅规定了腌渍蔬菜中亚硝酸盐的限量（以 $NaNO_2$ 计，20 mg/kg），对硝酸盐的限量未作规定。

（方桂红）

# 第六章　动物性食物的卫生学评价

**案例 6-1**

　　端午节，某校学生在本校的某餐厅举行晚餐聚会，用餐时间为下午 5：30～6：30，所吃的食物有凉拌熟肉、冰淇淋、啤酒、酸乳等。晚上 9：00 至次日凌晨 2：00，有一半以上在该餐厅就餐的学生相继出现不同程度的头昏、头痛、恶心、呕吐、腹痛、腹泻等症状，腹泻物为水样便，严重者 1 小时内连续腹泻数次。

**问题：**

　　1. 这种情况首先应考虑是什么性质的疾病？

　　2. 导致这种情况发生的原因是什么？

　　3. 如何预防细菌性食物中毒？

**案例 6-1 分析讨论**

　　问题 1：这种情况出现在夏季，同食者集体发病，所食食品为凉拌肉类食品，且均以消化道症状为主，首先应考虑细菌性食物中毒。

　　问题 2：时值夏季高温季节，有利于食物中细菌大量繁殖，这些学生所食之物又多为动物性食物，细菌更易大量繁殖，且为凉拌菜，不再加热而食用，故大量食用后易导致细菌性食物中毒的发生。

　　问题 3：鱼、禽、肉、蛋等动物性食物含有丰富的蛋白质，容易滋生细菌，特别是食物中毒病原菌，因此大部分食物中毒是由动物性食品引起的。采购食物时应特别注意鉴别这类食物是否新鲜。病死的牲畜可能已经污染了病原菌或产生了毒素，应当坚决丢弃。对生产经营的每道工序和环节都要认真把关，检查食品是否新鲜，能否食用。对熟食等直接入口的食品，如发现不新鲜，虽尚无明显的腐败变质的征象，也应当经过充分加热处理后再食用。不能加热处理的食品应改作他用或销毁处理。对肉、禽、蛋、奶类、水产等易腐食品或食品原料，如发现不新鲜，则可在加工方法等方面采取措施，如去掉不新鲜的部分后，采用红烧、焖、烩等方法，经过充分加热，彻底杀灭食品中的病原菌再食用。对已腐败变质的食品则不应食用，否则其中的病原菌易引起食物中毒。

（王林静）

## 实验十七　肉的新鲜度检验

　　通过感官检验、细菌学检验、pH 和氨测定、球蛋白沉淀实验、过氧化物酶反应试验、硫化氢测定和挥发性盐基总氮的测定来评价肉的新鲜度。其中感官检验为基本判别方法，细菌学检验和生化实验为感官检验的补充。通过实践的方式使学生掌握基本的实验技能，为今后从事相关的工作奠定基础。

# 一、感官检验

## （一）实验目的

通过感官检验，掌握新鲜肉、次鲜肉和变质肉的基本判别方法。

## （二）实验原理

利用人的感觉器官，通过嗅觉、视觉、味觉、触觉、听觉等，进行检查。

## （三）主要仪器及材料

购买新鲜牛肉、羊肉、鸡肉或猪肉，参考表6-1，在4℃下存放，观察新鲜度的变化情况。准备新鲜肉、次鲜肉、变质肉、刀、剪子、镊子等。

**表 6-1　4℃条件下不同品种肉的新鲜度变化**

| 品种 | | 新鲜肉 | 次鲜肉 | 变质肉 |
| --- | --- | --- | --- | --- |
| 牛肉 | 外脊（冷鲜肉） | <6日 | ≥8日 | ≥10日 |
| | 肋排（冷鲜肉） | <4日 | ≥6日 | ≥8日 |
| | 腱子肉（冷鲜肉） | ≤6日 | 8～10日 | ≥12日 |
| 羊肉 | — | <5日 | 6～10日 | ≥11日 |
| 鸡肉 | 鸡胸肉 | <3日 | 7日 | — |
| | 鸡腿肉 | <3日 | 6日 | — |
| 猪肉 | 冷鲜肉 | <4日 | 第4日 | ≥5日 |
| | 热鲜肉 | <4日 | — | — |

## （四）实验方法

**1. 外观和色泽的判定**　在自然光下观察。注意肉的外部状态、色泽，留心有无干膜、血块、真菌和蝇蛆，并确定肉深层组织的状态和发黏的程度。

（1）新鲜肉：外表具有淡玫瑰色或淡红色干膜，切面轻度湿润（不发黏），具有各种牲畜肉特有的色泽，肉汁透明。

（2）次鲜肉：外表覆有干枯的硬膜或黏液（触之黏手），有时被覆有霉层，硬膜发黑。切面暗而湿润，轻度发黏，肉汁浑浊。

（3）变质肉：外表很干硬或很湿润，发黏，覆有霉层，呈灰色或淡绿色，切面湿润、发黏，呈褐红色、灰色或淡绿色。

**2. 弹性的判定**　用手指压肉的表面，观察指压凹复平的速度。

（1）新鲜肉：富有弹性，结实紧密，指压凹很快就复平。

（2）次鲜肉：弹性较差，指压凹慢慢地复平（在1分钟之内）。

（3）变质肉：指压凹往往不复平。

**3. 气味的判定**　这是具有代表性的一项指标。首先判定肉的外部气味，再判定肉深部的气味，要特别注意骨骼周围肌层的气味，因为这些部位最早腐败。

新鲜肉具有各种牲畜所特有的气味。当肉腐败变质时，则失去正常的气味，并发出酸臭、霉臭或腐烂的臭味。

气味的判定宜在15～20℃的温度下进行。在较低的温度下，气味不易挥发，判定有一定的困难。在检查大批量肉样时，为了不发生误判，要先检查腐败程度较轻的肉样。

为了比较全面确切地判定肉的气味，必要时还要进行煮沸试验。

**4. 筋腱状态的判定** 触检关节部筋腱的状态，查其弹性、韧性和关节面的状态，判定关节囊液的透明度。

（1）新鲜肉：筋腱富有弹性、坚韧。关节面光滑有光泽，囊内滑液透明。

（2）次鲜肉：筋腱有些软化，呈无光泽的白色或淡灰色。关节面覆有黏液，滑液浑浊。

（3）变质肉：筋腱湿润，呈污灰色，覆有黏液。关节面覆有很多黏液，滑液呈稀脓状。

**5. 煮沸试验** 通过煮沸实验观察肉汤的透明度。向烧瓶中装入 20～30 块（每块重 2～3g）无可见脂肪的肉块，加水浸没，瓶口用玻璃盖盖起，将内容物加热至沸。待肉汤煮沸后，拿去玻璃盖，迅速判定蒸汽的气味。进行本试验时要注意 2 个辅助指标——肉汤的透明度和肉汤表面浮游脂肪的状态。

（1）新鲜肉：肉汤透明、芳香，具有令人愉快的气味，肉汤表面油滴大，脂肪气味和滋味正常。

（2）次鲜肉：肉汤浑浊、无芳香味，往往具有腐败的气味，肉汤表面油滴小，具油污气味。

（3）变质肉：肉汤污秽而带有絮片，发出腐臭气味，肉汤表面几乎不见油滴，具酸败脂肪的气味。

根据检查结果，判定为次鲜的肉，必须经过有效的高温处理后才能食用，并迅速用完，不能再储存，不允许用来制作香肠和罐头。品质低劣的变质肉应该作工业用或销毁。

# 二、细菌学检验

## （一）目的要求

通过镜检，掌握肉新鲜度的细菌学判定方法。

## （二）原理

在引起肉类腐败变质的众多原因中，根本的原因是腐败菌的作用。细菌通过内源（血液循环和淋巴循环）和外源（表面侵蚀）污染肉尸，使之腐烂变质。通过显微镜可检查细菌的种类及数目，判定肉质的好坏。

细菌在肉表面的生长繁殖可分为 3 个时期：

**1. 静止期** 肉表面的细菌数目变化不大，甚至由于某些细菌不能适应肉的物理化学环境而死亡，致使总菌数趋于减少。此时肉仍呈新鲜状态。

**2. 缓慢生长期** 肉表面的细菌逐渐开始繁殖，繁殖的快慢取决于保存期间的温度、湿度和细菌本身的特性。此时，细菌仅沿肌肉的表面扩散，很少向纵深发展。故肉的中、深层无明显的腐败变质现象，仅在肉的表面有潮湿、轻微发黏等感官变化。此时，肉仍可认为是新鲜肉或次新鲜肉。

**3. 旺盛生长期** 细菌在适当的温度、湿度、酸碱度以及其他适宜条件下迅速繁殖，且沿着肌肉间，尤其是骨骼周围的结缔组织向深部蔓延。肌肉组织的蛋白质逐渐分解，产生氨、硫化氢、乙硫醇等腐败分解产物，并散发臭气。

## （三）主要仪器及材料

显微镜、玻片、剪子、镊子等。

## （四）操作步骤及判定标准

**1. 检样的采取** 从肉尸的不同部位采取 3 份检样，每份重约 200g，并尽可能采取立方体的肉块。对整个肉尸或半片肉尸，分别从下列部位采样：①相当于第 4 和第 5 颈椎的颈部肌肉；

②肩胛部的表层肌肉；③股部的深层肌肉。如果被检肉不是整个肉尸而是分割肉，应从可疑的，特别是有感官变化的部位采样。应分别用清洁的油纸将采取的样品包好，并注明是从肉尸哪一部位采取的。把同一肉尸采取的 3 份（或 2 份）检样包在一起或装在容器内，迅速送检，并附上送检单。实验室对采自同一肉尸的 3 个检样，应分别进行同样的检验。

**2. 细菌学镜检** 一般仅对从肩胛部和股部采取的检样进行细菌学镜检。

（1）触片的制作：用灭菌的剪子和镊子，取肩胛部检样，在肉表层剪取 2 块约 1cm 大小的肉片。将小肉片的新切面在清洁的载玻片上触压一下做成触片，在空气中自然干燥，经火焰固定后，用革兰染色法染色后待检。另以同样的方法从股部肌肉的中、深层取样作触片。

（2）镜检：对每张触片各做 5 个视野以上的检查，并分别记录每个视野中所见到的球菌、杆菌的数目，然后分别累计全部视野中的球菌和杆菌数，求出平均数。肩胛部检样在触片上的细菌数代表肉尸表层肌肉的染菌情况，股部肌肉触片上的细菌数代表肉尸深层肌肉的染菌情况。

**3. 判定标准**

（1）新鲜肉：触片上几乎不留肉的痕迹，着色不明显。表层肉触片上可看到少数的球菌和杆菌，深层肉触片上无菌。

（2）次鲜肉：印迹着色良好，表层肉触片上可见到 20~30 个球菌和少数杆菌，深层肉触片上可发现 20 个左右的细菌。触片上可明显地看到分解的肉组织。

（3）变质肉：肌肉组织有明显的分解标志，触片标本高度着染，表层和深层肉的平均细菌数皆超过 30 个，其中以杆菌为主；组织呈现高度的分解状态，触片着染更重，表层和深层肉触片视野中球菌几乎全部消失，杆菌替换了球菌占优势地位；肉腐败严重时，一个视野可以发现上百个杆菌，甚至难以计数。

# 三、pH 测 定

## （一）目的要求

掌握肉浸液的制作方法，学会使用酸度计，了解肉鲜度的判定标准。

## （二）原理

牲畜生前肌肉的 pH 为 7.1~7.2。屠宰后由于肌肉中代谢过程发生改变，肌糖原分解，乳酸和磷酸逐渐聚积，使肉的 pH 下降。如宰后 1 小时的热鲜肉，pH 可降到 6.2~6.3。24 小时后降至 5.6~6.0，此 pH 在肉品工业中称作"排酸值"，它能一直维持到肉发生腐败分解前。因此新鲜肉的肉浸液其 pH 一般在 5.8~6.8。肉腐败时，由于细菌酶的作用，肉中蛋白质被分解为氨和胺类等碱性物质，所以肉趋于碱性，pH 显著增高，可作为检查肉类质量的一个指标，但不能作为绝对指标和最终指标，因为还有其他因素能影响到肉类 pH 的变化。

**1. 屠宰前牲畜的健康状况对肉 pH 的影响** 宰前处于过度疲劳、虚弱或患病状态的动物，因能量消耗过大，肌肉中储存的肌糖原较少，屠宰后蓄积于肌肉中的乳酸量必然较低，使鲜肉的 pH 较高。

**2. 低温处理方法对肉 pH 的影响** 新鲜冷藏肉的"排酸值"为 5.8~6.4，冻肉则为 6.0~6.5；快速冷冻肉比缓慢冷冻肉的 pH 高 0.2。

**3. 不同腐败分解过程对肉 pH 的影响** 有时候腐败过程中产生的氨与其他产物结合成盐类，失去了中和酸的能力；有时候变质肉在腐败过程中蓄积大量的有机酸类，都使得肉的 pH 仍与普通新鲜肉相似。

这些情况都说明了 pH 不能作为评定肉类新鲜度的唯一标准。

### （三）主要仪器及试剂材料

酸度计、组织捣碎机、甲基红或酚酞指示剂。

### （四）操作步骤及判定标准

**1. 肉浸液的制备**　用剪子自检样的不同部位采取无筋腱、无脂肪的肌肉 10g，再剪成豆粒大小的碎块，并装入 300ml 的三角烧瓶中。

**2. 浸泡**　取经过再次煮沸后冷却的蒸馏水 100ml，注入盛有碎肉的三角烧瓶中，浸渍 15 分钟（每 5 分钟振荡一次）。

**3. 过滤**　先将放在玻璃漏斗中的滤纸用蒸馏水浸湿，然后再将上述的肉浸液倒入漏斗中。把滤液倒入 200ml 量筒中，观察并记录前 5 分钟内获得的滤液量。

一般说来，肉越新鲜过滤速度越快，肉浸液越透明，色泽也正常。新鲜猪肉的浸液几乎无色透明或具有淡的乳白色，牛、羊肉的浸液呈透明的麦秆黄色，马肉的浸液呈透明的粉红色。次鲜肉的浸液则呈微浑浊状，变质肉的浸液呈灰粉红色，且浑浊。

**4. pH 的测定**　酸度计是以甘汞电极为参比电极，玻璃电极为指示电极组成的原电池，测定 25℃下产生的电位差。电位差每改变 59.1mV，被检液中的 pH 相应地改变 1 个单位，可直接从刻度表上读取 pH。测试前先将玻璃电极用蒸馏水浸泡 24 小时以上，然后按说明书将玻璃电极、甘汞电极装好，接通电源，启动开关，预热 30 分钟。用选定的 pH 缓冲溶液校正酸度计后，用蒸馏水冲洗电极，用脱脂棉吸干，然后将电极放入肉浸液中，1 分钟后读取 pH。

**5. 判定标准**　鲜肉 pH 5.8～6.2；次新鲜肉 pH 6.3～6.6；变质肉 pH 6.7 以上。

# 四、氨的测定

### （一）目的要求

掌握纳氏试剂测定氨的方法，判定肉品中氨的含量，为综合判定提供依据。

### （二）原理

肉类在腐败时分解，形成氨和铵盐等物质，且随着腐败程度的加深而相应地增多，可作为鉴定肉类腐败程度的标志之一。

纳氏试剂对游离氨和结合氨均起反应，即碘化汞和碘化钾的碱性溶液与氨反应生成淡红棕色胶态化合物，使肉浸液变成黄色。由于肉腐败分解的程度不同，肉浸液中氨和铵盐的含量不同，黄色沉淀物产生的多少也不同。其反应式如下：

$$NH_3+2HgI_2+4KI+3KOH \rightarrow Hg（OH）_2NH_2I\downarrow+7KI+2H_2O$$
纳氏试剂　　　　碘化二亚汞铵（黄色）

上述反应十分敏感，在 100ml 肉浸液中即使仅有 0.03～0.05mg 氨，也可以发生变黄现象。其色度与氨氮含量成正比，通常可在波长 410～425nm 范围内测其吸光度，计算其含量。

对不新鲜肉测定时，用此方法在大多数情况下都能得到良好的阳性结果，但不能把氨测定的阳性结果作为肉类腐败的绝对标志。因为，一方面动物体在正常状态下就含有少量的氨，属于肉类正常组成部分之一。当体内氨过剩，以谷氨酰胺的形式储存于动物组织中，必要时才分解成为游离的氨，因此，动物屠宰时肉中谷氨酰胺的含量直接地影响着测定的结果。另一方面，牲畜临宰前的疲劳程度也间接地影响着测定效果。疲劳的肌肉中，氨的含量可能比正常时增加一倍，这是因为消耗到极端需要的情况下，动物体内余存的二磷酸腺苷分解，转变为腺嘌呤核苷酸，而腺嘌呤核苷酸在动物生命终止后，很容易通过脱氨基作用而产生氨。

### （三）主要仪器及试剂材料

分光光度计、酒石酸钾钠溶液〔称取 50g 酒石酸钾钠（$KNaC_4H_4O_6 \cdot 4H_2O$）溶于 100ml 水中，加热煮沸以除去氨，放冷，定容至 100ml〕、碘化钾、氢氧化钾、饱和升汞溶液等。

### （四）操作步骤及判定标准

（1）纳氏试剂的配制：取 10g KOH 溶解于 10ml 热蒸馏水中，向此溶液中加入 80ml 碱溶液和 2～3ml 饱和升汞溶液。待溶液冷却后，用蒸馏水将其稀释至 200ml 即可。此溶液应装在棕色玻塞瓶内，放凉爽处保存，使用时取其上清透明液。

（2）取小试管 2 支，在一支内加入肉浸液 1ml；另一支内加入煮沸 2 次已凉透的蒸馏水 1ml，作对照。

（3）用移液管吸取纳氏试剂，轮流向上述 2 个试管内滴入，每滴一滴都要振荡，并观察比较两试管中溶液颜色的变化，至各滴入 10 滴为止。

（4）采用分光光度法测定

1）铵标准溶液制备：称取 3.819g 经 100℃干燥过的氯化铵（$NH_4Cl$）溶于水中，移入 1000ml 容量瓶中，稀释至刻度。此溶液每毫升含 1.00mg 氨氮，为铵标准贮备液。移取 5.00ml 铵标准贮备液于 500ml 容量瓶中，用水稀释至刻度，此溶液每毫升含 0.010mg 氨氮，为铵标准使用溶液。

2）标准曲线的绘制：分别吸取 0.00ml、0.50ml、1.00ml、3.00ml、5.00ml、7.00ml 和 10.0ml 铵标准使用液于 7 支 50ml 比色管中，分别加水至刻度，加 1.0ml 酒石酸钾钠溶液，混匀。加 1.5ml 纳氏试剂，混匀。放置 10 分钟后，在波长 420nm 处，用 20mm 比色皿，以水为参比，测定吸光度。

3）肉浸液测定：取适量的肉浸液（使氨氮含量不超过 0.1mg）于 50ml 比色管中，加水至刻度，加 1.0ml 酒石酸钾钠溶液，混匀；加 1.5ml 纳氏试剂，混匀。放置 10 分钟后，同标准曲线步骤测量吸光度。

4）计算

$$氨氮（mg/L）= m_x/V \times 1000 \qquad (6\text{-}1)$$

式中，$m_x$——由标准曲线查得的氨氮量，mg；$V$——肉浸液体积，ml。

（5）判定标准：见表 6-2。

**表 6-2　氨反应的判定标准**

| 添加试剂滴数 | 浸出液的变化 | 肉中氨与胺化合物的含量 | 肉的新鲜度评价 |
| --- | --- | --- | --- |
| 10 | 透明度无变化 | 6mg 以下 | 完全新鲜 |
| 10 | 透明、黄色 | 10～20mg | 肉处于腐败初期，应迅速利用 |
| 10 | 淡黄色、浑浊 | 21～30mg | 肉处于腐败初期，应迅速利用 |
| 6 | 明显的黄色、浑浊 | 31～45mg | 有条件利用的肉，须经处理后食用 |
| 1～5 | 大量黄色、黄色沉淀 | 46mg 以上 | 不可食用 |

氨反应的判定原则虽如上述，但肉的最后评价，应以全部综合检验的结果为依据。

## 五、球蛋白沉淀试验

### （一）目的要求

了解如何通过硫酸铜沉淀法，判定肉的新鲜度。

### （二）原理

肌肉中的球蛋白在碱性环境呈可溶解状态。肉在腐败过程中，由于大量肌碱的形成，显著变为碱性，因此肉中的球蛋白在制作肉浸液时溶解于浸液中。根据蛋白质在碱性溶液中能和重金属离子结合形成蛋白质盐而沉淀的特性，选用10%硫酸铜作试剂。$Cu^{2+}$和其中的球蛋白结合形成蛋白质盐而沉淀。

### （三）主要仪器及试剂材料

10%硫酸铜溶液、移液管等。

### （四）操作步骤及判定标准

（1）取硫酸铜10g溶于100ml蒸馏水中，即制成10% $CuSO_4$溶液。

（2）取小试管2支，一支注入肉浸液 2ml，另一支注入蒸馏水 2ml，作为对照。

（3）用移液管吸取10% $CuSO_4$溶液，向上述2个试管中各滴入5滴，充分振荡后观察。

（4）判定标准：新鲜肉浸液呈紫蓝色，并完全透明；次鲜肉浸液呈微弱或轻度浑浊，有时有少量悬浮物；变质肉浸液浑浊，有白色沉淀。

# 六、过氧化物酶反应试验

### （一）目的要求

掌握过氧化物酶反应试验方法，判定肉中是否存有过氧化物酶。

### （二）原理

过氧化物酶是正常动物体内所含若干酶类的一种，这种酶有使过氧化氢裂解出氧的特性。健康牲畜的新鲜肉中经常存在过氧化物酶，而当肉处于腐败状态，尤其是牲畜宰前因某种疾病而死亡或被迫施行急宰时，肉中过氧化物酶含量减少，甚至全无，因此测试此酶可知肉的新鲜程度及牲畜临宰前的健康情况。由于某些急性病如疝痛暴死，以及因窒息、触电、受冻及其他原因而猝死的牲畜，其肉中的过氧化物酶无损耗现象，或损耗不大，因此过氧化物酶也不是反映腐败变质程度的唯一指标。

根据过氧化物酶能从过氧化氢中裂解出氧的特性，在肉浸液中加入过氧化氢和某些容易被氧化的指示剂，肉浸液中的过氧化物酶使过氧化氢裂解出氧，使指示剂氧化而改变颜色。一般多用联苯胺作指示剂。联苯胺被氧化为二酰亚胺代对苯醌，二酰亚胺代对苯醌和未氧化的联苯胺可形成淡蓝绿色的化合物，经过一定时间后变成褐色。所以判定时间要掌握在3分钟之内。

### （三）主要仪器及试剂材料

1%过氧化氢液、0.2%联苯胺乙醇溶液等。

### （四）操作步骤

（1）取小试管2支，一支加入肉浸液 2ml，另一支加入蒸馏水 2ml，作为对照。

（2）用移液管吸取联苯胺乙醇溶液，向每个试管中各滴入5滴，充分振荡。

（3）用移液管吸取新配的1% $H_2O_2$溶液，向上述各管分别滴加2滴，稍加振荡，立即仔细观察记录在3分钟内颜色变化的速度与程度。

### （五）判定标准

（1）健康牲畜的新鲜肉：肉浸液在 30～90 秒呈蓝绿色（以后变成褐色）为阳性反应，说明肉中有过氧化物酶。

（2）次鲜肉和变质肉：肉浸液在 2～3 分钟仅呈现淡青棕色或完全无变化，为阴性反应，说明肉中无过氧化物酶。

（3）如果感官检查无变化，过氧化物酶反应呈阴性，而 pH 又在 6.5～6.6 范围的，说明肉来自病畜、过劳和衰弱的牲畜。需作进一步的细菌学检查，检查是否有沙门菌、炭疽杆菌等。

# 七、硫化氢的测定

## （一）目的要求

掌握肉中硫化氢的测定方法，初步判定肉的新鲜度。

## （二）原理

在组成肉类的氨基酸中，有一些含有硫的氨基酸，在肉腐败过程中，在细菌产生的脱巯基酶的作用下发生分解，能放出硫化氢（$H_2S$）。硫化氢与可溶性铅盐起作用产生黑色硫化铅。在酸性环境中进行，首先形成中间产物硫氢化铅 $Pb（H·S）_2$，然后才形成硫化铅，故反应较慢。在碱性环境下进行，则可适当地提高反应的灵敏度。因此在硫化氢检查中，应采用铅盐的碱性溶液。

当硫化氢作为检查肉类腐败的指标时，应注意以下情况：由于正常情况下动物的肝脏中具有脱巯基酶，可使半胱氨酸中的巯基裂解生成硫化氢，这些硫化氢和脱巯基酶都可能被血液搬迁到机体的其他部分或肌肉组织中。因此，在新鲜肉（尤其是新鲜猪肉）中，常常含有硫化氢或脱巯基酶，只不过在一般情况下含量较少，用这种可溶性铅盐的定性检查法测定时，一般不能检出。因此，在检验时如果硫化氢呈阳性反应，一般皆认作是肉已经有腐败的表现。

## （三）主要仪器及试剂材料

滤纸、乙酸铅、具塞三角瓶等。

## （四）操作步骤

（1）取 50～100ml 的具塞三角烧瓶，将剪碎后的肉样分别装入瓶内，使其达烧瓶容量的 1/3。肉粒的大小以绿豆到黄豆大小为佳。

（2）取一滤纸条，先在乙酸铅碱性溶液中浸湿，待稍干后放入盛有检肉的三角烧瓶中，并盖上玻塞，要求纸条紧接肉块表面而又未与肉块接触到。

（3）在室温下静置 15 分钟后，观察烧瓶内滤纸条的变化。

## （五）判定标准

**1. 新鲜肉**　滤纸条无变化。

**2. 次鲜肉**　滤纸条边缘变成淡褐色。

**3. 腐败肉**　滤纸条的下部变为暗褐色或褐色。

# 八、挥发性盐基氮的测定（半微量定氮法）

动物性食品在腐败变质过程中，由于细菌和酶的作用，使蛋白质分解而产生氨、有机胺等碱性含氮物质，与腐败过程中同时产生的有机酸类结合形成盐基态氮而存在于肉中，因其具有挥发性，故名挥发性盐基氮（total volatile basic nitrogen，TVBN）。肉品中挥发性盐基氮的含量随着腐败变质程度的增强而增加，且与肉品腐败变质程度之间具有明确的相关性，因此可用于衡量肉品的新鲜度。

### （一）实验原理

蛋白质分解产生的氨、胺类等碱性含氮物质，在碱性环境中易挥发。本实验利用氧化镁（弱碱性）造成碱性环境，使碱性含氮物质游离并蒸馏出来，被含有指示剂的硼酸溶液吸收，用标准盐酸溶液滴定，通过计算求得含量。本方法对显色反应的判断易于掌握，但检验步骤复杂，花费时间较多。

### （二）主要器材与试剂

（1）半微量定氮器、微量加样器（100μl）。

（2）氧化镁混悬液（10g/L）：称取1.0g氧化镁，加100ml水，振摇成混悬液。

（3）硼酸吸收液（20g/L）：称取硼酸2.0g，加100ml水溶解。

（4）盐酸标准溶液（0.010mol/L）：首先精确量取9ml化学纯浓盐酸（比重1.19）移入1000ml容量瓶中，加水稀释至刻度，制成0.100mol/L的盐酸标准溶液。然后精确量取100ml 0.100mol/L盐酸标准溶液移入1000ml容量瓶中，再加水稀释至刻度处即可。

（5）次甲基蓝水指示剂（1g/L）：取0.1g次甲基蓝，溶于100ml水中。

（6）甲基红乙醇指示剂（2g/L）：取0.2g甲基红，溶于100ml 95%乙醇中。

（7）混合指示液：临用时取次甲基蓝水指示剂和甲基红乙醇指示剂等量混合即成。

### （三）操作方法

**1. 肉浸液的制备**　将样品除去脂肪、骨和筋腱后剪碎，绞碎搅匀，称取5～10g置于烧杯中，加10倍水，不时振摇，浸渍30分钟后过滤，滤液置于锥形瓶中备用。

**2. 样品测定**　将盛有10ml硼酸吸收液及5～6滴混合指示液的锥形瓶置于冷凝管下端，并使冷凝管下端插入吸收液的液面下。精确吸取5.0ml上述肉浸液，小心地从小烧杯处加入蒸馏器的反应室内，加5ml氧化镁混悬液（10g/L），迅速盖塞，并加少量水于小烧杯中进行封闭以防漏气。接通电源，加热蒸汽发生器，沸腾后立即关闭螺旋夹开始蒸馏。当冷凝管出现第一滴冷凝水时，迅速将冷凝管下端插入锥形瓶内硼酸的液面下（这是本实验的关键步骤），蒸馏5分钟。移动接收瓶，使硼酸液面离开冷凝管下口约1cm，并用少量水冲洗冷凝管口外面，继续蒸馏1分钟。先移开接收瓶，用表面皿覆盖瓶口，然后关闭电源。用盐酸标准溶液（0.01mol/L）滴定，至吸收液由绿色或草绿色变为蓝紫色即为滴定终点。同时用水作试剂空白对照。

### （四）计算

$$TVBN\ 含量（mg/100g）= \frac{(V_1 - V_2) \times N \times 14}{m \times \frac{5}{100}} \times 100 \qquad (6\text{-}2)$$

式中，$V_1$——测定样品液消耗盐酸标准溶液的体积，ml；$V_2$——试剂空白消耗盐酸标准溶液的体积，ml；$N$——盐酸标准溶液的摩尔浓度，mol/L；$m$——样品质量，g；14——与1.00mol/L盐酸标准溶液1ml相当的氮的质量，mg。

### （五）判定标准

我国现行的《鲜（冻）畜肉卫生标准》（GB2707-2005）中规定的各种畜禽肉新鲜度判定指标为：新鲜肉挥发性盐基氮（TVBN）含量≤15mg/100g。

### （六）注意事项

用上面的方法一、二、三、五不能区分病死动物肉、过度疲劳动物肉和非新鲜肉。$H_2S$测定也可受到动物生前产生的 $H_2S$ 和腐败变质程度的影响。

（蔡慧珍）

# 实验十八　肉制品中亚硝酸盐的卫生学评价

**案例 6-2**

　　为何饭店制作的肉较为嫩滑，摊贩卖的卤肉好看又好吃？这些都与一种食品添加剂——亚硝酸盐有关。然而，过量摄入亚硝酸盐致人死亡的悲剧也不止一次地发生过。亚硝酸盐起护色（发色）、防腐作用，被广泛用于熟肉类、灌肠类和罐头等动物性食品的加工。经过亚硝酸盐处理过的肉类菜肴呈淡红色，还能让肉有很好的口感和味道，很受食客们的青睐。但亚硝酸钠是一种剧毒物质，可使血红蛋白转变成高铁血红蛋白。高铁血红蛋白不能携带氧，因此引起组织缺氧。摄入 0.2～0.5g 亚硝酸钠即可引起食物中毒，摄入 3g 可致死，并且它还是合成致癌物质 N-亚硝基化合物的前体。因此，2012 年 6 月 12 日，国家卫生部、国家食品药品监督管理局联合发布公告，禁止餐饮服务单位采购、储存、使用食品添加剂亚硝酸盐（亚硝酸钠、亚硝酸钾）。

**问题：**

　　1. 我国规定每千克肉制品中亚硝酸盐的残留量不得超过多少克？

　　2. 如何辨别加亚硝酸盐的肉类菜肴？

**案例 6-2 分析讨论**

　　问题 1：《食品安全国家标准 食品添加剂使用标准》（GB2760-2014）规定，肉制品中亚硝酸盐的残留量不得超过 30mg/kg（以亚硝酸钠计）。

　　问题 2：看肉做熟后的颜色，如鸡肉煮熟后应是白色或灰白色，猪肉是灰白色或浅褐色，而牛羊肉应变成浅褐色至褐色。如果煮熟后的肉颜色是深粉红色，而且从里到外都一样，那一定是添加了亚硝酸盐。《食品添加剂使用标准》只允许亚硝酸盐在肉制品中使用，故两部委发布公告，禁止餐饮服务单位采购、储存、使用食品添加剂亚硝酸盐。胭脂红、诱惑红等着色剂用于肉制品染色，只能染表面，不能呈内外均一的粉红色。国家规定，肉制品中禁止使用人工合成着色剂。

（王林静）

　　肉制品中亚硝酸盐含量的测定参照《食品安全国家标准 食品中亚硝酸盐与硝酸盐的测定》（GB/T5009.33-2010）。

# 一、实　验　目　的

　　掌握格里斯试剂比色法测定肉制品中亚硝酸盐的原理、步骤，并能根据测定结果判定受检样品是否符合国家标准的规定。

# 二、实　验　原　理

　　样品经沉淀蛋白质、除去脂肪后，在弱酸性条件下亚硝酸盐与对氨基苯磺酸重氮化后，再与盐酸萘乙二胺耦合形成紫红色染料，与标准系列溶液比较定量。

# 三、主要试剂与仪器

## （一）主要试剂

（1）亚铁氰化钾［$K_4Fe(CN)_6·3H_2O$］。

（2）乙酸锌［$Zn(CH_3COO)_2·2H_2O$］。

（3）冰醋酸（$CH_3COOH$）。

（4）硼酸钠（$Na_2B_4O_7·10H_2O$）。

（5）对氨基苯磺酸（$C_6H_7NO_3S$）。

（6）盐酸萘乙二胺（$C_{12}H_{14}N_2·2HCl$）。

（7）亚硝酸钠（$NaNO_2$）。

（8）亚铁氰化钾溶液（106g/L）：称取106.0g亚铁氰化钾，用水溶解，并稀释至1000ml。

（9）乙酸锌溶液（220g/L）：称取220.0乙酸锌，加30ml冰醋酸溶解，用水稀释至1000ml。

（10）饱和硼砂溶液（50g/L）：称取5.0g硼酸钠溶于100ml热水中，冷却后备用。

（11）对氨基苯磺酸溶液（4g/L）：称取0.4g对氨基苯磺酸，溶于100ml 20%盐酸中，置棕色瓶中混匀，避光保存。

（12）盐酸萘乙二胺溶液（2g/L）：称取0.2g盐酸萘乙二胺，溶于100ml水中，混匀后，置棕色瓶中，避光保存。

（13）亚硝酸钠标准溶液（200μg/ml）：准确称取0.1000g于硅胶干燥器中干燥24小时的亚硝酸钠，加水溶解移入500ml容量瓶中，加水稀释至刻度，混匀。此溶液每毫升相当于200μg的亚硝酸钠。

（14）亚硝酸钠标准使用液（5.0μg/ml）：临用前，吸取亚硝酸钠标准溶液5.00ml，置于200ml容量瓶中，加水稀释至刻度。此溶液每毫升相当于5.0μg的亚硝酸钠。

## （二）主要仪器

（1）小型粉碎机。

（2）电子天平：感量0.1g和0.1mg。

（3）恒温水浴锅。

（4）分光光度计。

# 四、实验步骤

## （一）样品处理

称取约5.0g经绞碎混匀的样品，置于50ml烧杯中，加12.5ml饱和硼砂溶液（50g/L），搅拌均匀，以70℃左右的水约300ml将试样洗入500ml容量瓶中，于沸水浴中加热15分钟。取出后冷至室温，然后一边转动，一边加入5ml亚铁氰化钾溶液，摇匀，再加入5ml乙酸锌溶液，以沉淀蛋白质。加水至刻度，摇匀，放置0.5小时，除去上层脂肪，清液用滤纸过滤，弃去初滤液30ml，收集滤液备用。

## （二）测定

吸取40.0ml上述滤液于50ml具塞比色管中，另分别吸取0.00ml、0.20ml、0.40ml、0.80ml、1.00ml、1.50ml、2.00ml、2.50ml亚硝酸标准使用液（相当于0.0μg、1.0μg、2.0μg、3.0μg、4.0μg、5.0μg、7.5μg、10.0μg、12.5μg亚硝酸钠），分别置于50ml具塞比色管中。于试样管和标准管中分别加入2ml对氨基苯磺酸溶液，混匀，静置3~5分钟后各加入1ml盐酸萘乙二胺溶液，加水至刻度，混匀，静置 15 分钟，用 2cm 比色杯，以零管调节零点，于波长 538nm 处测定吸光度，绘制标准曲线，比较，同时做试剂空白。

## 五、结 果 计 算

$$X_1 = \frac{A_1 \times 1000}{m \times \frac{V_1}{V_0} \times 1000} \tag{6-3}$$

式中，$X_1$——试样中亚硝酸钠的含量，mg/kg；$A_1$——测定用样液中亚硝酸钠的质量，μg；$m$——试样质量，g；$V_1$——测定用样液体积，ml；$V_0$——试样处理液总体积，ml。

以重复性条件下获得的两次独立测定结果的算术平均值表示，结果保留两位有效数字。

## 六、注 意 事 项

（1）对氨基苯磺酸、盐酸萘乙二胺及亚硝酸标准溶液见光不稳定，均应置于冰箱中避光保存，尽快使用。

（2）对氨基苯磺酸在水中不易溶解，配制时可用温水或超声促进溶解。

（3）饱和硼砂溶液呈碱性，pH 9.1～9.3，使样品处理液保持碱性。由于亚硝酸在酸性递质中是强氧化剂，易被还原，因此碱性环境可以避免亚硝酸盐被还原。

（4）亚铁氰化钾和乙酸锌混合后生成的亚铁氰化锌可与蛋白质共沉淀，对蔬菜、肉类和奶粉等多种基质的蛋白质沉淀效果均较好。

（5）实验宜选择不含亚硝酸盐（或硝酸盐）以及对亚硝酸盐（或硝酸盐）无吸附性的滤纸。

（6）实验中最好使用重蒸水以减少误差。

（7）加显色剂时要依次加入，顺序不能颠倒。显色反应需要在一定时间内达到稳定，在此期间测定最佳，应尽快测定。如果放置时间过长会因受光等作用分解，使溶液的吸光度下降。

（8）一般紫外-可见分光光度计的最佳吸光度范围为 0.2～0.7，随仪器性能的不同略有差别，测定时使吸光度在此范围内可减少测量误差。

## 七、卫 生 学 评 价

《食品安全国家标准 食品添加剂使用标准》（GB2760-2014）规定，腌腊肉、酱卤肉、烟熏肉等肉制品中亚硝酸盐残留量（以 $NaNO_2$ 计）不得超过 30mg/kg。

（方桂红）

# 实验十九　鱼的新鲜度检验

本实验通过感官检验，以及盐溶性蛋白、挥发性盐基氮及三甲胺含量来判定新鲜鱼肉与冰藏鱼肉间的鲜度变化。

## 一、感 官 检 验

### （一）主要实验材料与试剂

新鲜鱼及死后在室温下存放 1 日的鱼。

**（二）感官测定**

**1. 观察眼睛**　观察眼角膜透明度、眼球突出凹陷状况和眼球周围是否有发红现象。鲜鱼：眼球饱满凸出，角膜光亮透明，虹膜无血液浸润；次鲜鱼：眼球平坦或凹陷，角膜稍微浑浊，虹膜有轻度血液浸润；变质鱼：眼球深陷，角膜浑浊无光，虹膜红染。

**2. 观察鳃部**　揭开鳃盖，观察鳃片色泽、黏液性状和有无气味。鲜鱼：鳃盖紧闭，鳃丝新鲜清晰，黏液黏稠适中，有腥味；变质鱼：鳃片呈暗红或灰褐色，黏液浑浊，鳃丝粘连，有腐败气味。

**3. 观察体表**　观察鱼鳞色泽、完整状况，黏液性状、气味以及肛门情况。鲜鱼：鱼鳞光亮、完整，紧贴鱼体，不易剥落；黏液透明、量少，无异常气味；肛门发白，向腹部紧缩，周围无污染。次鲜鱼：鱼鳞不完整，光泽较差，容易剥落；黏液浑浊，黏稠而多，并有异常气味；肛门外凸，周围有污染，颜色发黑。变质鱼：鱼鳞无光泽，一剥即落，黏液多而黏稠，味臭；肛门发紫，向外凸出，有大面积污染。

**4. 检查肌肉**　检查肌肉有无弹性和尸僵程度。鲜鱼：肌肉紧实，富有弹性，指压痕迹恢复迅速，肉体尸僵；次鲜鱼：肌肉弹性较差，指压痕迹恢复慢或者恢复不完全，尸僵已变缓解；变质鱼：腹部膨胀，肌肉柔软较松弛。

**5. 检查内脏**　剖开腹部，使内脏全部暴露，检查内脏有无胆汁印染现象；横断脊骨，检查脊柱周围有无红染现象。鲜鱼：内脏体积适中，色泽鲜亮，脊柱界限清晰，无胆汁印染和脊柱红染现象；次鲜鱼：内脏有轻度胆汁印染，呈黄绿色，有轻度脊柱红染现象；变质鱼：内脏变形、腐败、发臭、呈灰黄色，脊柱周围有重度红染现象。

# 二、盐溶性蛋白的测定

**（一）主要实验材料与试剂**

高离子磷酸缓冲液（0.5mol/L KCl、0.01mol/L $NaH_2PO_4$、0.03mol/L $Na_2HPO_4$），低离子磷酸缓冲液（0.025mol/L $NaH_2PO_4$、0.025mol/L $Na_2HPO_4$），15%三氯乙酸（trichloroacetic acid，TCA），1mol/L NaOH，双缩脲试剂。

100ml 烧杯（4个）、研钵（2个）、高速离心机（1台）、100ml 量筒（1个）、移液管（1ml 1支、5ml 2支）、50ml 离心管（3支）、25ml 容量瓶（1个）、752 紫外分光光度计（2台）。

**（二）样品处理**

称取鱼肉样品 2 份（每份 1g）于研钵中捣碎，转入 100ml 烧杯中，分别加入 30ml 高离子磷酸缓冲液和低离子磷酸缓冲液进行抽提。前者抽提 3 小时，后者抽提 1 小时。然后 5000rpm 离心 10 分钟，取上清液，加入 5ml 15%三氯乙酸（TCA）使蛋白质沉淀。静置 2 小时后再以 5000rpm 离心 5 分钟。除去上清液取沉淀，用 5ml 1mol/L NaOH 溶解沉淀，再分别以高、低离子磷酸缓冲液定容至 25ml。然后用双缩脲法测定蛋白质含量。

**（三）测定**

取 1ml 蛋白质溶液，加入 4ml 双缩脲试剂，放置 0.5 小时后测定光密度（波长 540nm）。利用以下计算公式求出盐溶性蛋白含量（其中蛋白质浓度标准曲线采用 $Y=0.04978X+0.0018$，$Y$ 为 OD 值，$X$ 为蛋白质浓度，单位为 mg/ml）。

$$盐溶性蛋白含量（mg/g）=A-B$$
$$A=（Y_高-0.0018）/0.04978×25ml/样品重$$
$$B=（Y_低-0.0018）/0.04978×25ml/样品重$$

（6-4）

式中，A——高离子磷酸缓冲液中蛋白质含量，mg/g；B——低离子磷酸缓冲液中蛋白质含量，mg/g；$Y_{高}$——高离子磷酸缓冲液中的 OD 值；$Y_{低}$——低离子磷酸缓冲液中的 OD 值。

### （四）判定标准

盐溶性蛋白含量常用于判断鱼在冻藏过程中蛋白质的变性程度。蛋白质的功能特性主要是由肌原纤维蛋白决定的，测定盐溶性蛋白质在一定程度上能反映出蛋白质的变性情况。蛋白质变性后溶解度降低，盐溶性蛋白的含量减少。通常随着冻藏时间的延长鱼体内的盐溶性蛋白含量下降。

## 三、挥发性盐基氮的测定

### （一）主要试剂与实验材料

0.01mol/L 硫酸标准溶液或盐酸标准溶液，20%三氯乙酸溶液，40%碳酸钾溶液（碱式），2%硼酸溶液，硼酸吸收剂，0.2%甲基红指示剂（60%乙醇溶液），0.1%次甲基蓝指示剂（水溶液）。

天平（1台），100ml烧杯（1个）、研钵（1个），100ml容量瓶（1个）、100ml量筒（1个）、康威皿（1个，附磨砂厚玻璃盖），滤纸（2包/班），漏斗（2个），10ml试管（10支），微量滴定管。

### （二）实验方法

称取鱼背脊肉10g，放入研钵中捣匀。用少量蒸馏水将其转入100ml容量瓶中，加入20ml 20%三氯乙酸，加水至刻度使其成10%的浸出液，混匀，静止30分钟。

待蛋白质沉淀后，用干燥滤纸滤入干燥的烧杯中，滤液备测。在康威皿外室磨口上涂以凡士林，内室加入2%硼酸吸收剂2ml，再于外室的一边准确加入2ml样品浸出液，盖上玻璃盖（缺口处不盖紧），然后通过玻璃盖上的缺口在外室的另一侧加入40%碳酸钾溶液2ml，立即盖紧玻璃盖，轻轻转动，使外室液体混匀。

置于37℃恒温箱内保温2小时，取出，冷至室温。用0.01mol/L盐酸标准溶液滴定内室的硼酸吸收剂，使至蓝紫色即为终点。同时做一空白试验。

计算公式为：

$$挥发性盐基氮（mg/100g样品）= \frac{(V_1 - V_2) \times N \times 14}{W} \times 100 \qquad （6-5）$$

式中，$V_1$——滴定样品消耗标准酸溶液体积，ml；$V_2$——滴定空白消耗标准酸溶液体积，ml；W——用于滴定时样品液所含样品重量，g；N——标准酸溶液规定浓度，0.01mol/L；14——每毫升标准酸溶液相当的氮的毫克数。

### （三）判定标准

我国的《食品安全国家标准 鲜、冻动物性水产品》（GB2733-2015）规定，海水鱼虾中挥发性盐基氮的含量应≤30mg/100g，海蟹≤25mg/100g，淡水鱼虾≤20mg/100g，冷冻贝类≤15mg/100g。

## 四、三甲胺的测定

### （一）主要试剂与实验材料

甲醛，2%硼酸溶液，凡士林，40%碳酸钾溶液（碱式），0.01mol/L硫酸标准溶液或盐酸标准溶液，硼酸吸收剂，0.2%甲基红指示剂（60%乙醇溶液），0.1%次甲基蓝指示剂（水溶液），水溶胶。

移液管（1ml 3 支、2ml 1 支），微量滴定管，康威皿（1 个、附磨砂厚玻璃盖）。

### （二）实验方法

样品提取液制备同挥发性盐基氮的样品制备。

吸取样品提取液 2ml 于康威皿外室，加入 0.5ml 的甲醛溶液。皿的内室加 0.5ml 2%硼酸吸收液，混匀样品提取液和甲醛溶液。皿口涂上凡士林，在皿外室加入 1ml 40%碳酸钾溶液，迅速盖好皿盖，轻轻左右倾斜，使碳酸钾溶液和样品提取液混匀。于 37℃的保温箱中保温 3 小时，取出康威皿，放冷至室温，打开盖子，用 0.01mol/L 的盐酸标准溶液滴定内室硼酸吸收液至蓝紫色即为终点。同时做一空白试验。

计算公式为：

$$三甲胺（mL/100g\ 样品）=\frac{(V_1-V_2)\times N\times 14}{W}\times 100 \qquad （6-6）$$

式中，$V_1$——滴定样品消耗标准盐酸溶液体积，ml；$V_2$——滴定空白消耗标准盐酸溶液体积，ml；$N$——盐酸标准溶液的规定浓度，0.01mol/L；14——每毫升标准酸溶液相当的氮的毫克数；$W$——滴定样品液所含样品重量，g。

### （三）判定标准

三甲胺的含量在 4～6mg/100g 为新鲜；6～10mg/100g 为不新鲜；20～30mg/100g 为腐败。

（蔡慧珍）

# 实验二十　蛋的新鲜度检验

## 一、主要实验材料及仪器

### （一）实验鸡蛋

相同饲养条件下的新鲜鸡蛋和室温下存放 1 个月的鸡蛋。

### （二）实验器材

称重用的电子秤、测蛋壳颜色的分光测色仪、游标卡尺、蛋壳强度测定仪、蛋白高度测定仪、测蛋黄颜色的罗氏比色扇、蛋白蛋黄分离器。

## 二、实验测量指标

蛋重、蛋壳颜色、蛋形指数、蛋白重、蛋壳强度、蛋白高度、哈氏单位、鸡蛋等级、蛋黄颜色、蛋壳厚度。

## 三、实　验　方　法

### （一）蛋重

蛋重受品种（品系）、开产日龄、产蛋阶段、营养水平、气温等影响。国际市场鸡蛋以 58g 为标准，用精确到 0.1g 的电子秤称重。

### （二）蛋壳颜色

蛋壳颜色是鸡品种的重要标志，用分光测色计测定。蛋壳颜色越深，测定值越小；反之则越大。设定黑色的测定值为 0，纯白色的测定值为 100，所测到的蛋壳颜色介于这两个数之间。以肉眼观察记录。一般分为白色、浅褐色（粉色）、褐色、深褐色、青色（绿色）。蛋壳颜色受产蛋量、杂交等因素影响。

### （三）蛋形指数

蛋的形状用蛋形指数来表示，蛋形指数指蛋的长径和短径的比例。蛋形指数是蛋的质量的重要指标，与受精率、孵化率及运输有直接关系。正常鸡蛋的蛋形指数是 1.32～1.39，标准是 1.35。用游标卡尺（图 6-1）测量其长径及短径。蛋形指数大于 1.35 者为细长型，小于 1.30 者为近似球形。蛋形指数的品种间的差异，遗传力在 0.25～0.5，与蛋壳强度成正相关（$r$=0.5 左右）。蛋形指数=蛋的纵径（长径）长/蛋的横径（短径）长。

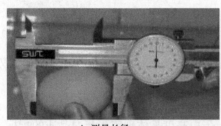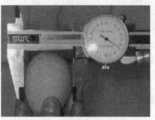

A. 测量长径　　　　　　　　　　　B. 测量短径

图 6-1　用游标卡尺测量蛋的长径及短径

### （四）蛋比重

蛋比重是区别蛋的新鲜度的重要指标。禽蛋存放时间越长，气孔越大，蛋内水分蒸发越多，比重越小。同时，蛋的比重是间接测定蛋壳厚度的方法之一。比重越大，蛋壳越厚。蛋比重在 1.080 以上，为新鲜蛋；在 1.060 以上，为次新鲜蛋；在 1.050 以上，为陈次蛋；在 1.050 以下，为变质蛋。

测定原理（盐水漂浮法）：当物体在某一液体中处于悬浮状态，该液体的比重就为该物体的比重。

不同比重盐溶液的制备：分别取 9 只容器（大烧杯），加入 1kg 水，再在第 1 只容器中加入 68g 食盐，这时溶液的比重（相对密度）近似为 1.068g/cm³，并用比重计测定，加盐调节，使比重数值准确，把这时的盐溶液定为 0 级。以后，分别以 4g 食盐的增量加入其余容器中，并重复用比重计实测调节，制成 1～8 级的食盐溶液。不同级别盐水的比重见表 6-3。

表 6-3　不同级别盐水的比重（g/cm³）

| 0 | 1 | 2 | 3 | 4 | 5 | 6 | 7 | 8 |
| --- | --- | --- | --- | --- | --- | --- | --- | --- |
| 1.068 | 1.072 | 1.076 | 1.080 | 1.084 | 1.088 | 1.092 | 1.096 | 1.100 |

从 0 级开始，将蛋逐级放入配制好的盐水中，能使蛋处于悬浮状态（图 6-2）的最小盐水比重的级别即为蛋比重级别，最后求其平均值。

### （五）蛋壳强度

蛋壳强度是指蛋对碰撞或挤压的承受能力，是蛋壳致密坚固性的重要指标。蛋壳强度与鸡的品种、营养水平等密切相关。将蛋垂直放在蛋壳强度测定仪（图 6-3）上，钝端向上，测定蛋壳表面单位面积承受的压力。

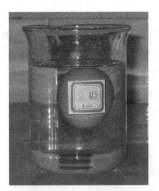

图 6-2　蛋的比重测定

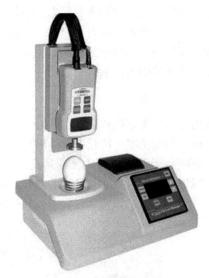

图 6-3　蛋壳强度测定仪

## （六）蛋白高度

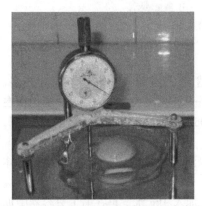

图 6-4　用蛋白高度测定仪测定蛋白高度

蛋白高度是体现鸡蛋蛋白品质的指标。随着鸡蛋保存时间延长，蛋白高度会逐渐降低。用蛋白高度测定仪测量蛋黄边缘与浓蛋白边缘的中点的浓蛋白高度，测量呈正三角形的 3 个点（图 6-4），求平均值。

## （七）哈氏单位和蛋的等级

哈氏单位是由蛋重按蛋白高度加以校正后计算而得的值，可以衡量蛋白品质和蛋的新鲜程度。蛋的等级是反映鸡蛋品质的综合指标。它是现在国际上对蛋品质评定的重要指标和常用方法。范围一般从 100（最好）到 3（最差），随着鸡蛋保存时间的延长、母鸡年龄的增长和温度升高，浓厚蛋白变稀，蛋白高度下降，哈氏单位会降低。新鲜蛋的哈氏指数在 80 以上，哈氏单位小于 31 时则为次蛋。

计算方法：

$$哈氏单位 = 100 \cdot \log（H - 1.7W^{0.37} + 7.57）$$

$H$ = 浓蛋白高度（mm），$W$ = 蛋重（g）。

## （八）蛋黄颜色

测定蛋黄颜色是比较蛋黄色泽深浅。蛋黄颜色是由脂溶性色素在卵形成期间沉积到蛋黄中形成的。蛋黄颜色与鸡的品种、饲料等有关。蛋黄颜色用罗氏比色扇（图 6-5）测定，按罗氏比色扇的 15 个色泽等级来对蛋黄进行比色、分级。

蛋黄比率：能反映出蛋黄所占全蛋的比例，数值大者，表示蛋品质较好。将蛋打破后，去除蛋白及系带后，测定蛋黄重。

计算方法：蛋黄比例（%）=（蛋黄重/蛋重）×100

### （九）蛋壳厚度

蛋壳厚度指蛋壳的致密度，良好的蛋壳厚度一般在 0.33～0.35mm。鹅蛋壳最厚，鸭蛋壳次之，鸡蛋壳和鹌鹑蛋最薄。蛋壳越厚，蛋的比重越大。测定方法：分别取蛋的大头、小头、中间部分的蛋壳，用镊子剔除内壳膜，用蛋壳厚度测定仪（图 6-6）分别测量，单位为毫米（mm），求其平均值。也可使用超声波蛋壳厚度仪直接读取厚度值。统计每批蛋各级的数量和百分比。

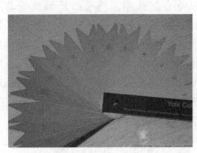

图 6-5　罗氏比色扇

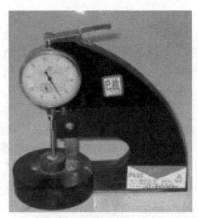

图 6-6　蛋壳厚度测定仪

## 四、注 意 事 项

测定采用的蛋一般不超过 24 小时，最多是隔日蛋。测量读数要精确，记录要完整。测量浓蛋白高度时，调整玻板至水平，测量柱以刚接触浓蛋白为准，眼观时以和蛋白高度所在平面的高度水平平视。测蛋黄重时应将浓蛋白和系带剔除干净。

（蔡慧珍）

# 第七章 加工食品的卫生学评价

## 实验二十一 加工食品中合成色素的卫生学评价

### 案例 7-1

不法蛋鸭养殖户利用人们崇尚自然饮食的心理，用含苏丹红的饲料喂养鸭子，使蛋黄发红（被称为"红心鸭蛋"），以此证明其饲养的蛋鸭是自然放养，鸭子所产的鸭蛋具有纯天然、无污染、营养价值高的特点。其实，制作"红心鸭蛋"的方法很简单，就是在饲料里掺入苏丹红色素。在某地发现的"红心鸭蛋"，经检测主要成分是苏丹红Ⅳ号，含量高达0.137mg/kg。研究表明，苏丹红能使大鼠、兔子等动物罹患癌症，也能造成人体肝细胞的DNA突变。欧盟早在1995年就立法严禁将其用于食品，我国也紧随其后将其列为危险致癌物，仅限工业使用。比起苏丹红Ⅰ号，苏丹红Ⅳ号不但颜色更红艳，毒性也更大。国际癌症研究机构将苏丹红Ⅳ号列为三类致癌物（对动物有致癌性）。

**问题：**

1. 将苏丹红掺入动物饲料中是滥用食品添加剂吗？
2. 我国的《食品添加剂使用标准》是如何规定人工合成食用色素的使用范围和使用量的？
3. 如何解决人工合成色素的滥用问题？

### 案例 7-1 分析讨论

**问题1：**不是。苏丹红属于非食用物质，是非法添加物，不是食品添加剂。作为工业用油溶性偶氮染料，苏丹红常用于彩色蜡、油脂、汽油、溶剂和鞋油等的增色，还被用于焰火礼花的着色。既然它不是食品添加剂，就不属于滥用食品添加剂，而是违法添加非食用物质。在食品中添加非食用物质是严重威胁人民群众饮食安全的犯罪行为。一些单位混淆了食品添加剂和非食用物质的界限，将向食品中添加的非食用物质都称为食品添加剂，将添加非食用物质引起的食品安全事件归结为滥用食品添加剂。我国有关的法律法规规定，任何单位和个人禁止在食品中使用食品添加剂以外的任何化学物质和其他可能危害人体健康的物质，禁止在农产品种植、养殖、加工、收购、运输中使用违禁药物或其他可能危害人体健康的物质。这类非法添加行为性质恶劣，对群众身体健康危害大，涉嫌生产销售有毒有害食品等犯罪，依照法律要受到刑事追究，造成严重后果的，甚至判处死刑。

**问题2：**该标准（GB2760-2014）明确规定了食品中添加人工合成食用色素的使用范围和最大使用量：凡是肉类及其加工品，鱼类及其加工品，醋、酱油、腐乳等调味品，水果及其制品，乳类及乳制品，米、面、粮食及其制品等都不能使用人工合成色素，并强调婴幼儿食品中严禁使用任何人工合成色素。只有汽水、冷饮食品、糖果、配制酒和果汁露可以少量使用，一般不得超过1:10 000。

**问题3：**综合采取以下措施解决人工合成色素滥用问题：①加强对食品添加剂生产企业的监管，严格生产许可，规范标志标注；②加强对食品生产加工企业使用食品添加剂的监管，监督食品生产加工企业严格原料采购、入厂把关和食品生产过程的控制，督促食品生产企业加强食品标志标签管理和建立食品安全控制关键岗位责任制，明确第一责任人和直接责任人的责任；③严厉打击食品非法添加行为，加大监督检查力度，加大执法查处力度；④建立并不断完善各项监管制度，包括建立企业诚信档案、建立完善各项监管制度、建立完善责任制度，特别是责任追究制度。

# 一、实　验　目　的

了解食品中食用合成色素检验的基本内容和方法，熟悉食用合成色素的食品安全国家标准，掌握纸层析法的基本原理和操作方法。

# 二、实　验　原　理

水溶性酸性合成色素在酸性条件下被聚酰胺吸附，而在碱性条件下解吸附，再用纸层析法进行分离后，与标准比较进行定性或定量分析。

# 三、主要试剂与仪器

## （一）主要试剂

（1）聚酰胺粉（60～80目）。

（2）海砂：过20目筛，酸碱处理和漂洗。

（3）石油醚（沸程60～90℃）。

（4）50%乙醇。

（5）乙醇-氨水溶液：取1ml氨水，加70%乙醇至100ml。

（6）10%硫酸。

（7）20%枸橼酸溶液。

（8）10%钨酸钠溶液。

（9）展开剂

1）正丁醇：无水乙醇：1%氨水（6：2：3）。

2）甲醇：氨水：乙醇（5：1：10）（适用于靛蓝、亮蓝）。

（10）0.1%色素标准贮备溶液（1mg/ml）。

（11）0.01%色素标准应用液（0.1mg/ml）。

## （二）主要仪器

（1）微量注射器。

（2）层析缸。

（3）中性层析滤纸。

（4）具塞刻度试管、漏斗、研钵、蒸发皿。

（5）吹风机。

（6）水泵。

（7）恒温水浴箱。

（8）721型分光光度计。

# 四、实　验　步　骤

## （一）样品前处理

**1. 果子露、汽水类样品**　精确取样品20ml，溶于100ml小烧杯中，汽水需去除二氧化碳。

**2. 配制酒**　精确取样品20ml，溶于100ml小烧杯中，去除乙醇。

**3. 蜜饯、硬糖、淀粉软糖类**　样品粉碎，混合均匀，精确称取10g，加30ml温热水溶解，调节 pH 至 4 左右。

**4. 蛋糕、奶糖类** 样品粉碎，混合均匀，精确称取 10g，加海砂少许，用吹风机吹干。加石油醚 30ml 搅拌，静置片刻，弃去石油醚以除去脂肪，再用吹风机吹干，研成细料，全部置于漏斗中。用乙醇-氨水溶液提取色素，直至色素全部提取完毕。立即用 10% 硫酸调至微酸性后，置于水浴上浓缩至约 20ml，加 10% 钨酸钠溶液 1ml，使蛋白质沉淀。缓慢抽滤，最后用少量水洗涤并收集滤液。

### （二）吸附分离

将得到的溶液加热至 70℃，加入 0.5～1.0g 聚酰胺粉充分搅拌，用 20% 枸橼酸溶液调节 pH 至 4，使色素完全被吸附。将吸附色素的聚酰胺全部移入漏斗中，用 pH 4 的 70℃ 水反复洗涤，每次 20ml，边洗边搅拌。再用 70℃ 水多次洗涤至流出的溶液为中性。

### （三）解吸附

用乙醇-氨水溶液分次解吸全部色素，解吸过程不断搅拌，直至滤出液无色为止，收集全部解吸液。

### （四）浓缩

将解吸液放置于热水浴浓缩至 2ml，移入 5ml 容量瓶中，用 50% 乙醇稀释至刻度。

### （五）测定

**1. 纸层析定性法** 在距中性层析滤纸底边 2cm 的起始线上分别点 3～10μl 样品溶液、1～2μl 色素标准溶液。将点好的滤纸挂于装有展开剂正丁醇：无水乙醇：1% 氨水（6：2：3）的层析缸中进行展开（层析缸及滤纸应先平衡 10 分钟），待溶剂前沿到达 15cm 处，将滤纸取出于空气中晾干，与标准色素斑点比较定性。靛蓝在碱性条件下易褪色，可用展开剂甲醇：氨水：乙醇（5：1：10）。

**2. 纸层析定量法** 将层析滤纸的条状色斑剪下，用少量热水洗涤数次，洗液移入 10ml 比色管中，分别加水稀释至刻度，供比色测定用。分别吸取 0ml、0.5ml、1.0ml、2.0ml、3.0ml、4.0ml 胭脂红、苋菜红、柠檬黄、日落黄色素标准应用溶液或 0.0ml、0.2ml、0.4ml、0.6ml、0.8ml、1.0ml 亮蓝、靛蓝色素标准应用溶液，置于 10ml 比色管中，各加水稀释至刻度。标准系列与样品在一定波长（胭脂红 510nm、苋菜红 520nm、柠檬黄 430nm、日落黄 482nm、亮蓝 627nm、靛蓝 620nm）下测定吸光度，并分别绘制标准曲线，查出测定样液中色素的含量（$m_1$），计算样品色素含量（$X$）。

## 五、结 果 计 算

$$X = \frac{m_1 \times 1000}{m_2 \times \frac{V_2}{V_1} \times 1000}$$ （7-1）

式中，$X$——样品中色素的含量，g/kg 或 g/L；$m_1$——测定样液中色素的含量，mg；$m_2$——样品质量或体积，g 或 ml；$V_1$——样品解吸后总体积，ml；$V_2$——样液点纸体积，ml。

## 六、注 意 事 项

样品前处理应充分去除杂质；聚酰胺粉吸附酸性色素的适宜条件为 70～80℃、pH 4、5～10 分钟；中性层析滤纸不可折皱，应顺纹路上行展开。

# 七、卫生学评价

《食品安全国家标准　食品添加剂使用标准》（GB2760-2014）规定了各种合成色素的允许使用范围、最大使用量。下面为该标准的部分规定，实际使用时欲了解具体的色素品种允许使用的范围和最大使用量，可查阅该标准。

柠檬黄在风味发酵乳、调制炼乳、冷冻饮品、果冻中的最大使用量不超过0.05g/kg；蜜饯凉果、装饰性果蔬、腌渍的蔬菜、熟制豆类、加工坚果与籽类、可可制品、巧克力和巧克力制品、饮料类、配制酒中的最大使用量不超过0.1g/kg；果酱中的最大使用量不超过0.5g/kg。

日落黄在调制乳、风味发酵乳、调制炼乳、含乳饮料中的最大使用量不超过0.05g/kg；水果罐头、蜜饯凉果、熟制豆类、加工坚果与籽类、可可制品、巧克力和巧克力制品、果蔬汁（浆）类饮料、乳酸菌饮料、植物蛋白饮料、碳酸饮料、风味饮料、配制酒中的最大使用量不超过0.1g/kg；果冻中的最大使用量不超过0.025g/kg。

胭脂红在在调制乳、风味发酵乳、调制炼乳、冷冻饮品、蜜饯凉果、腌渍的蔬菜、可可制品、巧克力和巧克力制品、果蔬汁（浆）类饮料、含乳饮料、碳酸饮料、配制酒、果冻中的最大使用量不超过0.05g/kg。

苋菜红在冷冻饮品的最大使用量不超过0.025g/kg；蜜饯凉果、腌渍的蔬菜、可可制品、巧克力和巧克力制品、果蔬汁（浆）类饮料、含乳饮料、碳酸饮料、配制酒、果冻中的最大使用量不超过0.05g/kg；果酱中的最大使用量不超过0.5g/kg。

靛蓝在蜜饯类、凉果类、可可制品、巧克力和巧克力制品、果蔬汁（浆）类饮料、碳酸饮料、风味饮料（仅限果味饮料）、配制酒等食品中的最大使用量不超过0.1g/kg；熟制坚果与籽类（仅限油炸坚果与籽类）、膨化食品中的最大使用量不超过0.05g/kg；腌渍蔬菜中的最大使用量不超过0.01g/kg。

亮蓝在风味发酵乳、调制炼乳、冷冻饮品、凉果类、腌渍的蔬菜、熟制豆类、加工坚果与籽类、果蔬汁（浆）类饮料、含乳饮料、碳酸饮料、配制酒、果冻中的最大使用量不超过0.025g/kg；可可制品、巧克力和巧克力制品中的最大使用量不超过0.3g/kg。

（张小强）

# 实验二十二　食用油脂的卫生学评价

**案例 7-2**

国以民为本，民以食为天，食以油为先。粮油安全关系人民的生活和社会安定，始终是全人类面临的重大问题。尤其是像中国这样一个人口大国，粮油安全更是关系国家安危的重中之重。

近年来，"地沟油"成为关系食品安全的社会热议问题。地沟油是指餐厨废油，包括煎炸废油、泔水油和垃圾油。调查数据显示，地沟油占餐厨垃圾的10%～15%，全国每年产生300万～450万吨的地沟油。中国人一年的动、植物油消费总量大约是2250万吨。按照这个比例，每吃5顿饭就有1顿可能碰上地沟油。

在中国数百个城市中，但凡有餐饮业的地方就有回收地沟油的。研究结果显示，地沟油具有生物毒性、化学毒性和致癌性。食用地沟油对人体会造成危害，包括短期引起的消化不良、腹泻、腹痛；长期摄入对人体造成的伤害，如发育障碍、肠炎，并可引起肝、心和肾肿大以及脂肪肝等病变。而地沟油中的黄曲霉素是一种强烈的致癌物质，其毒性是砒霜的100倍。

**问题：**
　　1. 地沟油主要有哪些危害？
　　2. 如何鉴别植物油的质量和卫生状况？

**案例 7-2 分析讨论**

　　问题 1：地沟油带来的危害：垃圾油是质量差又不卫生，过氧化值、酸价、水分均超标的非食用油。由于它含有许多有毒有害物质，一旦食用，则会破坏白细胞和消化道黏膜，甚至致癌。"过菜油"是常见的煎炸废油，在高温状态下长期反复使用，与空气中的氧接触，会发生水解、氧化、聚合等复杂的反应，致使油的黏度增加，色泽加深，过氧化值升高，并产生一些挥发性物质及醛、酮、内酯等有刺激性气味的物质，其中有些物质还具有致癌作用。"泔水油"中黄曲霉毒素的毒性则是砒霜的 100 倍，且具有致癌作用。

　　问题 2：对植物油可通过感官进行鉴别，即通过看、闻、尝、听、问 5 个方面来鉴别。当然，通过一些化学性指标的检测进行鉴别则更加科学。但感官鉴别仍不失为简单、快速、灵敏的方法。

　　一看。看透明度：纯净的植物油呈透明状，如果在生产过程中混入了碱脂、蜡质、杂质等，透明度会下降；看色泽：纯净的植物油原本无色，在生产过程中由于油料中的色素溶于油中，油才会带色；看沉淀物：其主要成分是杂质。地沟油往往透明度较低、颜色较深，并有杂质沉淀。

　　二闻。每种植物油都有各自独特的气味。可以在手掌上滴 1～2 滴油，双手合拢摩擦，发热时仔细闻其气味。有异味的油，说明质量有问题；有臭味的很可能就是地沟油；若有矿物油的气味，则可能是在油中掺了假，以矿物油冒充食用油。

　　三尝。用筷子蘸取一滴油，仔细品尝其味道。带酸味的油是不合格产品，有焦苦味的油已发生酸败，有异味的油可能是"地沟油"。

　　四听。取油层底部的油 1～2 滴，涂在易燃的纸片上，点燃并听响声。燃烧正常无响声的是合格产品；燃烧不正常且发出"吱吱"声的，往往水分超标，是不合格产品；燃烧时发出"噼叭"的爆炸声，表明油的含水量严重超标，而且有可能是掺假产品。

　　五问。问商家的进货渠道，必要时索要进货发票，查看检测报告。

（王林静）

　　感官检验是一种简便迅速、应用范围广泛的鉴别油脂质量的方法。酸价是指植物油中游离脂肪酸的含量，以每克油中和氢氧化钾的毫克数（mg KOH/g）表示，可反映油脂是否酸败及酸败的程度。过氧化值升高是油脂酸败的早期指标，油脂在氧化过程中产生的过氧化物的量以每千克毫摩尔（mmol/kg）或百分含量（g/100g）表示。当油脂酸败到一定程度时，过氧化物会形成醛和酮，这些二次产物中的羰基化合物（醛、酮类化合物）的聚积量就是羰基价。对油脂中的丙二醛、羰基价进行检测，能准确地反映油脂酸败变质的程度。食用了酸败的油脂后会出现头痛、头晕、腹痛、腹泻、呕吐等中毒症状。

# 一、感官检验

## （一）植物油的感官检验

　　植物油的感官检验主要针对以大豆、花生、玉米胚芽、油菜籽、橄榄、葵花籽、芝麻等为原料，经压榨法、水化法或化学溶剂浸出法将油脂直接从油料中分离出来，再精炼制成的食用植物油。其感官要求为：应具有正常植物油的色泽、气味和透明度，无酸败、焦臭及其他异味。

**1. 色泽**　将样品混匀并过滤，然后倒入 200ml 烧杯中，油层高度不得小于 5mm，室温下对着自然光观察，再置于白色背景前观察其反射光线并做下列记述：白色、灰白色、柠檬色、淡黄色、黄色、棕黄色、橙色、棕色、棕红色、棕褐色等。

**2. 气味和滋味**　将上述烧杯中的样品置于 50℃水浴，用玻璃棒边搅拌边嗅其气味；蘸少许样品，尝其滋味。当样品具有油脂固有的气味时，结果用"具有某某油脂固有的气味"表示；当样品无味、无异味时，结果用"无味"、"无异味"表示；当样品有异味时，结果用"有异常气味"表示，再具体说明异味为哈喇味、酸败味、溶剂味、汽油味、柴油味、热煳味、腐臭味等。

**3. 透明度**　当油脂在常温下为液态时，量取试样 100ml 注入比色管中，在 20℃下静置 24 小时，然后移到乳白色灯泡前（或在比色管后衬以白纸），观察透明程度，记录观察结果。

当油脂样品在常温下为固态或半固态时，将样品加热使其溶解，但温度不得高于熔点 5℃。待样品溶化后，量取试样 100ml 注入比色管中，设定恒温水浴温度为产品标准中"透明度"规定的温度，将盛有样品的比色管放入恒温水浴中，静置 24 小时。然后移到乳白色灯泡前（或在比色管后衬以白纸），迅速观察透明程度，记录观察结果。观察结果用"透明"、"微浊"、"浑浊"等字样表示。

**（二）猪油的感官检验**

主要是对以经动物检疫机构检疫合格的生猪新鲜和洁净的板油、肉膘、网膜等纯脂肪组织为原料，单一或多种混合炼制而成的食用纯洁猪油进行的感官检验。

**1. 透明度**　将油脂置水浴上溶化后，注入无色、透明、洁净、干燥的 10ml 试管中，对准光线观察，再置于白色背景下借反射光线观察，如无悬浮物及浑浊物，可认为是透明的。

**2. 色泽**　将测定透明物的样品置于冷水（15℃）中，使之恢复原来的状态，置于白色背景下借反射光观察其色泽。

**3. 气味及滋味**　用干净的竹片将 15~20℃的油脂在洁净的玻璃片上涂成薄层，品评其气味和滋味。如有可疑，将油脂溶化后再品评。

注意：①品评人员应该具有较敏锐的感觉器官和鉴别能力，品评之前应该通过鉴别试验来挑选感官灵敏度高的人员作为品评人员；②品评人员在品评前的 1 小时内不吸烟，不吃东西，但可以喝水；③品评人员在品评期间应处于正常的生理状态，不能感冒，不能饥饿或过饱，品评应在饭前 1 小时或饭后 2 小时进行；④品评人员在品评期间不能使用化妆品或其他有明显气味的用品；⑤品评人员在品评前后要用温开水漱口，把口中残留物去净；⑥品评室应保持室内外环境安静，无噪声。品评室应充分换气，避免异味或残留气体的干扰，室温 20~25℃，有足够的光线强度，室内色彩柔和，避免强对比色彩。

# 二、过氧化值的测定

**（一）滴定法**

**1. 实验原理**　油脂在氧化过程中产生的过氧化物不稳定，能氧化碘化钾生成游离碘，用硫代硫酸钠标准溶液滴定后，可根据析出碘量计算过氧化值。

**2. 主要试剂材料与仪器**

（1）碘化钾（KI）。

（2）三氯甲烷（$CHCl_3$）。

（3）冰醋酸（$CH_3COOH$）。

（4）淀粉指示剂。

（5）硫代硫酸钠（$Na_2S_2O_3$）。

（6）饱和碘化钾溶液（1.4g/ml）：称取14g碘化钾，加10ml水溶解，必要时微热使其溶解，冷却后储于棕色瓶中。

（7）三氯甲烷-冰醋酸混合液（体积比4:6）：量取40ml三氯甲烷，加60ml冰醋酸，混匀。

（8）硫代硫酸钠标准滴定溶液[$c（Na_2S_2O_3）=0.002mol/L$]。

（9）淀粉指示剂（10g/L）：称取可溶性淀粉0.5g，加少许水，调成糊状，倒入50ml沸水中调匀，煮沸。临用时现配。

（10）天平：感量0.01g。

（11）滴定管及滴定架。

**3. 实验步骤** 称取2.00～3.00g混匀（必要时过滤）的样品。置于250ml碘瓶中，加入30ml三氯甲烷-冰醋酸混合液，使样品完全溶解。加入1.00ml饱和碘化钾溶液，紧密塞好瓶盖，并轻轻振摇0.5分钟，然后在暗处放置3分钟。取出，加100ml水，摇匀，立即用硫代硫酸钠标准滴定溶液（0.002mol/L）滴定，至淡黄色时，加1ml淀粉指示剂，继续滴定至蓝色消失为终点，记录消耗硫代硫酸钠标准滴定溶液的体积 $V_1$。取相同量三氯甲烷-冰醋酸混合液、碘化钾溶液、水，按同一方法，作试剂空白实验，记录硫代硫酸钠消耗体积 $V_0$。

**4. 结果计算**

$$X_1 = \frac{(V_1 - V_0) \times C \times 0.1269}{m} \times 100 \qquad (7\text{-}2)$$

$$X_2 = X_1 \times 78.8 \qquad (7\text{-}3)$$

式（7-2）（7-3）中，$X_1$——样品的过氧化值，g/100g；$X_2$——样品的过氧化值，meq/kg；$V_1$——样品消耗硫代硫酸钠标准滴定溶液体积，ml；$V_0$——试剂空白消耗硫代硫酸钠标准滴定溶液体积，ml；$C$——硫代硫酸钠标准滴定溶液的浓度，mol/L；$m$——样品质量，g；0.1269——与1.00ml硫代硫酸钠标准滴定溶液[$c（Na_2S_2O_3）=1.000mol/L$]相当的碘的质量，g；78.8——换算因子。

## （二）比色法

**1. 实验原理** 试样用三氯甲烷-甲醇混合溶剂溶解，其中的过氧化物将二价铁离子氧化成三价铁离子，三价铁离子与硫氰酸盐反应生成橙红色硫氰酸铁配合物，在波长500nm处测定吸光度，与标准系列比较定量。

**2. 主要试剂材料及仪器**

（1）盐酸（HCl）。

（2）过氧化氢（30%）。

（3）三氯甲烷（$CHCl_3$）。

（4）甲醇（$CH_3OH$）。

（5）氯化亚铁（$FeCl_2 \cdot 4H_2O$）。

（6）硫氰酸钾（KSCN）。

（7）还原铁粉。

（8）盐酸溶液（10mol/L）：准确量取83.3ml浓盐酸，加水稀释至100ml，混匀。

（9）三氯甲烷+甲醇混合溶剂（7+3）：量取 70ml 三氯甲烷和 30ml 甲醇混合。

（10）氯化亚铁溶液（3.5g/L）：准确称取 0.35g 氯化亚铁于 100ml 棕色容量瓶中，加水溶解后，再加 2ml 盐酸溶液，用水稀释至刻度（该溶液在 10℃下的冰箱内储存可稳定 1 年以上）。

（11）硫氰酸钾溶液（300g/L）：称取 30g 硫氰酸钾，加水溶解在 100ml 容量瓶中（该溶液在 10℃下的冰箱内储存可稳定 1 年以上）。

（12）铁标准储备溶液（1.0g/L）：称取 0.1000g 还原铁粉于 100ml 烧杯中，加 10ml 盐酸溶液（10mol/L）、0.5～1ml 过氧化氢（30%）溶解后，于电炉上煮沸 5 分钟以除去过量的过氧化氢。冷却后至室温后移入 100ml 容量瓶中，用水稀释至刻度，混匀，此溶液每毫升相当于 1.0mg 铁。

（13）铁标准使用溶液（0.01g/L）：用移液管吸取 1.0ml 铁标准储备溶液（1.0mg/ml）于 100ml 容量瓶中，加三氯甲烷+甲醇混合溶剂（7+3）稀释至刻度，混匀，此溶液每毫升相当于 10.0μg 铁。

（14）分光光度计。

（15）10ml 具塞玻璃比色管。

**3. 实验步骤**

（1）试样溶液的制备：精密称取 0.01～1.0g 试样（精确到 0.0001g）于 10ml 容量瓶内，加三氯甲烷+甲醇混合溶剂（7+3）溶解并稀释至刻度，混匀备用。

（2）分别准确吸取铁标准使用液 0.0ml、0.2ml、0.5ml、1.0ml、2.0ml、3.0 ml、4.0ml（各相当于铁 0.0μg、2.0μg、5.0μg、10.0μg、20.0μg、30.0μg、40.0μg）于干燥的 10ml 比色管中，用三氯甲烷+甲醇混合溶剂（7+3）稀释至刻度，混匀。加 1 滴（约 0.05ml）硫氰酸钾溶液（300g/L），混匀。室温（10～35℃）下放置 5 分钟后，移入 1cm 比色皿中，以三氯甲烷+甲醇混合溶剂（7+3）为参比溶液，于波长 500nm 处测定吸光度，以标准各点吸光度值减去零管吸光度后绘制标准曲线或计算直线回归方程。

（3）试样测定：吸取 1.0ml 试样溶液于干燥的 10ml 比色管内，加 1 滴（约 0.05ml）氯化亚铁（3.5g/L）溶液，用三氯甲烷+甲醇混合溶剂（7+3）稀释至刻度，混匀。室温（10～35℃）下放置 5 分钟后，移入 1cm 比色皿中，以三氯甲烷+甲醇混合溶剂（7+3）为参比溶液，于波长 500nm 处测定吸光度，以试样吸光度值减去零管吸光度后与标准曲线比较或代入回归方程求的含量。

**4. 结果计算**

试样中的过氧化值的含量按式（7-4）进行计算。

$$X = \frac{(C - C_0)}{m \times \dfrac{V_2}{V_1} \times 55.84 \times 2} \qquad (7\text{-}4)$$

式（7-4）中，$X$——试样中过氧化值的含量，meq/kg；$C$——由标准曲线上查得试样中的铁的质量，μg；$C_0$——由标准曲线上查得零管铁的质量，μg；$V_1$——试样稀释总体积，ml；$V_2$——测定时取样体积，ml；$m$——试样质量，g；55.84——Fe 的原子量；2——换算因子。

**5. 卫生学评价**　现行的《食用植物油卫生标准》（GB2716-2005）规定，植物原油和食用植物油的过氧化值≤0.25g/100g。《食品安全国家标准　食用动物油脂》（GB10146-2015）要求，食用动物油脂的过氧化值≤0.20g/100g。《食品安全国家标准　食用油脂制品》（GB15196-2015）要求，食用油脂制品的过氧化值（以脂肪计）：食用氢化油≤0.10g/100g，其他≤0.13g/100g。

# 三、酸价的测定

## （一）实验原理

植物油中的游离脂肪酸用氢氧化钾标准溶液滴定，每克植物油消耗氢氧化钾的毫升数，称为酸价。酸价表示油脂中游离脂肪酸的量，可用来评价油脂的酸败程度。

## （二）主要试剂材料与设备

### 1. 主要试剂

（1）氢氧化钾（KOH）。

（2）酚酞（$C_{20}H_{14}O_4$）。

（3）乙醚（$C_4H_{10}O$）。

（4）乙醇（$C_2H_6O$）。

（5）氢氧化钾标准溶液：[$c$（KOH）＝0.05mol/L]。

（6）酚酞指示剂：10g/L 乙醇溶液。

（7）乙醚-乙醇混合液：按乙醚-乙醇（2+1）混合。用氢氧化钾溶液（3g/L）中和至酚酞指示剂呈中性。

### 2. 主要仪器

（1）天平：感量 0.01g。

（2）滴定管及滴定架。

## （三）实验步骤

准确称取 3.00～5.00g 样本，置于锥形瓶中，加入 50ml 中性乙醚-乙醇混合液，振摇使油溶解，必要时可置于热水中温热，促其溶解。冷至室温，加入酚酞指示剂 2～3 滴，以氢氧化钾标准溶液（0.05mol/L）滴定至初现微红色，且 0.5 分钟内不褪色为终点。

## （四）计算

$$X = \frac{V_1 \times C_1 \times 56.11}{m_1} \tag{7-5}$$

式（7-5）中，$X$——样品的酸价，mg/g；$V_1$——样品消耗氢氧化钾标准溶液体积，ml；$C_1$——氢氧化钾标准的实际浓度，mol/L；$m_1$——样品质量，g；56.11——与 1.0ml 氢氧化钾标准滴定溶液[$c$（KOH）＝1.000mol/L]相当的氢氧化钾毫克数。

## （五）卫生学评价

《食用植物油卫生标准》（GB2716-2005）要求，植物原油的酸价（KOH）≤4mg/g，食用植物油的酸价（KOH）≤3g/100g。《食品安全国家标准 食用动物油脂》（GB10146-2015）要求，食用动物油脂的酸价（KOH）≤2.5mg/g。《食品安全国家标准 食用油脂制品》（GB15196-2015）要求，食用油脂制品的酸价（以脂肪计）（KOH）≤1mg/g。

# 四、羰基价的测定

## （一）实验原理

油脂酸败可产生含有醛基和酮基的脂肪酸或甘油酯及其聚合物，总称为羰基价，用羰基价可评价油脂酸败的程度。羰基化合物和 2,4-二硝基苯肼的反应产物在碱性溶液中形成褐红色或酒红色，在 440nm 下测定吸光度，可计算羰基价。

## （二）主要试剂材料与仪器

**1. 主要试剂**

（1）苯（$C_6H_6$）。

（2）硫酸（$H_2SO_4$）。

（3）无水硫酸钠（$Na_2SO_4$）。

（4）2,4-二硝基苯肼［$(NO_2)_2C_6H_3NH_2NH$］。

（5）无水乙醇（$C_2H_6O$）。

（6）氢氧化钾（KOH）。

（7）铝粉。

（8）精制苯：取 500ml 苯，置于 1000ml 分液漏斗中，加入 50ml 硫酸，小心振摇 5 分钟，振摇时注意放气。静止分层，弃去硫酸层，再加 50ml 硫酸重复处理 1 次，将苯层移入另一分液漏斗，用水洗涤 3 次，然后经无水硫酸钠脱水，蒸馏，收集蒸馏液。

（9）2,4-二硝基苯肼溶液：精确称取 50mg 2,4-二硝基苯肼，溶于 100ml 精制苯中。

（10）三氯乙酸溶液：精确称取 4.30g 三氯乙酸固体，溶于 100ml 精制苯中。

（11）精制乙醇：取 1000ml 无水乙醇，置于 2000ml 圆底烧瓶中，加入 5g 铝粉、10g 氢氧化钾，接好回流冷凝管，水浴加热回流 1 小时，蒸馏，收集蒸馏液。

（12）氢氧化钾-乙醇溶液：称取 4.0g 氢氧化钾，用 100ml 精制乙醇溶解，置于暗处过夜，取上清液使用。溶液变黄褐色则应重新配制。

**2. 主要仪器**

（1）具塞比色管。

（2）分光光度计。

## （三）实验步骤

准确称取样品 0.025～0.10g，置于 25ml 容量瓶中，加苯溶解样品并稀释至刻度。吸取 5ml 置于 25ml 具塞比色管中，加入 3ml 三氯乙酸溶液及 5ml 的 2,4-二硝基苯肼溶液，振摇均匀，置于 60℃水浴加热 30 分钟。冷却后慢慢加入 10ml 氢氧化钾-乙醇溶液，成为两层液，剧烈振摇均匀，放置 10 分钟。用 1cm 比色杯，试剂空白调零点，440nm 处测吸光度值。

## （四）结果计算

$$X = \frac{A}{854 \times M \times \frac{V_2}{V_1}} \times 1000 \qquad (7\text{-}6)$$

式（7-6）中，$X$——样品的羰基价，meq/kg；$A$——测定时样液吸光度；$M$——样品质量，g；$V_1$——测定样品稀释后的总体积，ml；$V_2$——测定用样品稀释的体积，mL；854——各种醛的毫克当量吸光系数的平均值。

## （五）卫生学评价

现行的《食用植物油煎炸过程中的卫生标准》（GB 7102.1-2003）要求，食品煎炸过程中各种食用植物油的羰基价≤50meq/kg。

# 五、丙二醛的测定

## （一）实验原理

猪油受到光、热、空气中氧的作用，发生酸败，分解出醛、酸之类的化合物。丙二醛就是分解产物的一种，它能与 TBA（硫代巴比妥酸）作用生成粉红色化合物，在 532nm 波长处有吸收高峰，利用此性质即能测出丙二醛含量，从而推导猪油酸败的程度。

## （二）主要试剂材料与仪器

**1. 主要试剂** 除非另有说明，所用试剂均为分析纯，水为 GB/T6682 规定的一级水。

（1）三氯乙酸（$C_2Cl_3O_2$）。

（2）乙二胺四乙酸二钠（$C_{10}H_{14}N_2Na_2O_8 \cdot 2H_2O$）。

（3）硫代巴比妥酸（$C_4H_4N_2O_2S$），生化试剂。

（4）1,1,3,3-四乙氧基丙烷（$C_{11}H_{24}O_4$），≥97%，CAS 号：122-31-6。

（5）三氯乙酸混合液：准确称取 37.5g（精确至 0.01g）三氯乙酸及 0.5g（精确至 0.01g）乙二胺四乙酸二钠，用水溶解，稀释至 500ml。

（6）硫代巴比妥酸（thiobarbituric acid，TBA）水溶液（0.02mol/L）：准确称取 0.288g（精确至 0.002g）TBA 溶于水中，并稀释至 100ml（如 TBA 不易溶解，可加热超声至全部溶解，冷却后定容至 100ml），相当于 0.02mol/L。

（7）丙二醛标准贮备液（100μg/ml）：精确移取 0.315g（精确至 0.002g）1,1,3,3-四乙氧基丙烷至 100ml 容量瓶中，溶解后稀释至 100ml，置于冰箱 4℃保存。有效期 3 个月。

（8）丙二醛标准使用液（1μg/ml）：精确移取上述贮备液 1ml，用三氯乙酸混合液稀释至 100ml，置于冰箱 4℃保存。有效期 2 周。

（9）丙二醛标准系列溶液：精确移取丙二醛标准使用液 0.1ml、0.5ml、1.0ml、1.5ml、2.5ml 于 10ml 容量瓶中，加三氯乙酸混合液定容至刻度，该标准系列溶液浓度为 0.01μg/ml、0.05μg/ml、0.10μg/ml、0.15μg/ml、0.25μg/ml。现配现用。

**2. 主要仪器**

（1）分光光度计。

（2）天平：感量为 1mg。

（3）恒温振荡器。

（4）恒温水浴锅。

## （三）实验步骤

准确称取在 70℃水浴上融化均匀的猪油液 5g（精确至 0.01g），置于 100ml 有盖三角瓶内，准确加入 50ml 三氯乙酸混合液，振摇 0.5 小时（保持猪油呈融溶状态，如果冷结，在 70℃水浴上略微加热使之融化后继续振摇），用双层定量慢速滤纸过滤，除去油脂，滤液重复用双层滤纸过滤一次。

准确移取上述滤液和标准系列溶液各 5ml，分别置于 25ml 具塞比色管内。另取 5ml 三氯乙酸混合液作为样品空白。分别加入 5ml TBA 溶液，加塞，混匀，置于 90℃水浴内保温 30 分钟。取出，冷却至室温。

以样品空白调零，于 532nm 波长处 1cm 光径测定样品溶液和标准系列溶液的吸光度值，以标准系列溶液的质量浓度为横坐标，吸光度值为纵坐标，绘制标准曲线。

## （四）结果计算

试样中丙二醛的含量按公式（7-7）计算：

$$X = \frac{c \times V \times 1000}{m \times 1000} \tag{7-7}$$

式（7-7）中，$X$——猪油的丙二醛含量，mg/kg；$c$——从标准系列曲线中得到的试样溶液中丙二醛的浓度，μg/ml；$V$——试样溶液定容体积，ml；$m$——最终试样代表的试样质量，g；1000——单位转换。

### （五）注意事项

该方法检出限为 0.05mg/kg，定量限为 0.10 mg/kg。

计算结果以重复性条件下获得的两次独立测定结果的算术平均值表示，保留 2 位有效数字。

在重复性条件下获得的两次独立测定结果的绝对差值不得超过算术平均值的 10%。

本实验过程中接触的有机溶剂具有挥发性，毒性较大的有机试剂比较多，部分操作应在通风柜中进行，注意个人防护。

### （六）卫生学评价

根据《食品安全国家标准 食用动物油脂》（GB10146-2015）要求，食用动物油的丙二醛含量≤0.25mg/100g。

（方桂红）

# 实验二十三 白酒中甲醇的卫生学评价

**案例 7-3**

1998 年除夕夜，正当三晋大地的大同市、朔州市千家万户百姓欢聚在电视机前，收看中央电视台春节联欢晚会时，荧屏下方突然出现一行小字——"紧急通知：我市近日流入清徐、文水、孝义生产的散装白酒，已造成严重后果，望广大市民不要饮用此酒"。1月31日，一份紧急材料送进了中南海：春节前后，山西省朔州市发现有数百群众因饮用含有过量甲醇的散装白酒而中毒，其中已死亡 20 余人。文水县农民王青华用 34 吨甲醇加水后勾兑成散装白酒 57.5 吨，出售给个体户批发商王晓东、杨万才、刘世春等。这些人明知道这些散装白酒甲醇含量严重超标（后来经测定，甲醇含量为 361g/L，超过国家标准 902 倍），但为了牟取暴利，铤而走险，置广大乡亲生命于不顾，造成 27 人丧生。1998 年 3 月 9 日，王青华等 6 名犯罪分子被判处死刑。山西文水县造假酒早在 20 世纪 80 年代已"闻名"全国，曾有人形容："文水除了刘胡兰是真的，其他都是假的。"更令人愤怒的是，文水县假酒毒酒为什么能延续那么长时间，直至出了人命？

**问题：**

1. 白酒中的有害物质有哪些？

2. 怎么喝白酒不伤肝？

**案例 7-3 分析讨论**

问题 1：①农药：酿酒所用原料，如谷物和薯类等作物，在生长过程中如过多地施用农药，农药会残留在种子或块根中。用这种原料制酒，农药就被带入酒中，饮用后影响健康。

《食品安全国家标准 食品中农药最大残留限量》（GB2763-2014）规定了农作物中农药的最大残留限量，其中"六六六"在谷物（稻谷、麦类、旱粮类、杂粮类、成品粮）中的再残留限量为 0.05mg/kg；"滴滴涕"在稻谷、麦类、旱粮类中的再残留限量为 0.1mg/kg，在杂粮类、成品粮中的再残留限量为 0.05mg/kg。《食品安全国家标准 蒸馏酒及其配制酒》（GB2757-2012）对原料有明确的要求：应符合相应的标准和有关规定。②甲醇：是一种有麻醉性的无色液体，相对密度 0.791，沸点 64.70℃，能无限地溶于水和乙醇中。它有乙醇味，也有刺鼻的气味，毒性很大，对人体健康有害，过量饮用，会头晕、头痛、耳鸣、视力模糊。10ml甲醇可引起严重中毒，导致眼睛失明；急性者可出现恶心、胃痛、呼吸困难、昏迷，甚至危及生命。③杂醇油：为无色油状液体，是一种有害物质，在白酒中含量过高对人体有害，能使神经系统充血，使人头痛、头晕。喝酒上头，主要是杂醇油的作用。它在人体内氧化慢，停留时间长，容易引起恶醉。杂醇油的含量过多，加浆时还会引起白酒乳白色的浑浊。④铅：白酒中的铅主要来自酿酒设备、盛酒容器、销售酒具。铅对人体危害极大，它能在人体积蓄而引起慢性中毒，其症状为头痛、头晕、记忆力减退、手握力减弱、睡眠不好、贫血等。《食品安全国家标准 食品中污染物限量》（GB2762-2012）规定了铅的限量，酒类（蒸馏酒、黄酒外）（以 Pb 计）应≤0.2mg/kg，蒸馏酒、黄酒应≤0.5mg/kg。

问题2：最好不超过 50ml。白酒的主要成分是乙醇，摄入多了最容易加重肝脏的负担。

（王林静）

检测过程按照《蒸馏酒及配制酒卫生标准的分析方法》（GB5009.48-2003）进行。

# 一、实　验　目　的

掌握品红-亚硫酸比色法测定白酒中甲醇的原理、步骤，通过检测判定受检样品中甲醇是否达到国家标准的要求。

# 二、实　验　原　理

酒中甲醇在磷酸溶液中被高锰酸钾氧化成甲醛，过量的高锰酸钾和在反应中产生的二氧化锰用硫酸草酸溶液除去，甲醛与品红亚硫酸作用生成蓝紫色醌型色素，然后与标准系列比较定量。

# 三、主要试剂与仪器

## （一）主要试剂

**1. 高锰酸钾-磷酸溶液**　称取 3g 高锰酸钾，加入 15ml 85%磷酸溶液和 70ml 水的混合液中，待高锰酸钾溶解后用水定容至 100ml，储于棕色瓶中备用。

**2. 草酸-硫酸溶液**　称取 5g 无水草酸（$H_2C_2O_4$）或 7g 含 2 个结晶水的草酸（$H_2C_2O_4 \cdot 2H_2O$），溶于 1∶1 冷硫酸中，并用 1∶1 冷硫酸定容至 100ml，混匀后，储于棕色瓶中备用。

**3. 品红亚硫酸溶液**　称取 0.1g 研细的碱性品红，分次加水（80℃）共 60ml，边加水边研磨使其溶解，待其充分溶解后滤于 100ml 容量瓶中，冷却后加 10ml（10%）亚硫酸钠溶液，1ml 盐酸，再加水至刻度，充分混匀，放置过夜。如溶液有颜色，可加少量活性炭搅拌后过滤，储于棕色瓶中，置暗处保存。溶液呈红色时应弃去重新配制。

**4. 甲醇标准溶液**　准确称取 1.000g 甲醇（相当于 1.27ml）置于预先装有少量蒸馏水的

100ml 容量瓶中，加水稀释至刻度，混匀。此溶液每毫升相当于 10mg 甲醇，置低温保存。

**5. 甲醇标准应用液** 吸取 10.0ml 甲醇标准溶液置于 100ml 容量瓶中，加水稀释至刻度，混匀。此溶液每毫升相当于 1mg 甲醇。

**6. 无甲醇无甲醛的乙醇** 制备方法：取 300ml 无水乙醇，加高锰酸钾少许，振摇后放置 24 小时，蒸馏，最初和最后的 1/10 蒸馏液弃去，收集中间的蒸馏部分即可。

**7. 亚硫酸钠溶液**（100g/L）。

**（二）主要仪器**

分光光度计。

# 四、实验步骤

（1）根据待测白酒中含乙醇多少适当取样（含乙醇 30%取 1.0ml、40%取 0.8ml、50%取 0.6ml、60%取 0.5ml）于 25ml 具塞比色管中。

（2）精确吸取 0.00ml、0.20ml、0.40ml、0.60ml、0.80ml、1.00ml 甲醇标准应用液（相当于 0.0mg、0.2mg、0.4mg、0.6mg、0.8mg、1.0mg 甲醇）分别置于 25ml 具塞比色管中，各加入 0.3ml 无甲醇无甲醛的乙醇。

（3）于样品管及标准管中各加水至 5ml，混匀，各管加入 2ml 高锰酸钾-磷酸溶液，混匀，放置 10 分钟。

（4）各管加 2ml 草酸-硫酸溶液，混匀后静置，使溶液褪色。

（5）各管再加入 5ml 品红亚硫酸溶液，混匀，于 20℃以上静置 30 分钟。

（6）以零管调零点，于 590nm 波长处测吸光度，与标准曲线比较进行定量。

# 五、结果计算

$$X = \frac{m}{V \times 1000} \times 100 \qquad (7\text{-}8)$$

式中，$X$——样品中甲醇的含量，g/100ml；$m$——测定样品中所含的甲醇相当于标准的毫克数，mg；$V$——样品取样体积，ml。

计算结果保留两位有效数字。

# 六、注意事项

（1）在重复性条件下获得的两次独立测定结果的绝对差值不得超过算术平均值的：含量 ≥0.10g/100ml 为≤15%，含量<0.10g/100ml 为≤20%。

（2）亚硫酸品红溶液呈红色时应重新配制，新配制的亚硫酸品红溶液放冰箱中 24~48 小时后再用为好。

（3）白酒中其他醛类以及经高锰酸钾氧化后由醇类变成的醛类（如乙醛、丙醛等），与品红亚硫酸作用也显色，但在一定浓度的硫酸酸性溶液中，除甲醛可形成经久不褪的紫色外，其他醛类则历时不久即行消退或不显色，故无干扰。因此操作中时间条件必须严格控制。

（4）酒样和标准溶液中的乙醇浓度对比色有一定的影响，故样品与标准管中乙醇含量要大致相等。

## 七、卫生学评价

《食品安全国家标准 蒸馏酒及其配制酒》（GB2757-2012）规定，以谷类为原料生产的蒸馏酒及其配制酒，甲醇含量应≤0.6g/L，以其他原料生产的蒸馏酒及其配制酒，甲醇含量应≤2.0g/L（均按100%乙醇度折算）。

（刘　颖）

# 实验二十四　白酒中杂醇油的卫生学评价

检测过程参照《蒸馏酒及配制酒卫生标准的分析方法》（GB/T5009.48-2003）。

## 一、实　验　目　的

掌握变色酸法测定白酒中杂醇油的原理、步骤，通过检测判定受检样品中杂醇油是否达到标准要求。

## 二、实　验　原　理

酒中杂醇油成分复杂，以异戊醇为主，其次还有丁醇、戊醇、丙醇等。本法标准以异戊醇和异丁醇表示，异戊醇和异丁醇在浓硫酸作用下脱水生成异戊烯和异丁烯，再与对二甲氨基苯甲醛作用显橙红色，与标准比较定量。

## 三、主要试剂与仪器

### （一）主要试剂

**1. 对二甲氨基苯甲醛-硫酸溶液**（5g/L）　称取0.5g对二甲氨基苯甲醛，加浓硫酸溶解至100ml，储于棕色瓶中，如有色应重新配制。

**2. 无杂醇油的乙醇**　取0.1ml分析纯无水乙醇，按下面的"操作方法"检查，不得显色，如显色取分析纯无水乙醇200ml，加0.25g盐酸间苯二胺，加热回流2小时，蒸馏，收集中间馏出液100ml。再取0.1ml馏出液按下面的"操作方法"测定不显色即可使用。

**3. 杂醇油（异戊醇、异丁醇）标准溶液**　准确称取0.080g异戊醇和0.020g异丁醇，加入预先装有50ml无杂醇油的乙醇的100ml容量瓶中，再加水至刻度。此溶液每毫升相当于1mg杂醇油，置低温保存。

**4. 杂醇油（异戊醇、异丁醇）标准应用液**　吸取杂醇油标准溶液5.0ml于50ml容量瓶中，加水稀释至刻度。此应用液即为每毫升相当于杂醇油0.10mg的标准溶液。

### （二）主要仪器

分光光度计。

## 四、实　验　步　骤

（1）将蒸馏酒稀释10倍后再准确吸取0.30ml置于10ml比色管中。

（2）准确吸取 0.00ml、0.10ml、0.20ml、0.30ml、0.40ml、0.50ml 杂醇油标准应用液（相

当于 0.00mg、0.01mg、0.02mg、0.03mg、0.04mg、0.05mg 杂醇油）于 10ml 比色管中。

（3）于样品管和标准管中准确加水至 1ml，摇匀。

（4）各管放入冰浴中，沿管壁各加入 2ml 对二甲氨基苯甲醛-硫酸溶液（5g/L），使其流至管底，再将各管同时摇匀。

（5）各管同时放入沸水浴中加热 15 分钟，取出，立即放入冰水中冷却，并立即各加入 2ml 水，混匀，放置 10 分钟。

（6）以零管调零点，于 520nm 波长处测各管吸光度，与标准曲线比较进行定量。

## 五、结 果 计 算

$$X = \frac{m}{\frac{V}{10} \times 1000} \times 100 \qquad (7\text{-}9)$$

式中，$X$——样品中杂醇油的含量，g/100ml；$m$——测定样品管相当于标准管的毫克数，mg；$V$——样品稀释后的取样体积，ml。

计算结果保留两位有效数字。在重复性条件下获得的两次独立测定结果的绝对差值不得超过算术平均值的 10%。

## 六、注 意 事 项

（1）对二甲氨基苯甲醛显色剂用浓硫酸配制，应临用前新配，放置最好不超过 2 日。对二甲氨基苯甲醛-硫酸溶液（5g/L）要求沿管壁缓慢加入，否则温度升得太快会影响显色。

（2）如样品有色，则精密称取样品 50ml，加蒸馏水 10ml，进行蒸馏，收集馏出液 50ml，再按操作方法进行。

## 七、卫生学评价

《蒸馏酒及配制酒卫生标准》（GB2757-1981）规定，蒸馏酒中杂醇油的含量（以异丁醇和异戊醇计）应≤0.20g/100ml（以 60° 蒸馏酒折算）。《蒸馏酒及配制酒卫生标准》（GB2757-1981）第 2 号修改单取消了杂醇油指标，于 2006 年 12 月 8 日起执行。现行的 GB2757-2012《食品安全国家标准　蒸馏酒及其配制酒》也没有该项指标。

（刘　颖）

# 实验二十五　糕点中霉菌的卫生学评价

**案例 7-4**

### 微生物威胁下的中国食品安全

当人们紧盯着苏丹红、三聚氰胺、地沟油、吊白块的时候，却鲜有人去关注被微生物污染的食品导致的安全事件。这类食品安全事件并没有因公众的忽略而消失。根据国家卫生和计划生育委员会 2014 年发布的资料，全国上报到国家卫生和计划生育委员会的案例只有 152 件，中毒人数是 5000 多人。即使在这不完整的资料中仍然可以看到，由微生物病原引起的中毒人数达到 3300 多人。实际上由微生物引起的食物中毒一直是占比最高的，患病人数一直占据第一位。

从 2014 年的数据可以看到，由微生物引起的食物中毒占全部食物中毒的 60% 以上；有毒动植物，比如河鲀鱼或毒蘑菇等，占第二位；化学性和其他不明原因的比例远远低于微生物。细菌性、病毒性、寄生虫性、化学性、真菌毒素、有毒动物、有毒植物引起的食源性疾病，是全球公认的七大类食源性疾病。2014 年起，我国的食品安全恶意造假事件受到扼制并开始逐渐减少，而微生物污染、重金属超标及原料污染成为 2014 年主要的食品安全问题，并且这些问题将是未来我国食品工业面临的主要问题。38 个热点共涉及肉制品等 12 个主要行业，其中出现频次较高的行业包括 6 个：肉制品、白酒、休闲食品、油脂、主粮、乳制品；38 个热点涉及的关键词主要包括 7 类：微生物、食品添加剂、重金属、转基因、塑化剂、地沟油、反式脂肪酸。微生物污染首次列为第一热点。这显示出公众对食品安全的关注点正逐渐回归中国食品安全的本源，与全球食品安全面临的问题相吻合。

糕点、饼干类食品的微生物污染与部分生产企业自身管理存在漏洞、产品包装材料没有达到应有的保护效果等因素有关。本实验将对糕点的霉菌污染情况进行卫生学评价。

（王林静）

# 一、实 验 目 的

霉菌是一部分菌丝体比较发达而没有较大子实体的真菌的俗称。含淀粉、糖等碳水化合物丰富的糕点等食品被霉菌污染后易霉变。《食品安全国家标准糕点、面包》（GB7099-2015）规定了霉菌的限量。根据《食品安全国家标准 糕点、面包》（GB7099-2015）的要求测定糕点中霉菌的数量，检测按照《食品安全国家标准 食品微生物学检验霉菌和酵母计数》（GB4789.15-2010）进行，通过检测判定糕点中霉菌是否达到标准的要求。

# 二、实 验 原 理

将待测糕点样品准确地作一系列的稀释，然后再吸取一定量的各稀释度的样液到无菌平板上，将孟加拉红琼脂培养液倾倒到平板上，孟加拉红可抑制细菌生长，也可限制繁殖快的霉菌菌落的大小和高度，经培养后，从长出的菌落数及稀释倍数就可换算出样品的霉菌活菌菌落数。

# 三、主要试剂与仪器

## （一）主要仪器

一次性器具如果合乎使用要求，可以替代可重复使用的玻璃器皿。

**1. 常规设备** 微生物实验室常规灭菌及培养设备。

**2. 其他设备和材料**

（1）干热灭菌（烘箱）或湿热灭菌（高压灭菌器）的设备。

（2）干燥柜或烘箱：通过对流通风，能在 37～55℃ 调节温度。

（3）恒温培养箱：能调节温度至 28℃±1℃。

（4）冰箱：能调节温度至 2～8℃。

（5）电子天平：感量 0.1g。

（6）无菌吸管：1ml（具 0.01ml 刻度）、10ml（具 0.1ml 刻度）

（7）微量移液器吸头。

（8）无菌锥形瓶：容量 100ml、500ml。

（9）无菌培养皿：直径 90mm。

（10）显微镜：10×～100×。

（11）无菌牛皮纸袋、塑料袋。

（12）均质器。

（13）无菌锥形瓶：容量 500ml、250ml。

（14）无菌广口瓶：500ml。

### （二）主要试剂

（1）孟加拉红培养液。

（2）无菌蒸馏水：225ml、9ml。

## 四、实 验 步 骤

### （一）样品的稀释

**1.1：10 的样品匀液**　称取 25g 糕点样品至盛有 225ml 无菌蒸馏水的锥形瓶中，充分振摇，制成 1：10 的样品匀液。

**2.1：100 稀释液**　取 1ml 1：10 稀释液注入含有 9ml 无菌蒸馏水的试管中，另换一支无菌吸管反复吹吸，此液为 1：100 稀释液。

**3. 递增稀释**　按操作程序 2，制备 10 倍系列稀释样品匀液。每递增稀释一次，换 1 次无菌吸管。

### （二）接种培养

根据对样品污染情况的估计，选择 2～3 个适宜稀释度的样品匀液，在进行 10 倍递增稀释的同时，每个稀释度分别吸取 1ml 样品匀液于 2 个无菌平皿内。同时分别吸取 1ml 样品稀释液加入 2 个无菌平皿作空白对照。及时将 15～20ml 冷却至 46℃的孟加拉红培养液倾注平皿，并轻轻转动平皿使其混合均匀。

待琼脂凝固后，置 28℃±1℃培养 5 日，观察并记录。

### （三）菌落计数

肉眼观察，必要时可用放大镜，记录各稀释度倍数和相应的霉菌数。以菌落形成单位( colony forming units，CFU )表示。选取菌数在 10～150CFU 的平板，根据菌落形态区分霉菌和酵母，计数霉菌。霉菌蔓延生长覆盖整个平板的可记录为多不可数。菌落数应采用两个平板的平均数。计数过程中，根据霉菌和酵母菌菌落形态特征的不同，进行区分。区别见表 7-1。

表 7-1　霉菌和酵母菌菌落形态特征区分

| 项目 | 菌落特征 |
| --- | --- |
| 霉菌 | 菌落较大，有的霉菌菌落菌丝沿培养液表面蔓延生长，没有局限；菌落疏松，外观干燥、不透明，呈毛状、絮状或蜘蛛网状；菌落于培养液的连接紧密，不易挑取；菌落正反面的颜色、边缘和中央的颜色常不一致，菌落可呈多种颜色，白色、黑色、黄色多见 |
| 酵母 | 菌落与细菌相似，但比细菌落大而厚，表面光滑、湿润、黏稠、容易挑起、菌落质地均匀；菌落正反面的颜色、边缘和中央的颜色都很均一，在孟加拉红琼脂上，菌落呈红色，有突起 |

# 五、结 果 计 算

## （一）计算

先计算两个平板菌落数的平均值，再将平均值乘以相应稀释倍数计数。

若只有一个稀释度平板上的菌落数在适宜计数范围内，计算两个平板菌落数的平均值，再将平均值乘以相应稀释倍数。当两个稀释度菌落数均在 10～150CFU 内，参照以下公式计数。

$$N = \sum C / (n_1 + 0.1n_2)d \qquad\qquad (7\text{-}10)$$

式中，$N$——样品中菌落数；$\sum C$——平板（含适宜范围菌落数的平板）菌落数之和；$n_1$——适宜计数的第一稀释度（低稀释倍数）平板个数；$n_2$——适宜计数的第二稀释度（高稀释倍数）平板个数；$d$——稀释因子（适宜计数的第一稀释度）。

若所有平板上菌落数均大于 150CFU，则对稀释度最高的平板进行计数，其他平板可记录为多不可数，结果按平均菌落数乘以最高稀释倍数计数。若所有平板上菌落数均小于 10CFU，则应按稀释度最低的平板进行计数，结果按平均菌落数乘以稀释倍数计数。若所有稀释度平板均无菌落生长，则以小于 1 乘以最低稀释倍数计算；如为原液，则小于 1 计数。

## （二）报告

菌落数在 100 以内时，按"四舍五入"原则修约，采用两位有效数字报告。菌落数大于或等于 100 时，前 3 位数字采用"四舍五入"原则修约后，取前 2 位数字，后面用 0 代替位数来表示结果；也可用 10 的指数形式表示，此时也按"四舍五入"原则修约，采用两位有效数字。以 CFU/g 为单位报告，报告霉菌数。

# 六、注 意 事 项

使用无菌蒸馏水稀释样品，防止稀释液抑制了某些霉菌和酵母生长。培养皿不可倒置培养。培养 3 日后开始观察，观察时应注意不倾倒平板，不打开平板，每日观察，共培养 5 日。

# 七、卫 生 学 评 价

根据《食品安全国家标准 糕点、面包》GB7099-2015 要求，霉菌限量≤150CFU/g（注：该限量不适用于添加了霉菌成熟干酪的产品）。

（李 蓉）

# 实验二十六　糕点、食用油中黄曲霉毒素 $B_1$ 的卫生学评价

## 一、实 验 目 的

掌握用直接竞争酶联免疫吸附法测定糕点、食用油中黄曲霉毒素 $B_1$ 的含量。

## 二、实 验 原 理

AgraQuant® 黄曲霉毒素 $B_1$ 检测试剂盒应用固相直接竞争酶联免疫吸附原理，利用 70%甲醇从研磨样品中提取出黄曲霉毒素。萃取出的样品液与酶标记的黄曲霉毒素混合加入到抗体包被的微孔中，样品及标准品中的黄曲霉毒素与酶联耦合剂竞争结合孔中的特异抗体。经过洗涤

步骤后，当酶的底物被加入到微孔中，颜色变为蓝色，且颜色深浅与样品或标准品中黄曲霉毒素浓度成反比。加入反应终止液终止反应后，颜色由蓝色转为黄色。在450nm（$OD_{450}$）或630nm的滤镜下使用酶标仪对微孔板进行光学测量。将样品与标准品的光密度值进行比较后确定得出的结果。

# 三、主要试剂与仪器

## （一）主要试剂

Romer Labs 公司的 AgraQuant® 黄曲霉毒素 $B_1$ 检测试剂盒包括：96孔（12×8）抗体包被的带有支架的微孔板（铝箔袋封装），96孔（12×8）未包被稀释的微孔板（底部标记蓝色），1瓶25ml黄曲霉毒素酶联耦合剂（绿色瓶盖），1瓶15ml底物溶液（蓝色瓶盖），1瓶15ml反应终止液（红色瓶盖）。4/40规格的试剂盒还包括：5瓶黄曲霉毒素标准品，各1.5ml（0ng/ml、4ng/ml、10ng/ml、20ng/ml、40ng/ml）；1/20规格的试剂盒则包括6瓶黄曲霉毒素标准品，各1.5ml（0ng/ml、1ng/ml、2.5ng/ml、5ng/ml、10ng/ml、20ng/ml）。70%甲醇水溶液。

## （二）主要仪器

（1）带450nm滤光片的酶标仪。

（2）研磨机。

（3）搅拌器。

# 四、实验步骤

## （一）样品前处理

**1. 糕点** 磨碎样品使得75%的样品能通过20目筛网，将磨碎的样品混合均匀。称取20g磨碎的样品，放入一个干净的可以封紧瓶口的广口瓶中。加入100ml 70%的甲醇溶液，并将瓶口封紧，注意保持样品和萃取液的重量体积比例是1∶5。剧烈摇动或混合3分钟。静置，并过滤上清液，收集的滤液可直接用于分析。

**2. 食用油** 量取2ml的油样并放入一干净的试管中，加入10ml 70%的甲醇溶液，并将试管口封紧，注意保持样品和萃取液的比例是1∶5。剧烈晃动或混合3分钟。静置让混合样分为两相，取甲醇水相用于分析。

## （二）试剂平衡

在使用试剂盒前，必须将所有试剂和试剂盒内的组件恢复至室温（18～30℃）。

## （三）检测步骤

**1. 小孔编号** 将适量的蓝色稀释孔条放入微孔板架上。

**2. 检测**

（1）将等量的抗体包被的微孔条放入微孔板架上，未使用的抗体包被的微孔条需放回装有干燥剂的原铝箔袋内并密封保存。

（2）从绿色瓶盖的瓶中量取所需剂量（约2ml/条）的酶联耦合剂后移入试剂槽中，使用8通道或12通道移液枪加200μl酶联耦合剂至每一个蓝色稀释孔中。

（3）使用换有全新吸头的单通道移液枪，移取100μl标准品和样品到已装有200μl酶标志物的蓝色稀释孔中。注意加样准确，确保最后将吸头中的液体排空，不要加到孔壁上。还要注意应保持酶联耦合剂和标准品或样品的比例为2∶1，但是在试剂不足时，酶联耦合剂与标准品或样品量可以减少，例如使用 100μl 酶联耦合剂，50μl 样品或标准品。

（4）使用换有全新吸头的 8 通道或 12 通道移液枪，对稀释孔中的混合液体反复抽吸 3 次，充分混合后，快速移取 100μl 各稀释孔中的混合液至相应的抗体包被的微孔中。室温下孵育 15 分钟。不要再摇动微孔板，以免引起各孔与孔之间污染。

（5）将孔中的液体倒入废液槽中，用去离子水或蒸馏水冲洗每个孔，然后倒出甩干，再放在吸水纸上拍干。如此反复 5 次。

（6）从蓝色盖瓶内移取适量（约 1ml/条）底物至单独的试剂槽内，使用 8 通道或 12 通道移液枪向每个微孔中加入 100μl 底物，室温下孵育 5 分钟。

（7）从红色盖瓶中移取适量（约 1ml/条）终止液至单独的试剂槽内，使用 8 通道或 12 通道移液枪向每个微孔中加入 100μl 终止液，颜色应由蓝变黄。

（8）将微孔板放入酶标仪，用 450nm 滤光片读取结果，记录每个微孔的 OD 值。读取数据前，要确保微孔内全部气泡清除，微孔板底部干净，否则将影响到读数。

# 五、结 果 判 断

用未更改的 OD 值或用 0 标准的 OD 值的百分数建立标准品系列的剂量反应曲线坐标。横坐标为标准溶液的浓度的对数，纵坐标为各标准品微孔的 OD 值与标准浓度为 0 的 OD 值的比值。通过标准曲线，可以直接获得未知样品的黄曲霉毒素 $B_1$ 的浓度。若样品所含黄曲霉毒素浓度高于标准品的最高浓度，则需将过滤萃取的溶液再次用 70% 的甲醇稀释到标准系列的浓度范围内，重新检测以得到精确结果。在最后的结果计算中，注意要乘以稀释倍数。

液体样品的黄曲霉毒素 $B_1$ 的浓度（ng/ml）=ELISA 试剂盒分析结果×（2/3）。

# 六、注 意 事 项

试剂盒需放置在 2～8℃保存，严格按照指定的孵育时间进行培养。对每一个样品均须使用一套干净的移液枪吸头及玻璃器皿以避免产生交叉污染。在整个实验过程中应当穿戴保护服装、橡胶手套、安全眼镜及实验外套。凡接触到标样的器皿都要用消毒剂浸泡半日后再清洗备用。尽可能使用 8 通道或 12 通道移液枪进行移液或加样操作，保证加样前后反应时间的一致性。

# 七、卫 生 学 评 价

现行国家标准《糕点、面包卫生标准》（GB7099-2003）中黄曲霉毒素 $B_1$ 限量值为 5μg/kg。2016 年 9 月 22 日起实施的《食品安全国家标准 糕点、面包》（GB7099-2015）删除了黄曲霉毒素 $B_1$ 限量指标，要求原料应符合相应的食品标准和有关规定，从源头上对包括黄曲霉毒素 $B_1$ 在内的有毒有害物质进行限制。根据《食品安全国家标准 食品中真菌毒素限量》（GB2761-2011）的要求，花生油和玉米油黄曲霉毒素 $B_1$ 的限量值为 20μg/kg；其他植物油脂黄曲霉毒素 $B_1$ 的限量值为 10μg/kg。

（李 蓉）

# 第二篇　综合性实验

## 第八章　营养状况评价与食谱编制

### 实验二十七　人体蛋白质营养状况评价

**案例 8-1**

张某，男，45岁，身高180cm，体重95kg，是一位银行职员。既往身体健康，一年前体检时被确诊患有糖尿病。张某平常非常不注意饮食和锻炼。自从确诊患有糖尿病后，他开始关注自己的健康问题了。他听人说，动物性食物吃多了对糖尿病患者不好，于是就很少吃鱼、禽、蛋、奶和瘦肉等，其他食物的进食量则较以往变化不大。最近他常感到身体乏力，食欲也不好，体重较以往有所下降，家人也说他的面色不如以前看上去健康了。张某自己阅读有关书籍了解到，他这种情况有可能是蛋白质营养不良。近日，他在某医科大学读书的女儿放假回家，知道父亲的情况后，立即带他到某医院的营养门诊咨询。

**问题：**

1. 假如当日值班的正好是你，你该从哪些方面评估张某的蛋白质营养状况？

人体营养状况的评价是通过营养调查或营养咨询来实现的。营养调查（包括营养咨询）包括4个方面：膳食调查、人体测量、人体营养水平的生化检验、营养相关疾病临床症状及体征的检查。结合张某的病史和临床表现，首先要从以上4个方面对其蛋白质营养状况进行评价。

## 一、膳　食　调　查

### （一）目的

了解不同地区，不同生活条件下的个体（或群体）通过膳食摄取的能量和营养素的数量以及质量，评定被调查者的营养需求得到满足的程度；了解其膳食构成、饮食习惯以及膳食中存在的问题。

**案例 8-1 分析讨论**

问题1：对张某每日摄入的食物种类和数量进行调查，了解其通过膳食摄入的能量和营养素的数量和质量，尤其是蛋白质的摄入情况，测定与蛋白质相关的生化指标如血清蛋白质水平，再结合病史、人体测量学指标和临床表现，评价其机体蛋白质的营养状况。

**问题：**

2. 如何了解他的蛋白质摄入情况？

### （二）方法

目前，我国采用的膳食调查的方法主要有称重法、记账法、回顾询问法、食物频率法及化学分析法等5种，不同膳食调查方法的优缺点及适用范围见表8-1。

**表 8-1 不同膳食调查方法的优缺点及适用范围**

| 调查方法 | 优点 | 缺点 | 适用范围 |
|---|---|---|---|
| 称重法 | 调查结果比较准确 | 花费的人力物力多，不适合大规模营养调查；易造成被调查者的膳食结构改变（应答偏倚）；被调查者的依从性比回顾法差；用于群体调查只能得到平均每人每日的食物消费量 | 个体、家庭或群体 |
| 记账法 | 操作简单；费用低；所需人力少；适用于大样本膳食调查，且易于为膳食管理人员掌握；可以调查较长时期的膳食；能进行全年不同季节的调查；得到的结果较准确 | 只能得到全家或群体中人均的膳食摄入量，难以分析个人的数据；须在调查期间详细记录用餐人数；对于没有详细账目的群体不适用 | 家庭、幼儿园、中小学校或部队等伙食账目完善、数据可靠的集体食堂等单位 |
| 24 小时回顾法（询问法） | 操作简便；所用时间短；应答者不需要较高文化；便于与其他相关因素进行分析比较；调查结果对于人群营养状况的分析也是有价值的 | 应答者对膳食的回顾依赖于短期记忆；容易产生遗漏，对食物摄入量的估计可能产生较大偏差；调查者要经过严格培训 | 家庭中个体的食物消耗状况调查；也适用于描述不同人群中个体的食物摄入情况 |
| 食物频率法 | 操作相对简便；结果基本可靠；可反映长期营养素的摄取模式；调查对象的饮食习惯不受影响；调查方法简单且费用低；调查结果可以作为研究慢性病与膳食模式关系的依据；可为在群众中进行膳食指导和营养教育提供参考 | 应答者的负担取决于问卷所列食物种类及量化过程的复杂性等；对食物份额大小的量化准确度不高；较长的食物频率调查表和较长的回顾时间经常会导致摄入量估计偏高；需要对过去较长时期内的食物进行回忆，当前的膳食结构可能影响对过去膳食的回顾，从而产生偏倚 | 对个体或群体的营养素摄入量进行分析和评价；结合其他调查方法，可估计和计算每日各种食物的摄入量和营养素摄入水平；该法经常用于膳食模式与某些慢性病关系的流行病学调查研究 |
| 化学分析法 | 调查结果最为准确 | 操作复杂；成本高 | 仅适于较小规模的调查和特殊研究（如某些营养素体内代谢情况、食物活性成分与慢性病的关系等） |

**案例 8-1 分析讨论**

问题 2：膳食调查比较常用的是 24 小时回顾询问法，也可以用称重法、称重法结合食物频率法、称重法结合 24 小时回顾法等进行。针对张某这样的个体，宜采用 24 小时膳食回顾法对其蛋白质的摄入情况进行调查。

**问题：**

3. 如何使调查结果更加准确？

### （三）时间及内容

**1. 膳食调查的时间** 不同的膳食调查方法所用的调查时间不一样。称重法一般 3～7 日；记账法和食物频率法的调查时间较长，一般为一个月或更长；回顾询问法一般是调查过去的 24 小时食物的摄入情况，也可连续调查 3 日；化学分析法一般只调查 1 日。

**2. 膳食调查的内容** 主要指通过各种手段和方法准确获得调查期间被调查者每人每日食用的食物品种和数量；通过调查食物储存、烹调和加工方法，了解并评价营养素的损失情况；饮食制度（餐次分配）以及进食环境和饮食卫生状况；过去的膳食情况、饮食习惯；被调查者的生理状况、疾病状况等。

**案例 8-1 分析讨论**

　　问题 3：本案例膳食调查的目的主要是评价张某膳食蛋白质的获得情况，以反映其机体蛋白质的营养状况。因此可以通过访谈的形式收集张某调查时刻以前 24 小时实际的膳食情况，并连续收集 3 日（通常取 2 个工作日和 1 个休息日）。为了获得更为准确的食物种类和数量信息，可列出当地居民经常食用食物供的清单、借助食物模型（或实物）或食物图谱、家庭常用的食物量具等，以便准确估计摄入食物的数量。

**问题：**

　　4. 如何判断张某的膳食结构是否合理？

### （四）结果分析与评价

　　**1. 膳食结构分析与评价**　　膳食结构是指食物的品种和数量在膳食中所占的比重。膳食结构评价的依据是中国居民平衡膳食宝塔。不同能量摄入水平的平衡膳食模式把食物分为九大类：①谷类；②蔬菜类；③水果类；④畜禽肉类；⑤蛋类；⑥水产类；⑦奶制品；⑧大豆；⑨烹调油。计算各类食物的摄入总量，与中国居民平衡膳食宝塔提出的不同能量摄入水平的平衡膳食模式进行比较，可对被调查者的膳食结构进行分析评价。

　　（1）在进行食物归类时，有些食物要进行折算才能相加。

　　1）大豆及豆制品的折算：豆制品需折算成大豆的量才能与大豆的量相加。豆制品以每 100g 中蛋白质的含量与每 100g 大豆中蛋白质的含量（35.1g）的比作为系数，折算成大豆的量来计算。

　　大豆及豆制品折算成大豆的量（g）=摄入量×蛋白质含量÷35.1

　　如案例 8-1 中张某早餐吃了 150g 豆腐（北），则相当于大豆的量的计算过程为：

　　首先查食物成分表，可知每 100g 豆腐（北）中蛋白质的含量为 12.2g，150g 豆腐（北）折算为大豆的量（g）=150×12.2÷35.1≈52（g），如张某早晨吃了 150g 的豆腐（北）则相当于吃了约 52g 的大豆。

　　2）奶类及奶制品的折算：奶制品需折算成鲜奶的量才能相加。奶制品以每 100g 中蛋白质的含量与每 100g 鲜奶中蛋白质的含量 3g 的比作为系数，折算成鲜奶的量来计算。

　　奶制品折算成鲜奶的量（g）=摄入量×蛋白质含量÷3

　　如张某早餐用 25g 奶粉（多维奶粉）冲泡后饮用，则相当于鲜奶的量的计算过程为：

　　查食物成分表可知，每 100g 奶粉（多维奶粉）中蛋白质的含量为 19.9g，25g 奶粉（多维奶粉）折算为鲜奶的量（g）=25×19.9÷3≈166（g），张某早晨吃了 25g 的奶粉（多维奶粉），则相当于吃了约 166g 的鲜奶。

　　（2）体力活动水平的分级：2000 年中国营养学会将我国居民的体力活动水平由原来的极轻、轻、中、重、极重 5 个劳动强度等级调整为 3 个等级，分别是轻、中、重体力活动。2013 版 DRI 沿用了这样的分级。

　　轻体力活动水平是指 75% 的时间坐或站立，25% 的时间站着活动，如办公室工作、修理电器钟表、销售、酒店服务、化学实验操作、讲课等。中体力活动水平是指 25% 的时间坐或站立，75% 的时间从事特殊职业活动，如学生日常活动、机动车驾驶、车床操作、金属切割和电工安装等。重体力活动是指 40% 的时间坐或者站立，60% 的时间从事特殊职业活动，如非机械农业劳动、炼钢、舞蹈、体育运动、装卸、采矿等。

　　（3）平衡膳食宝塔建议不同能量膳食的各类食物参考摄入量：对膳食结构进行分析与评价时，应根据能量摄入水平，将各类食物的实际摄入量与平衡膳食宝塔建议的不同能量水平的平衡膳食模式的食物量进行比较（表8-2），对被调查者的膳食结构进行分析评价，判断各类食物摄入量是否满足人体需要。也可以简化，把被调查者的体力活动水平按低、中、高3个不同水平进行分类比较，低能量约1800kcal，中等能量约2400kcal，高能量约2800kcal。

**表 8-2 不同能量需要水平的平衡膳食模式和食物量（g/d）**

| 食物种类（g） | 不同能量摄入水平（kcal） | | | | | | | | | | |
| --- | --- | --- | --- | --- | --- | --- | --- | --- | --- | --- | --- |
| | 1000 | 1200 | 1400 | 1600 | 1800 | 2000 | 2200 | 2400 | 2600 | 2800 | 3000 |
| 谷类 | 85 | 100 | 150 | 200 | 225 | 250 | 275 | 300 | 350 | 375 | 400 |
| —全谷物及杂豆 | 适量 | 适量 | 适量 | 50～150 | 50～150 | 50～150 | 50～150 | 50～150 | 50～150 | 50～150 | 50～150 |
| —薯类 | 适量 | 适量 | 适量 | 50～100 | 50～100 | 50～100 | 50～100 | 50～100 | 125 | 125 | 125 |
| 蔬菜 | 200 | 250 | 300 | 300 | 400 | 450 | 450 | 500 | 500 | 500 | 600 |
| —深色蔬菜 | 占所有蔬菜的1/2 | | | | | | | | | | |
| 水果 | 150 | 150 | 150 | 200 | 200 | 300 | 300 | 350 | 350 | 400 | 400 |
| 畜禽肉类 | 15 | 25 | 40 | 40 | 50 | 50 | 75 | 75 | 75 | 100 | 100 |
| 蛋类 | 20 | 25 | 25 | 40 | 40 | 50 | 50 | 50 | 50 | 50 | 50 |
| 水产类 | 15 | 20 | 40 | 40 | 50 | 50 | 75 | 75 | 75 | 100 | 125 |
| 奶制品 | 500 | 500 | 350 | 300 | 300 | 300 | 300 | 300 | 300 | 300 | 300 |
| 大豆 | 5 | 15 | 15 | 15 | 15 | 15 | 25 | 25 | 25 | 25 | 25 |
| 坚果 | — | 适量 | 适量 | 10 | 10 | 10 | 10 | 10 | 10 | 10 | 10 |
| 烹调油 | 15～20 | 20～25 | 20～25 | 20～25 | 25 | 25 | 25 | 30 | 30 | 30 | 35 |
| 食盐 | <2 | <3 | <4 | <6 | <6 | <6 | <6 | <6 | <6 | <6 | <6 |

（4）膳食结构的分析与评价：首先评价九大类食物的摄入是否有缺失的情况。如果有，则认为该被调查者膳食结构不合理，没有达到平衡膳食的要求；其次要比较各类食物的摄入量是否达到所在能量水平的平衡膳食模式的食物量。除烹调用油盐以外，其他各类食物的实际摄入量达到平衡膳食模式的食物量的90%或以上即为达到平衡膳食的要求，而烹调用油盐的摄入量不应高于平衡膳食模式的食物量，否则长期摄入会对机体健康产生不良影响。

总之，合理的膳食结构应该是符合我国膳食结构模式特点，即以粮谷类食物为主，蔬菜、水果、动物性食物和豆类及制品为辅，做到食物种类多样，荤素搭配合理，比例适宜，以满足不同人群的营养需要。

**案例 8-1 分析讨论**

> 问题4：本案例中张某的职业是银行职员，其体力活动水平可划定为轻体力活动。根据其24小时膳食调查结果，按照以上要求对其摄入的食物进行分类：①谷类；②蔬菜类；③水果类；④畜禽肉类；⑤蛋类；⑥水产类；⑦奶制品；⑧大豆；⑨烹调油。分别计算以上九类食物的摄入量，与平衡膳食宝塔建议的轻体力活动（即能量约1800kcal）的各类食物量进行比较，从而判断其膳食结构是否合理，能否达到平衡膳食的要求。
>
> **问题：**
> 5. 根据案例中提供的张某的人体测量学资料，对其营养状况进行判断。

**2. 能量和各种营养素摄入量的计算和评价**

（1）能量摄入量的计算和评价：蛋白质、脂肪和碳水化合物在体内代谢可产生能量供机体利用，称为产能营养素。每1g蛋白质、1g脂肪和1g碳水化合物在体内代谢产生的能量分别为4kcal、9kcal和4kcal。根据膳食调查的结果分别计算这三大产能营养素产生的能量、各自的供能比和一日三餐的供能比。

三大产能营养素产生的总能量应占参考摄入量的90%或以上；低于80%为供给不足，长期供给不足会导致营养缺乏；低于60%为缺乏，可能会对机体健康造成严重影响。蛋白质供能比=（蛋白质的摄入量×4）/总能量摄入量×100%；脂肪供能比=（脂肪的摄入量×9）/总能量摄入量×100%；碳水化合物供能比=（碳水化合物的摄入量×4）/总能量摄入量×100%。蛋白质、脂肪和碳水化合物供能比的参考标准是：蛋白质为10%～15%；脂肪为20%～30%；碳水化合物为50%～65%。同时计算三餐供能比，早餐供能比=早餐食物提供的能量/总能量摄入量×100%；午餐供能比=午餐食物提供的能量/总能量摄入量×100%；晚餐供能比=晚餐食物提供的能量/总能量摄入量×100%。三餐供能比的参考标准是：早餐25%～30%；午餐和晚餐30%～40%。或早、中、晚三餐供能比为3∶4∶3。

（2）各种营养素摄入量的计算和评价：根据膳食调查结果，分别计算宏量营养素和微量营养素的摄入量，与参考摄入量进行比较，判断被调查者各种营养素得到满足的程度。各种营养素摄入量的评价标准与能量的评价标准相同，即应占参考摄入量的90%或以上；低于80%为供给不足；低于60%为缺乏。

优质蛋白质摄入量评价标准为：优质蛋白质摄入量应＞总蛋白质摄入量的1/3（或30%～50%）。动物性食物提供的脂肪占总脂肪的50%。必需脂肪酸（亚油酸、α-亚麻酸）提供的能量应分别占总能量的4%和0.6%。饱和脂肪酸提供的能量应＜总能量的10%（4～17岁人群＜8%）；$n$-6多不饱和脂肪酸提供的能量占总能量的2.5%～9.0%；$n$-3多不饱和脂肪酸提供的能量占总能量的0.5%～2.0%；EPA＋DHA的摄入量应为0.25～2.0g/d（AMDR）。或多不饱和脂肪酸、单不饱和脂肪酸和多不饱和脂肪酸的比应为1∶1∶1。

---

**视窗**

### 主食和副食

主食是指餐桌上传统的主要食物，是人体所需能量的主要来源。由于主食是碳水化合物特别是淀粉的主要提供者，因此以淀粉为主要成分的稻米、小麦、玉米等谷类，以及土豆、甘薯等块茎类食物被不同地域的人们当作主食。一般来说，主食中多含有碳水化合物。副食是指除了米、面等主食以外，用以下饭的鸡鸭鱼肉、水果蔬菜等食物。副食不能作为膳食能量的主要来源，但副食能给人体提供丰富的蛋白质、脂肪、维生素和矿物质等营养成分，对人体健康有重要的作用。如果把主副食合理地搭配食用，互相取长补短，人体就可以获得较为全面的营养。

主食和副食是相对的，如果某一餐某人摄入富含能量的动物性食物过多，粮谷类或薯类食物摄入过少，该餐提供的能量以动物性食物为主时，则动物性食物就成为该餐的主食。当然，任何时候任何情况下都不应以副食替代主食，否则会对机体健康产生严重的不良影响。

---

**（五）膳食改进建议**

针对被调查者膳食中存在的问题，提出有针对性的改进建议。如增加豆类及奶类等摄入以增加优质蛋白质的摄入；减少烹调用油的使用量，改变油炸或油煎等不良烹调方法；蔬菜类烹调时采用凉拌或急火快炒等。

# 二、人体测量

人体测量资料可较好地反映机体的营养状况。不同年龄、不同性别的人选用的测量指标不同。成人人体测量的主要指标有身高、体重、上臂围、腰围、臀围和皮褶厚度等，其中身高和体重最为常用。

### （一）标准体重指数

标准体重指数也称为肥胖度，其计算公式为：

标准体重指数（%）=（实际体重—身高标准体重）/身高标准体重×100%

标准体重指数主要用于判断成人机体的营养状况。成人标准体重指数分级见表 8-3。

**表 8-3　成人标准体重指数分级表**

| 评价级别 | 标准体重指数 |
|---|---|
| 正常 | -10%～10% |
| 瘦弱 | <-10% |
| 重度瘦弱 | <-20% |
| 超重 | ≥10% |
| 肥胖 | ≥20% |
| 重度肥胖 | ≥50% |
| 病态肥胖 | ≥100% |

身高标准体重也称为理想体重，其计算公式为：

理想体重（kg）＝身高（cm）-100（Broca 公式）

理想体重（kg）＝身高（cm）-105（Broca 改良公式）

理想体重（kg）＝[身高（cm）-100]×0.9（平田公式）

我国比较适用的公式为 Broca 改良公式。

**案例 8-1 分析讨论**

问题 5：（1）该案例中，张某的性别为男，年龄 45 岁，身高 180cm，体重 95kg，其理想体重（kg）=180（cm）-105=75（kg）；其标准体重指数（%）=（95-75）/75×100%=27%，>20%，判断其为肥胖。

### （二）体重指数

体重指数（body mass index，BMI）也称为身体质量指数，是最常用的评价机体营养状况的指标，其计算公式为：BMI=体重（kg）/[身高（m）]$^2$。WHO、亚太地区和中国 BMI 的判定标准见表 8-4。

**表 8-4　WHO、亚太地区和中国 BMI 的判定标准**

| BMI | WHO | 亚太地区 | 中国 |
|---|---|---|---|
| 正常 | 18.5～25 | 18.5～23 | 18.5～24 |
| 轻度消瘦 | 17～18.5 | 17～18.5 | 17～18.5 |
| 中度消瘦 | 16～17 | 16～17 | 16～17 |
| 重度消瘦 | <16 | <16 | <16 |
| 超重 | 25～30 | 23～25 | 24～28 |
| 一级肥胖 | 30～34.9 | 25～29.9 | 28～29.9 |
| 二级肥胖 | 35～40 | 30～40 | 30～40 |
| 三级肥胖 | ≥40 | ≥40 | ≥40 |

**案例 8-1 分析讨论**

问题 5：（2）该案例中，张某的 BMI=95/1.8²=29.3＞24，判断其为肥胖。

**问题：**

6. 为进一步明确张某的蛋白质营养状况，还应做哪些检查？

### （三）腰围和腰臀围比

我国腰围（hip circumference）和腰臀围比（waist to hip ratio，WHR）的判断标准分别为：

腰围的判断标准：成年男性≥85cm，成年女性≥80cm 为肥胖。

腰臀围比的判断标准：成年男性≥0.9，成年女性≥0.85 为肥胖。

腰围和臀围一般使用衬有尼龙丝的塑料带尺（无伸缩性）测量。测量腰围时，让被测者站直，双手自然下垂，在其肋下缘与髂前上棘连线的中点做标志，用塑料带尺通过该中点测量。腰围测量的意义：测量腰围对于成人超重和肥胖的判断尤为重要，特别是腹型肥胖；腰围可以很好地预测腹部脂肪是否堆积过多，所以其是预测代谢综合征的较好指标；对于体重正常者，腰围增加也同样是患病风险升高的标志。

测量臀围时，让被测者站直，双手自然下垂，测量最大臀围，即耻骨联合和背后臀肌最凸处的体围周长。测量臀围的意义：臀围反映骻部骨骼和肌肉的发育情况，与腰围一起可以很好地评价和判断腹型肥胖；脂肪无论堆积在腰腹或内脏，都难以直接测量，所以腰臀围比是间接反映腹型肥胖的最好指标；腰臀围比越大，腹型肥胖程度越高。

### （四）上臂围和皮褶厚度

上臂围可以反映机体的营养状况，与体重密切相关。上臂围为肩峰至鹰嘴连线中点处的臂围长。5 岁以内上臂围的变化不大。上臂围的判断标准为：1～5 岁＞13.5cm 为营养良好；12.5～13.5cm 为营养中等；12.5cm 以下为营养不良。

皮褶厚度是衡量个体营养状况和肥胖程度较好的指标，主要反映局部皮下脂肪的堆积情况，对判断肥胖和营养不良有重要意义。WHO 推荐测量肩胛下、肱三头肌和脐旁 3 个测量点并把 3 处皮褶厚度的测量值相加。皮褶厚度的判断标准见表 8-5。

**表 8-5　成年男性、女性皮褶厚度的判断标准**

| 性别 | 瘦 | 中等 | 肥胖 |
| --- | --- | --- | --- |
| 男 | <10mm | <40mm | ≥40mm |
| 女 | <20mm | <50mm | ≥50mm |

## 三、人体营养水平的生化检验

生化检测客观、灵敏，对于人体营养水平的鉴定、营养素缺乏症的早期发现与预防治疗等，均具有重要的价值。

**案例 8-1 分析讨论**

问题 6：还应做一些与蛋白质有关的生化指标检查。该案例中未介绍张某任何生化检验指标，可根据实际情况，建议他做一些相关生化指标的检查，以判断其机体蛋白质营养状况。

**问题：**

7. 如何综合分析张某的机体蛋白质营养状况？

人体蛋白质营养水平生化检验参考指标见表 8-6。

**表 8-6　人体蛋白质营养水平生化检验参考指标**

| 检查项目 | 正常值范围 |
|---|---|
| 血清总蛋白 | 65～80g/L |
| 血清白蛋白 | 35～50g/L |
| 血清球蛋白 | 20～30g/L |
| 白/球 | （1.5～2.5∶1） |
| 空腹血中氨基酸总量/必需氨基酸量 | ＞2 |
| 血液比重 | ＞1.015 |
| 尿羟脯氨酸系数 | ＞2.0～2.5mmol/L 尿肌酐系数 |
| 游离氨基酸 | 40～60mg/L（血浆），65～90mg/L（红细胞） |
| 每日必然损失氮 | 男 58mg/kg，女 55mg/kg |

## 四、营养相关疾病临床症状及体征的检查

临床症状和体征的检查结果结合人体营养水平的生化检验结果，有利于判断机体的营养状况，尤其是有利于营养缺乏病的诊断。

蛋白质是生物体内一种极重要的高分子有机化合物，是一切生命的物质基础，没有蛋白质就没有生命。蛋白质占体重的 16%～19%，约占人体干重的 54%。人体的每个组织器官，包括毛发、皮肤、肌肉、骨骼、内脏、大脑、血液、神经、内分泌等，都是由蛋白质组成的，所以蛋白质对人的健康和生长发育非常重要。

尽管蛋白质对生命极其重要，但摄入过多也会对健康产生不良影响。

蛋白质摄入过多的危害：①蛋白质尤其是动物性食物蛋白质摄入过多，必定伴有过多动物脂肪的摄入；②摄入过多的动物蛋白质，会使含硫氨基酸摄入过多，从而增加机体钙质的丢失，引起骨质软化或骨质疏松；③蛋白质摄入过多时，其代谢过程需要摄入大量水分，势必增加肾的负担，尤其对肾功能受损者影响更大；④蛋白质摄入过多易导致同型半胱氨酸摄入的增加，而摄入较多的同型半胱氨酸的男性，其发生心脏疾病的风险会增加 2～3 倍；⑤摄入蛋白质过多可能与一些癌症相关，尤其是结肠癌、乳腺癌、肾癌、胰腺癌和前列腺癌。所以，应根据机体的需要摄入适量的蛋白质。

人体丢失体内蛋白质的 20% 以上，生命活动就会被迫停止。蛋白质缺乏往往与能量缺乏共存。蛋白质-能量营养不良是世界范围内常见的营养缺乏病，也是所有营养不良中最致命的一种，根据其临床表现分为消瘦型和水肿型两种类型。蛋白质-能量营养不良主要的症状是患者极易疲劳、表情淡漠、易被激惹、虚弱无力，严重者意识模糊，认知能力下降；主要体征是生长发育迟缓、体重下降、贫血、干瘦或水肿、易感染、腹泻、低血压、低体温和心动过速等。

## 五、营养调查结果的分析评价及建议

根据以上 4 个方面的调查结果，从膳食结构、能量和各种营养素摄入量、能量的营养素来源比、优质蛋白质占总蛋白质比例、三餐能量分配比、营养不足或过剩与营养相关疾病的因果关系等，综合分析评价其机体的营养状况。

**案例 8-1 分析讨论**

　　问题 7：根据案例提供的资料，结合与蛋白质有关的生化指标检验结果，从膳食调查、人体测量、人体营养水平的生化检验、营养相关疾病临床症状及体征的检查 4 个方面，综合分析张某机体蛋白质营养状况。膳食调查结果从分析张某蛋白质摄入量是否达到要求；蛋白质食物来源、储存条件、烹调加工方法是否有不合理之处；张某的饮食习惯、就餐方式是否合理等方面分析。

**问题：**

　　8. 如何对张某提出膳食改进建议？

**案例 8-1 分析讨论**

　　问题 8：根据营养调查结果，提出针对张某的科学合理的改进建议。如合理选择食物和科学搭配膳食、增加体育锻炼、合理摄入动物性食物和科学烹调加工，达到合理营养、促进健康的目的。

**问题：**

　　9. 如果他要求为其编制一周食谱，该如何编制？

（李永华）

# 实验二十八　食谱的编制

## 一、食谱编制的目的和意义

　　将每日各餐主、副食品的种类、数量和烹调方法排列成表即称为食谱。根据合理膳食的原则，把一日或一周各餐中主、副食的品种、数量、烹调方式、进餐时间作详细的计划并编排成表格形式，称为食谱的编制。一般来说，编制的食谱至少应是一周食谱，以便在一定的时间内达到食物之间的平衡摄入。随着计算机在食谱编制中的广泛应用，已经极大地节省了食谱编制的时间，提高了食谱编制的标准化程度和效率。

## 二、食谱编制的理论依据及编制原则

　　食谱编制的理论依据主要是中国居民膳食参考摄入量（DRIs），以能量需要量为基础，再以各类营养素的 DRIs 为参考评价所编制食谱是否合理。

　　食谱编制的原则可概括为：能量平衡原则，营养平衡原则，食物多样化和合理搭配原则，三餐分配合理原则，烹调方法合理和简单易行原则。

### （一）保证营养平衡

　　**1. 食物品种多样化，数量充足**　按照《中国居民膳食指南》（2016 年）的要求及就餐者的生理特点，应做到食物品种多样化，数量充足，既要能满足就餐者营养素及能量的需要又能防止过量。根据用餐者年龄、性别、劳动强度、生理状况和 DRIs（推荐摄入量和适宜摄入量），计算各种食物的用量，使平均每日的能量及营养素摄入能满足人体需要。

　　**2. 各营养素之间的比例要适宜**　除了全面达到能量和各种营养素的需求外，还要考虑到各种营养素之间比例适宜和平衡，充分利用不同食物中的各种营养素之间的互补作用，使其发挥最佳协同作用。

　　**3. 食物搭配要合理**　《中国居民膳食指南》（2016 年）的平衡膳食宝塔将食物分为谷薯类、蔬菜水果类、动物性食物（畜、禽、水产品、蛋、奶类）、大豆和坚果类、纯能量食物如烹调用油盐等 5 大类。推荐每日膳食应包含以上 5 大类食物，其中谷类、薯类和杂豆类的食物品种数平均每日 3 种以上，每周 5 种以上；蔬菜、菌藻和水果的品种数平均每日 4 种以上，每周 10 种以上；水产品、蛋、禽肉、畜肉类的品种数平均每日 3 种以上，每周 5 种以上；奶、大豆、坚果类的品种数平均每日 2 种，每周 5 种以上。食物多样用种类量化，《中国居民膳食指南》（2016 年）的一般人群膳食指南建议，平均每日不重复的食物种类数达 12 种以上，每周达 25 种以上，烹调用油盐不计算在内。按照一日三餐食物品种数分配，早餐至少摄入 4～5 个品种；午餐 5～6 个品种；晚餐 4～5 个品种，零食 1～2 个品种。对同一类食物可更换不同品种和烹调方法。尽量做到主食粗细搭配，粮豆混杂，有米有面，副食荤素兼备，有菜有汤，还应注意菜肴的色、香、味、形。注意成酸性食物与成碱性食物的搭配、主食与副食、杂粮与精粮、荤与素等食物的平衡搭配。

**4. 膳食制度要合理**  要定时定量进餐。

### （二）照顾饮食习惯，注意饭菜的口味

在可能的情况下，既要使膳食多样化，又要照顾就餐者的膳食习惯、进餐环境。注意烹调方法，做到色香味美、质地宜人、形状优雅。尽量使一周的菜不重复，每周更换一次食谱。

### （三）考虑季节和市场供应

编制食谱时应考虑当地不同季节的食物供应情况，主要是要熟悉市场可供选择的原料，并了解其营养特点。

### （四）兼顾经济条件

既要使食谱符合营养要求，又要使进餐者在经济上有承受能力，才会使食谱有实际意义。

# 三、食谱编制的方法

食谱编制的方法有营养成分计算法和食品交换份法。

### （一）计算法

下面以为张某编制食谱为例，详细介绍计算法编制食谱的步骤。

**1. 确定全天的能量需要量**  根据用餐对象的体力活动水平、年龄、性别确定用其全天所需的总能量。用餐者一日三餐供给的能量可参考 DRIs 中的能量需要量（estimated energy requirement，EER）确定，也可用计算的方法来确定。

集体就餐对象的能量需要量可以以就餐人群的基本情况或平均数值为依据，包括人员的平均年龄、平均体重及 80% 以上就餐人员的体力活动水平。如就餐人员的 80% 以上为中等体力的成年男性，则每日所需的能量为 2600kcal。

能量需要量只是提供了一个参考的目标，实际应用中还需参照用餐人员的具体情况加以调整，如根据用餐对象的胖瘦情况制订不同的能量需要量。因此，在编制食谱前应对用餐对象的基本情况有一个全面的了解，应当清楚就餐者的人数、性别、年龄、工作性质、机体条件、体力活动水平以及饮食习惯等。

> **案例 8-1 分析讨论**
>
> 问题 9：（1）该案例中的张某，男，45 岁，180cm，95kg，轻体力活动的糖尿病患者且存在肥胖，其全天能量需要量可以查阅中国居民膳食营养素参考摄入量（DRIs），也可以通过计算的方法获得。根据张某的体重和体力活动水平，参照表 8-7，则张某全天的总能量需要量（kcal）=标准体重×按需能量［kcal/（kg·bw）］=（180－105）×（20～25）=1500～1875（kcal），为方便计算，这里取中间值 1680kcal 作为张某全天的总能量需要量。

表 8-7  成年糖尿病患者的每日能量需要量[kcal/（kg·bw）]

| 体型 | 卧床 | 轻体力活动 | 中体力活动 | 重体力活动 |
|------|------|-----------|-----------|-----------|
| 正常 | 15～20 | 30 | 35 | 40 |
| 超重 | 20 | 25 | 30～35 | 35 |
| 肥胖 | 15 | 20～25 | 30 | 35 |
| 消瘦 | 20～25 | 35 | 40 | 40～45 |

**2. 确定三大产能营养素的数量**  为达到平衡膳食的目的,三种产能营养素提供的能量占总能量的比例应适宜。一般蛋白质占 10%～15%,脂肪占 20%～30%,碳水化合物占 50%～65%。以能量需要量和供能比为依据,确定三大产能营养素的数量。

> **案例 8-1 分析讨论**
>
> 问题 9:（2）已知张某全天的能量需要量为 1680kcal,按供能比蛋白质占 15%、脂肪占 25%、碳水化合物占 60% 计算,则张某全天三大产能营养素需要的数量分别为:蛋白质（g）=1680×15%÷4=63（g）,脂肪（g）=1680×25%÷9=47（g）,碳水化合物（g）=1680×60%÷4=252（g）。

**3. 三大产能营养素三餐分配**  一日三餐能量分配一般早餐占 20%～25%,午餐和晚餐均占 30%～40%。一日三餐能量分配比例也可按早:中:晚=3:4:3 来分配。同理,一日三餐三大产能营养素数量的分配比也应该与以上一日三餐能量的分配比例一致。

> **案例 8-1 分析讨论**
>
> 问题 9:（3）张某一日三餐三大产能营养素数量的分配比例按照早:中:晚=3:4:3 来分配,则:
>
> 早餐:蛋白质（g）=63×30%=18.9（g）,脂肪（g）=47×30%=14.1（g）,碳水化合物（g）=252×30%=75.6（g）。
>
> 午餐:蛋白质（g）=63×40%=25.2（g）,脂肪（g）=47×40%=18.8（g）,碳水化合物（g）=252×40%=100.8（g）。
>
> 晚餐:蛋白质（g）=63×30%=18.9（g）,脂肪（g）=47×30%=14.1（g）,碳水化合物（g）=252×30%=75.6（g）。

**4. 确定每餐主食的品种和数量**  主食品种的选择应根据就餐者的需要确定。我国北方地区习惯以面食作为主食,而南方地区习惯以大米作为主食,在此基础上注意主食品种的多样化,可在米、面、杂粮、杂豆类及制品中进行合理搭配,同时应注意主食的粗细搭配。由于粮谷类是碳水化合物的主要来源,因此主食的数量主要根据各类主食原料中碳水化合物的含量确定。

> **案例 8-1 分析讨论**
>
> 问题 9:（4）本案例中,张某为中年男性,肥胖的糖尿病患者,因此其主食应选择血糖生成指数（glycemic index, GI）相对低的食物。影响食物 GI 的因素及不同食物的 GI 值参见表 8-8、8-9。

表 8-8  影响食物 GI 的因素

| GI 的影响因素 | 使 GI 降低的因素 | 使 GI 升高的因素 |
|--------------|----------------|----------------|
| 淀粉的组成 | 支链淀粉减少 | 支链淀粉增多 |
| 单糖成分的性质 | 果糖、半乳糖 | 葡萄糖 |

续表

| GI 的影响因素 | 使 GI 降低的因素 | 使 GI 升高的因素 |
|---|---|---|
| 黏性纤维 | 胶体、β-葡聚糖含量增多 | 胶体、β-葡聚糖含量减少 |
| 其他成分 | 蛋白质、脂肪含量增多 | 蛋白质、脂肪含量减少 |
| 烹调/加工 | 半熟、冷冻压榨 | 压出水分，糊化、晒干、膨化 |
| 颗粒大小 | 大颗粒 | 小颗粒 |
| 成熟度和食品储藏 | 未成熟、生的，酸度、冷藏储存、时间长 | 熟透、新鲜 |
| α-淀粉酶限制因子 | 凝集素、植酸盐增多 | 凝集素、植酸盐减少 |

**表 8-9  常见食物的 GI 值**

| 食物名称 | GI | 食物名称 | GI |
|---|---|---|---|
| 荞麦面条 | 59.3 | 香蕉 | 52 |
| 荞麦馒头 | 66.7 | 梨 | 36 |
| 大米饭 | 83.2 | 葡萄 | 43 |
| 小麦面包 | 105.8 | 猕猴桃 | 52 |
| 馒头（富强粉） | 88.1 | 西瓜 | 72 |
| 扁豆 | 18.5 | 牛奶 | 27.6 |
| 绿豆 | 27.2 | 酸奶酪 | 33.0 |
| 豆腐干 | 23.7 | 老年奶粉 | 40.8 |
| 炖鲜豆腐 | 31.9 | 乳糖 | 46 |
| 绿豆挂面 | 33.4 | 蜂蜜 | 73 |
| 黄豆挂面 | 66.6 | 白糖 | 83.5 |
| 樱桃 | 22 | 葡萄糖 | 100 |
| 鲜桃 | 28 | 麦芽糖 | 105 |

注：GI 在 55 以下为低 GI 食物，55～70 之间为中 GI 食物，70 以上时为高 GI 食物

**案例 8-1 分析讨论**

问题 9：（5）根据上一步的计算，张某的早餐应含有碳水化合物 75.6g。

若以小米粥和馒头（富强粉）为主食，并分别提供 20% 和 80% 的碳水化合物。查食物成分表得知，每 100g 小米粥含碳水化合物 8.4g，每 100g 馒头含碳水化合物 44.2g，则早餐的主食分别为：

小米粥（g）=75.6g×20%÷8.4%= 180（g）

馒头（g）=75.6g×80%÷44.2%= 137（g）

午餐、晚餐主食的确定方法同早餐。

**5. 确定每餐副食的品种和数量**  副食品种和数量的确定，应在确定主食品种和数量的基础上，依据副食应提供的蛋白质的数量确定（根据蛋白质确定副食）。

蛋白质广泛存在于动、植物性食物中。粮谷类能提供非优质蛋白质，各类动物性食物和豆类及豆制品是优质蛋白质的主要来源。

　　副食包括各种菜肴，主要由动物性食物、豆类、蔬菜、水果等组成。动物性食物如鱼、禽、蛋、肉等可交替使用；大豆蛋白质富含赖氨酸等各种必需氨基酸，是植物性优质蛋白质，每日供给相当于15～25g大豆的制品，可提供6～10g的优质蛋白质；蔬菜和水果是维生素、矿物质和膳食纤维的主要来源，蔬菜每日参考摄入量300～500g，水果200～350g。应注意副食荤素搭配。

　　副食需要量的计算步骤如下：

　　（1）计算主食中含有的蛋白质量。

　　（2）用应摄入的蛋白质量减去主食中蛋白质量，即为副食应提供的蛋白质量。

　　（3）假设副食中的蛋白质2/3由动物性食物提供，1/3由豆制品提供，据此可求出各自的蛋白质量。

　　（4）查食物成分表并计算各种动物性食物及豆制品应供给的数量。

　　（5）确定蔬菜的品种和计算应供给的数量，要考虑微量营养素和膳食纤维的含量。

---

**案例8-1 分析讨论**

　　问题9：（6）仍然以张某的早餐为例。

　　1）已计算出张某早餐主食为180g的小米粥和137g的馒头，查食物成分表，100g小米粥含蛋白质1.4g，100g馒头含蛋白质6.2g，则早餐主食中含蛋白质（g）=180×1.4%+137×6.2%=11（g）。

　　2）张某早餐含蛋白质18.9g，副食应提供的蛋白质的量（g）=18.9−11=7.9（g）。

　　3）假设张某的副食2/3的蛋白质由鸡蛋提供，1/3由豆浆提供，则鸡蛋提供的蛋白质（g）=7.9×2/3≈5.3（g）；豆浆应提供的蛋白质（g）=7.9×1/3≈2.6（g）。

　　4）查食物成分表，每100g鸡蛋（红皮）含蛋白质12.8g，每100g豆浆含蛋白质1.8g。则张某的早餐应摄入鸡蛋（红皮）（g）=5.3÷12.8%≈41（g），豆浆（g）=2.6÷1.8%≈144（g）。

　　5）为张某的早餐已设计了180g的小米粥，137g的馒头，41g的鸡蛋（红皮）和144g的豆浆，蔬菜的摄入量应根据中国居民平衡膳食宝塔建议的量，并考虑季节、饮食习惯、与动物性食物和豆制品的搭配等确定。这里为张某设计的早餐蔬菜摄入量：黄瓜150g，大头菜100g。午餐、晚餐副食的确定方法同早餐。

---

　　**6. 确定每餐烹调用油和盐的量**　烹调用油的摄入应以植物油为主，也可以含有一定量的动物脂肪。每餐烹调用油的量是根据脂肪的量确定的（根据脂肪确定烹调油）。用该餐需要的脂肪的量减去主食、副食提供的脂肪的量，即为餐烹调用油的量。

---

**案例8-1 分析讨论**

　　问题9：仍然以张某的早餐为例。

　　（7）已知张某早餐脂肪的量是14.1g。

　　查食物成分表，100g小米粥含脂肪1.4g，100g馒头（富强粉）含脂肪1.2g，100g鸡蛋（红皮）含脂肪11.1g，100g豆浆含脂肪0.7g。以上食物共含脂肪（g）=180×1.4%+137×1.2%+41×11.1%+144×0.7%≈9.7（g）。

　　张某早餐烹调油（g）=14.1−9.7=4.4（g）。

　　根据中国居民膳食指南，成人每日食盐的摄入量不超过6g。编制一餐食谱，食盐的用量为1～2g。设计张某的早餐盐的量为2g。

　　午餐、晚餐烹调油和盐的确定方法同早餐。

---

　　**7. 编制一日食谱**　根据以上计算的每餐主食、副食的品种和数量，编制一日三餐的食谱。

案例 8-1 分析讨论

问题9：以张某早餐食谱的编制为例。

（8）张某的早餐：小米粥1碗（180g）；馒头（富强粉）1个（140g）；鸡蛋（红皮）1个（可食部约40g）；豆浆1碗（150ml）；凉拌黄瓜1份（黄瓜150g，香油2g，盐1g）；清炒大头菜半份（大头菜100g，花生油2.5g，盐1g）。

午餐、晚餐食谱的编制同早餐。

**8. 食谱的重新计算** 利用食物成分表，计算以上每餐所设计的食物提供的能量和各种营养素，并把能量和各种营养素累计相加，即可计算出1日食谱中各种食物提供的能量和各种营养素的总量。

**9. 食谱的评价和调整** 对食谱进行营养评价是一个分析、调整和使其更合理化的过程。评价该食谱能否满足营养需求，并发现某些营养素的缺乏，以便及时进行调整和纠正是其主要目的。

值得注意的是，编制食谱时，不必严格要求每份食谱的能量和各种营养素均与DRIs保持一致。一般情况下，每日的能量、蛋白质、脂肪和碳水化合物的量出入不应该很大，其他营养素以一周为单位进行计算、评价既可。

根据食谱的编制原则，食谱的评价应该包括以下几方面：

（1）食谱中所含五大类食物是否齐全，是否做到了食物种类多样化。

（2）各类食物的量是否充足。

（3）全天能量和营养素摄入是否适宜。

（4）三餐能量分配是否合理，是否保证了早餐能量和蛋白质的供应。

（5）优质蛋白质占总蛋白的比例是否恰当。

（6）三种产能营养素的供能比例是否适宜。

进行食谱评价时，应计算每份食谱提供的能量和各种营养素的含量、餐次比例、能量来源、食物来源等内容，与DRIs进行比较，相差在10%上下，可认为合乎要求，否则要增减或更换食品的种类或数量。

以下是评价食谱是否科学、合理的过程：

（1）首先按类别将食物归类排序，并列出每种食物的数量，与中国居民平衡膳食宝塔进行比较。

（2）计算每种食物含有的各种营养素的量，并将所有食物中的各种营养素分别累计相加。

（3）将计算结果与DRIs中同年龄同性别人群的数值比较，进行评价。

（4）分别计算蛋白质、脂肪、碳水化合物三种营养素提供的能量及占总能量的比例。

（5）计算出动物性及豆类食物提供的蛋白质占总蛋白质的比例。

（6）计算三餐提供能量的比例。

**10. 编制一周食谱** 一日食谱确定后，可根据用餐者的饮食习惯、当地食物供应情况等因素在同类食物中更换品种和烹调方法，编排一周食谱。并注意烹调方法的科学合理，做到色、香、味俱全，以保证营养素摄入充足。

**（二）食物交换份法**

该法是将常用食物按其所含营养素量的近似值归类，计算出每类食物每份所含的营养素值和食物质量，然后将每类食物的内容列出表格供交换使用，最后，根据不同能量需要，按蛋白质、脂肪和碳水化合物的合理分配比例，计算出各类食物的交换份数和实际重量，并按每份食物等值交换表选择食物。该法对患者和正常人都适用，此处仅介绍正常人食谱的编制。

**1. 食物的分类** 中国营养学会把食物划分为五大类。

第一类：谷类及薯类。谷类包括米、面、杂粮，薯类包括马铃薯、甘薯、木薯等。主要提供碳水化合物、蛋白质、膳食纤维、B 族维生素。

第二类：动物性食物。包括肉、禽、鱼、奶、蛋等。主要提供蛋白质、脂肪、矿物质、维生素 A、B 族维生素和维生素 D。

第三类：豆类和坚果类。包括大豆、其他干豆类及花生、核桃、杏仁等坚果类。主要提供蛋白质、脂肪、膳食纤维、矿物质、B 族维生素和维生素 E。

第四类：蔬菜、水果和菌藻类。包括鲜豆类、根茎类、叶菜类、茄果类和各种菌藻类等。主要提供膳食纤维、矿物质、维生素 C、胡萝卜素、维生素 K 及有益健康的植物化学物。

第五类：纯能量食物。包括动植物油、淀粉、食用糖和酒类。主要提供能量，植物油还可以提供维生素 E 和必需脂肪酸。

食物的划分及所含的营养素见表 8-10。

**表 8-10　食物的类别及所含的营养素**

| 类别 | 每份重量<br>（g） | 能量<br>（kcal） | 蛋白质<br>（g） | 脂肪<br>（g） | 碳水化合物<br>（g） | 提供的主要营养素 |
|---|---|---|---|---|---|---|
| 谷薯类 | 25 | 90 | 2 | – | 20 | 碳水化合物、膳食纤维、B 族维生素、蛋白质 |
| 动物性食物 | 160（奶类） | 90 | 5 | 5 | 6 | 蛋白质、脂肪、矿物质、维生素 A、B 族维生素 |
|  | 50（肉蛋类） | 90 | 9 | 6 |  |  |
| 豆类及坚果类 | 25（豆类） | 90 | 9 | 4 | 4 | 蛋白质、脂肪、膳食纤维、矿物质、B 族维生素 |
|  | 15（坚果类） | 90 | 4 | 7 | 2 |  |
| 蔬菜及水果类 | 500（蔬菜） | 90 | 5 | – | 17 | 膳食纤维、矿物质、维生素 C、胡萝卜素 |
|  | 200（水果） | 90 | 1 | – | 21 |  |
| 纯能量食物 | 10 | 90 | – | 10 | – | 能量、维生素 E 和必需脂肪酸 |

一定重量的同类食物，所含的蛋白质、脂肪、碳水化合物和能量相似，一般以能量为食物交换份的确定和衡量标准。不同类食物交换份的能量提供值可以不同，但是为使用和比较方便，常将产生 90kcal 能量的食物重量作为 1 个交换份。

**2. 各类食物的每单位食物交换代量表**　见表 8-11～表 8-16。

**表 8-11　谷类和薯类食物交换代量表**

| 食物 | 重量（g） | 食物 | 重量（g） | 食物 | 重量（g） |
|---|---|---|---|---|---|
| 大米、小米、糯米、薏米 | 25 | 各种挂面、龙须面 | 25 | 烧饼、烙饼、馒头 | 35 |
| 高粱米、玉米渣 | 25 | 马铃薯 | 100 | 咸面包、窝窝头 | 35 |
| 面粉、米粉、玉米面 | 25 | 绿豆、红豆、芸豆、干豌豆 | 25 | 生面条、魔芋 | 35 |
| 混合面、通心粉 | 25 | 干粉条、干莲子 | 25 | 马铃薯 | 100 |
| 燕麦片、荞麦片 | 25 | 油条、油饼、苏打饼干 | 25 | 鲜玉米（中等大小，带棒心） | 200 |

注：每份谷、薯类食物大约可提供能量 378KJ（90kcal）、蛋白质 4g、碳水化合物 38g

**表 8-12　动物性食物交换代量表**

| 食物 | 重量（g） | 食物 | 重量（g） | 食物 | 重量（g） |
|---|---|---|---|---|---|
| 熟火腿、香肠 | 20 | 熟酱牛肉、熟酱鸭 | 35 | 虾、青虾、鲜贝 | 100 |
| 半肥半瘦猪肉 | 25 | 鸡蛋粉 | 15 | 蟹肉、水浸鱿鱼 | 100 |
| 熟叉烧肉（无糖） | 35 | 鸡蛋（一大个带壳） | 60 | 水发海参 | 350 |
| 午餐肉、大肉肠 | 35 | 鸭蛋、松花蛋（一大个带壳） | 60 | 奶粉 | 20 |
| 瘦猪、牛、羊肉 | 50 | 鹌鹑蛋（六个带壳） | 60 | 脱脂奶粉 | 200 |

续表

| 食物 | 重量（g） | 食物 | 重量（g） | 食物 | 重量（g） |
|---|---|---|---|---|---|
| 带骨排骨 | 50 | 鸡蛋清 | 150 | 奶酪 | 25 |
| 鸭肉 | 50 | 带鱼 | 80 | 牛奶 | 160 |
| 鹅肉 | 50 | 草鱼、鲤鱼、甲鱼、比目鱼 | 80 | 羊奶 | 160 |
| 兔肉 | 100 | 大黄鱼、鳝鱼、黑鲢、鲫鱼 | 100 | 无糖酸奶 | 130 |

注：每份动物性食物大约可提供能量378KJ（90kcal）、蛋白质10g、脂肪5g、碳水化合物2g

**表8-13 豆类和坚果类食物交换代量表**

| 食物 | 重量（g） | 食物 | 重量（g） | 食物 | 重量（g） |
|---|---|---|---|---|---|
| 腐竹 | 20 | 北豆腐 | 100 | 葵花籽（带壳） | 25 |
| 大豆（黄豆） | 25 | 南豆腐 | 150 | 西瓜籽（带壳） | 40 |
| 大豆粉 | 25 | 豆浆 | 400 | 南瓜籽（带壳） | 25 |
| 豆腐丝、豆腐干 | 50 | 核桃、杏仁 | 25 | 花生米 | 25 |

注：每份豆类和坚果类食物大约可提供能量378kJ（90kcal）、蛋白质9g、脂肪4g、碳水化合物4g

**表8-14 蔬菜类食物交换代量表**

| 食物 | 重量（g） | 食物 | 重量（g） | 食物 | 重量（g） |
|---|---|---|---|---|---|
| 大白菜、圆白菜、菠菜、油菜 | 500 | 芥蓝菜、瓢菜、小白菜 | 500 | 倭瓜、南瓜、花菜 | 350 |
| 韭菜、茴香、茼蒿 | 500 | 空心菜、苋菜、龙须菜 | 500 | 扁豆、洋葱、蒜苗 | 250 |
| 芹菜、甘蓝、莴笋、油菜苔 | 500 | 绿豆芽、鲜蘑、水发海带 | 500 | 胡萝卜 | 200 |
| 西葫芦、西红柿、冬瓜、苦瓜 | 50 | 白萝卜、青椒 | 400 | 山药、荸荠、藕 | 150 |
| 黄瓜、茄子、丝瓜 | 500 | 茭白、冬笋 | 400 | 茨菇、百合、芋头 | 100 |

注：每份蔬菜大约可提供能量378kJ（90kcal）、蛋白质5g、碳水化合物17g。

**表8-15 水果类食物交换代量表**

| 食物 | 重量（g） | 食物 | 重量（g） | 食物 | 重量（g） |
|---|---|---|---|---|---|
| 柿、香蕉、鲜荔枝（带皮） | 150 | 李子、杏（带皮） | 200 | 黄瓜、茄子、丝瓜 | 500 |
| 梨、桃、苹果（带皮） | 200 | 葡萄（带皮） | 200 | 草莓 | 300 |
| 橘子、橙子、柚子（带皮） | 200 | 香蕉、山楂、荔枝 | 150 | 西瓜、芒果、梨 | 500 |
| 李子、苹果、枇杷 | 200 | 猕猴桃（带皮） | 200 | 鲜枣 | 100 |

注：每份水果大约可提供能量378kJ（90kcal）、蛋白质1g、碳水化合物21g

**表8-16 油脂类食物交换代量表**

| 食物 | 重量（g） | 食物 | 重量（g） | 食物 | 重量（g） |
|---|---|---|---|---|---|
| 生油、香油（1汤匙） | 10 | 豆油 | 10 | 牛油 | 10 |
| 玉米、菜子油（1汤匙） | 10 | 红花油（1汤匙） | 10 | 羊油 | 10 |
| 花生油 | 10 | 猪油 | 10 | 黄油 | 10 |

注：每份油脂类食物大约可提供能量378kJ（90kcal）、脂肪10g

**3. 按照《中国居民平衡膳食宝塔》中的要求确定食物数量** 表8-2列出了机体在不同能量需要水平时，各类食物的参考摄入量，适用于一般健康人群。应用时要根据个人的年龄、性别、身高、体重、体力活动水平、季节等适当调整。

**4. 计算食物的交换份数** 以一位在办公室工作的中年男性为例，可根据轻等体力活动水平能量需要量（2400kcal）来计算他的食物交换份数。用 2400kcal 摄入水平各类食物参考摄入量除以各类食物的每份交换代量，即可得到每份食物的交换份数。经计算，相当于 17 份谷薯类食物交换份、1～2 份果蔬类食物交换份、4 份肉蛋奶等动物性食物交换份、1～2 份豆类和坚果类食物交换份、3 份油脂类食物交换份。将这些食物安排到一日三餐中，即可制成食谱。

值得注意的是，食物交换代量表的交换单位不同，折合的食物交换份数也不同。这些食物分配到一日三餐中可以这样安排：

早餐：牛奶 250g、白糖 20g、面包 150g、大米粥 25g

午餐：饺子 200g（瘦猪肉末 50g、白菜 300g）、小米粥 25g、炝芹菜 200g

加餐：苹果 200g

晚餐：米饭 150g、鸡蛋 2 个、炒莴笋 150g、（全日烹调用油 25g）

还可以根据食物交换表，改变其中的食物种类，这样安排：

早餐：糖三角 150g、高粱米粥 25g、煎鸡蛋 2 个、咸花生米 15g

午餐：米饭 200g、瘦猪肉丝 50g、炒菠菜 250g

加餐：梨 200g

晚餐：烙饼 100g、大米粥 25g、炖大白菜 250g、北豆腐 100g（全日烹调用油 20g）

在运用食物交换份法制订食谱时，也应遵循食物多样化、同类互换的基本原则。但应注意，一般是同类食物进行互换，当然也可以在四组食物内部互换。另外，水果一般不和蔬菜互换，坚果类油脂含量高，如安排 1 份，则可减少烹调油的用量。

食物交换份法是一种比较粗略的食谱编制方法。其优点是简单易行，易于被非专业人员掌握，因而有广泛的实用性。在实际应用中，可将计算法与食物交换份法结合使用，首先用计算法确定食物的需要量，再用食物交换份法确定食物种类及数量。

（李永华）

# 实验二十九　糖尿病患者饮食治疗计划的设计

## 一、目的和意义

通过学生自己设计实验，使学生掌握膳食调查中营养计算的方法，能够给糖尿病患者设计饮食治疗计划，掌握糖尿病患者营养治疗的原则及制订方法。

## 二、饮食治疗计划设计的理论依据与原则

食品交换份法是国内外普遍采用的糖尿病饮食治疗计划设计的方法。每一个食物交换份的任何食物所含的能量相似（多定为 90kcal），一个交换份的同类食物中蛋白质、脂肪、碳水化合物等营养素含量相似。因此，在制订饮食治疗计划时同类食物中的各种食物可以互换。

## 三、饮食治疗计划设计的要求

按照《中国居民膳食指南》的要求，以膳食营养素参考摄入量为依据确定需要的能量和各种营养素的量，并考虑食物种类、数量、餐次分配的合理性，使膳食既要满足用餐者的营养需要，又要防止过量。

# 四、饮食治疗计划设计的步骤

## （一）课前准备

（1）要求学生查阅文献资料，5 人/组，设计一套完整的糖尿病饮食治疗计划的方案。

（2）设计调查表，以问卷的形式收集病例资料（提示：调查内容包括患者的一般资料、病史及相关临床资料、生活及饮食习惯、是否采用饮食治疗、饮食治疗的效果及存在的问题等）。

（3）对糖尿病患者进行问卷调查。

（4）分组讨论并研究与糖尿病营养治疗有关的病例资料。

（5）为患者设计 1 周的食谱。

（6）调整食谱：根据粗配食谱中选用食物的用量，计算该食谱的能量及各种营养素含量，并与膳食营养素参考摄入量进行比较，如果不在 80%～100%范围，则应进行调整，至符合要求为止。

（7）营养指导：指导患者如何进行同类食物等值互换，如何用血糖指数选择食物，如何选用合适的烹调加工方法等。并提出患者营养治疗的要点及注意事项，提出糖尿病患者营养治疗效果的评价方法。

（8）制作课件，在课堂上以 PPT 的形式进行讲解。

## （二）课堂交流与讨论

每组派一名代表以 PPT 的形式上台展示 10 分钟。针对各组展示的 PPT 内容，同学之间以答辩的形式进行讨论。老师引导并总结。

## （三）案例

> **案例 8-2**
> 患者王某，男性，51 岁，身高 172.5cm，体重 80kg，糖尿病病史 12 年，劳动强度为中体力劳动，空腹血糖 9.7mmol/L，尿糖（++）。
> **问题：**
> 参考下列步骤，采用食物交换份法为该患者制订饮食治疗计划。

**1. 计算一日所需能量和食物交换份** 根据体型和体力活动水平查表 8-17 得该患者一日所需的能量。该患者体重指数（BMI）为 26.9（$80/1.725^2$），体重属超重，其标准体重为 67.5kg（172.5－105）。按体型和中等体力劳动查表 8-17，该患者一日所需能量应为：67.5kg×30kcal/（kg·d）=2025（kcal）。

**表 8-17　成年糖尿病患者能量需要量 [kcal/（kg·d）]**

| 体型 | 卧床 | 轻体力 | 中等体力 | 重体力 |
| --- | --- | --- | --- | --- |
| 消瘦 | 25～30 | 35 | 40 | 45～50 |
| 正常 | 20～25 | 30 | 35 | 40 |
| 肥胖 | 15 | 20～25 | 30 | 35 |

一日所需能量=标准体重（kg）×每千克体重所需要的能量（按患者体型查上表）

**2. 确定一日所需各类食物交换份** 查表 8-18 得各类食物交换份（26 份）。

**3. 确定餐次分配** 全天饮食能量可按（1/5、2/5、2/5）、（1/3、1/3、1/3）或（1/7、2/7、2/7、2/7）的比例分配。将各类食物交换份合理地分配到一日三餐中，加餐食物从正餐中扣除。

表 8-18 不同能量所需的各组食品交换份数

| 能量（kcal） | 谷类（份） | 蔬菜（份） | 肉类（份） | 乳类（份） | 水果（份） | 油脂（份） | 合计（份） |
|---|---|---|---|---|---|---|---|
| 1000 | 6 | 1 | 2 | 2 | 0 | 1 | 12 |
| 1200 | 7 | 1 | 3 | 2 | 0 | 1.5 | 14.5 |
| 1400 | 9 | 1 | 3 | 2 | 0 | 1.5 | 16.5 |
| 1600 | 9 | 1 | 4 | 2 | 1 | 2 | 19 |
| 1800 | 11 | 1 | 4 | 2 | 1 | 2 | 21 |
| 2000 | 13 | 1.5 | 4.5 | 2 | 1 | 2 | 24 |
| 2200 | 15 | 1.5 | 4.5 | 2 | 1 | 2 | 26 |
| 2400 | 17 | 1.5 | 5 | 2 | 1 | 2 | 28.5 |

**4. 食谱编制** 根据患者的饮食习惯、经济条件和市场供应情况等将上述食物交换份转化为具体的食物品种和用量（表 8-19）。先确定一日食谱，再按照等值食物交换份法，编制一周食谱。

**5. 调整食谱** 根据粗配食谱中选用的食物的用量，计算该食谱的营养成分，并与患者的膳食营养素参考摄入量（推荐摄入量或适宜摄入量）进行比较，如果不在 80%~100% 范围内，则应进行调整，直至符合要求。

**6. 营养指导** 指导患者如何进行同类食物等值互换，如何选择食物，如何选用合适的烹调加工方法等。

表 8-19 等值食物交换表

| 食物类别 | 小类别 | 能量 | 食物名称 | 重量（g） | 食物名称 | 重量（g） |
|---|---|---|---|---|---|---|
| 谷薯类（每份） | 米类、杂粮类 | 90kcal | 大米、小米、糯米、薏米 | 25 | 高粱米、玉米渣、玉米 | 25 |
| | 面类 | 90kcal | 面粉、米粉、玉米面、小米面 | 25 | 生挂面、龙须面 | 25 |
| | | | 燕麦片、荞麦面、筱麦面 | 25 | | |
| | 面食类 | 90kcal | 油饼、油条 | 25 | 馒头、花卷、烙饼、咸面包、烧饼、咸面包、窝窝头、切面 | 35 |
| | 杂豆类 | 90kcal | 红豆、绿豆、芸豆、赤豆、 | 25 | 豌豆、蚕豆 | 25 |
| | 薯类 | | 马铃薯、红薯、白薯 | 100 | 山药 | 125 |
| | | 90kcal | 通心粉、干粉条、莲子 | 25 | 湿粉皮 | 150 |
| | | 90kcal | 凉粉 | 400 | 银耳 | 25 |
| | 糕点类 | 90kcal | 苏打饼干 | 25 | 蛋糕 | 25 |
| | | 90kcal | 江米条 | 20 | 桃酥、麻花 | 25 |
| 水果（每份） | | 90kcal | 苹果、葡萄、李子、柚子、菠萝、樱桃、枇杷 | 200 | 猕猴桃、柿子、杏、芒果、柠檬、哈密瓜 | 250 |
| | | | 山楂、香蕉、鲜荔枝、橙子、蜜橘、苹果、梨 | 150 | 鲜枣 | 70 |

续表

| 食物类别 | 小类别 | 能量 | 食物名称 | 重量（g） | 食物名称 | 重量（g） |
|---|---|---|---|---|---|---|
| 水果（每份） | | | 草莓、木瓜 | 300 | 西瓜 | 80 |
| | | | 桃（1大个） | 175 | 荔枝、桂圆 | 125 |
| | | | 葡萄干 | 40 | 柿子、西瓜 | 80 |
| 鱼、禽、肉、蛋类（每份） | 鱼虾类 | 90kcal | 鱼（各种） | 80 | 泥鳅 | 90 |
| | | 90kcal | 虾（各种） | 100 | 鲜贝、海参、鱿鱼 | 120 |
| | | | 蟹肉 | 150 | 扇贝 | 150 |
| | 蛋类 | 90kcal | 鸡蛋、鹌鹑蛋 | 55 | 鸭（鹅）蛋 | 50 |
| | 畜肉类 | 90kcal | 猪肉（肥瘦、后臀尖） | 25 | 猪大排、猪小排、叉烧肉、火腿 | 30 |
| | | | 猪肉（里脊）、猪肉（瘦） | 60 | 午餐肉、火腿肠、酱牛肉 | 40 |
| | | | 香肠、牛肉干 | 15 | 牛肉 | 90 |
| | | | 羊肉、驴肉、马肉 | 80 | | |
| | 畜肉内脏类 | 90kcal | 猪耳 | 50 | 猪肝、猪心、羊肝 | 70 |
| | | | 猪舌、牛舌 | 40 | 猪血 | 150 |
| | | | 牛肝 | 60 | | |
| | 禽肉类、禽肉内脏类 | 90kcal | 鸡肉、鸡肝、鸡胗、鹅肝 | 70 | 鸭肉、鹅肉、鸽肉 | 40 |
| | | | 北京烤鸭、鸡翅、鸡腿 | 50 | 鸭血 | 90 |
| | | | 鸡爪、鸭舌 | 35 | 鸭掌 | 60 |
| 豆制品类（每份） | 豆腐 | 90kcal | 北豆腐 | 100 | 南豆腐 | 150 |
| | 豆制品 | 90kcal | 腐竹 | 25 | 豆腐丝、豆腐干、油豆腐 | 50 |
| | | | 大豆、大豆粉 | 25 | 豆浆 | 400 |
| 乳类（每份） | | 90kcal | 淡牛乳 | 110ml | 脱脂乳粉、乳酪 | 25 |
| | | | 淡炼乳 | 60ml | | |
| 油脂、干果类（每份） | 油脂类 | 90kcal | 牛油、羊油、猪油 | 10 | 花生油、菜籽油、红花油、混合油、葵花籽油、辣椒油、麦胚油、色拉油、椰子油、玉米油、芝麻油 | 10 |
| | 干果类 | 90kcal | 松子、杏、山核桃（熟）、腰果、榛子 | 15 | 栗子（熟） | 40 |
| | | | 花生、葵花籽、南瓜子、芝麻 | 15 | 莲子（干） | 25 |
| 蔬菜（每份） | 叶茎类 | 90kcal | 白菜、茼蒿、苋菜 | 500 | 圆白菜、芹菜、豆瓣菜 | 500 |
| | 苔、花类 | 90kcal | 油菜、花菜 | 500 | | |
| | 瓜、茄类 | 90kcal | 西葫芦、茄子、青椒 | 500 | 西红柿、黄瓜 | 500 |
| | 菌藻类 | 90kcal | 鲜蘑菇、湿海带 | 500 | | |
| | 根茎类 | 90kcal | 白萝卜、茭白 | 500 | | |
| | 鲜豆类 | 90kcal | 鲜豇豆 | 250 | 鲜豌豆 | 100 |
| | | | 胡萝卜 | 200 | 藕 | 150 |

（麻微微）

# 实验三十 肥胖患者食谱的编制

**案例 8-3**

李某，男，45 岁，身高 170cm，体重 84kg，会计，血糖、血脂、血压等指标均正常。

**问题：**

为其制作一日食谱。

## 一、目的和意义

肥胖的发生与不良的饮食行为密切相关，纠正不良的饮食习惯、科学饮食有助于控制体重、预防肥胖相关代谢紊乱的发生。

## 二、食谱设计的理论依据与食谱编制原则

### （一）理论依据

肥胖的形成是能量摄入和消耗失衡的结果。控制总能量的摄取是预防和治疗肥胖的首要原则。

### （二）食谱编制原则

**1. 限制总能量** 能量限制要逐渐降低、避免骤然降至最低安全水平以下，应适可而止。辅以适当的体力活动，增加能量消耗。对于患者实际体重和标准体重差距过大的成年肥胖患者和儿童少年肥胖患者，可采用循序渐进的方法控制总能量摄取，因为如果短时间内能量摄入减少过多不仅不利于健康，还难以坚持，达不到良好的控制体重效果。

**2. 适量的蛋白质** 蛋白质提供的能量以占总能量的 20%～30%为宜，并选用高生物价蛋白，如牛乳、鱼、鸡、鸡蛋清、瘦肉等。

**3. 限制脂肪** 膳食脂肪摄入量应控制在其提供的能量占总能量的 25%～30%。烹调用油应选用含不饱和脂肪酸高的植物油。

**4. 限制糖类** 为防止酮症和出现负氮平衡，糖类提供的能量应控制在占总能量 40%～55%。控制升糖指数高的食物的摄取。每人每日食物纤维的摄入量不低于 25g 为宜。

**5. 限制食盐和嘌呤** 食盐能致口渴和刺激食欲。多食不利于肥胖症的治疗，食盐的摄入量以 3～6g/d 为宜。嘌呤可增进食欲和加重肝肾代谢负担，故含高嘌呤的动物内脏应加以限制，如动物肝、心、肾等。

**6. 烹调方法及餐次** 宜采用蒸、煮、烧、氽、烤等烹调方法，忌用油煎、油炸的方法，煎炸食品含脂肪较多，并刺激食欲，不利于治疗。进食餐次应因人而异，通常为每日 3～5 餐。

**7. 戒酒** 因每 1ml 纯乙醇可产热 7kcal 左右，须严加控制。

**8. 足够的维生素和矿物质** 多进食蔬菜。蔬菜中含有丰富的维生素，且能量低，并有饱腹感；食品应多样化，切忌偏食。

## 三、科学配餐的要求

在控制总能量摄取的基础上，合理的产能营养素的供能比、选择低血糖生成指数的食物、保障维生素和矿物质等微量营养素的供应同样重要。

## 四、营养食谱的设计步骤

以成人肥胖患者为例，应用计算法设计食谱。

准备工作：了解患者的工作、家庭经济情况、口味。准备食物成分表、DRIs、食谱表格。

## （一）标准体重

$$标准体重（kg）=身高-105$$

**案例 8-3 分析讨论**
（1）李某的标准体重为：170-105=65（kg）。

### （二）判断体型

可根据肥胖度或 BMI 来判断。

肥胖度=[（实际体重-标准体重）]×100%/标准体重。肥胖度在±10%范围内视为正常；在±10%～±20%范围内分别视为超重或消瘦；肥胖度超过±20%视为肥胖或极度消瘦。

BMI=体重/身高$^2$，判断标准见表 8-20。

**表 8-20　BMI 评价标准**

| 体型 | BMI |
| --- | --- |
| 消瘦 | <18.5 |
| 正常 | 18.5～23.9 |
| 超重 | 24～28 |
| 肥胖 | >28 |

**案例 8-3 分析讨论**
（2）李某的BMI=84/1.7$^2$=29，为肥胖体型。

### （三）确定每日所需的能量

一个人每日所需能量与身高、体重、活动量大小、体型胖瘦有关（表 8-21）。根据标准体重、体型确定每日所需的能量。日需能量（kcal）=标准体重（kg）×每日每 kg 体重所需能量（kcal）。

轻体力活动：工作时有 75%时间坐或站立，25%时间站着活动，如办公室工作、修理电器钟表、售货、酒店服务、化学实验操作、讲课等。

中等体力活动：工作时有 25%时间坐或站立，75%时间从事特殊职业活动，如学生日常活动、机动车驾驶、电工安装、车床操作、金工切割等。

重体力活动：工作时有 40%时间坐或站立，60%时间从事特殊职业活动，如非机械化农业劳动、炼钢、舞蹈、体育运动、装卸、采矿等。

**表 8-21　成年人每日能量需要量估算表 [kcal/（kg·bw）]**

| 体型 | 体力活动水平 | | | |
| --- | --- | --- | --- | --- |
| | 极轻体力 | 轻体力 | 中体力 | 重体力 |
| 消瘦 | 35 | 40 | 45 | 45～55 |
| 正常 | 25～30 | 35 | 40 | 45 |
| 超重 | 20～25 | 30 | 35 | 40 |
| 肥胖 | 15～20 | 20～25 | 30 | 35 |

注：年龄超过 50 岁者，每增加 10 岁，比规定值减 10%左右

**案例 8-3 分析讨论**
（3）李某为轻体力活动、肥胖体型，其每日能量需要量应为 20～25kcal/（kg·bw），取中间值 22.5kcal/（kg·bw），按照以上公式计算李某日需要摄入的能量为 1462.5kcal。

### （四）确定宏量营养素膳食目标

按照碳水化合物、蛋白质、脂肪提供的能量分别占总能量 50%～65%、20%～25%、20%～30%计算每日需要摄入的宏量营养素的量。

**案例 8-3 分析讨论**
（4）李某的宏量营养素供能比确定为碳水化合物 50%、蛋白质 25%、脂肪 25%；摄入量确定为碳水化合物 183g、蛋白质 91g、脂肪 41g。

## （五）制定三餐的能量和营养素摄取目标

一日三餐能量分配比例可按早：中：晚=3：4：3来分配。同理，一日三餐三大产能营养素的分配比也应该与以上一日三餐能量的分配比例一致。

> **案例 8-3 分析讨论**
> （5）李某的三餐供能比确定为，早餐438.75kcal、中餐585kcal、晚餐438.75kcal。
> 李某的三餐碳水化合物摄入量确定为，早餐55g、中餐73g、晚餐55g。
> 李某的三餐蛋白质摄入量确定为，早餐27g、中餐36g、晚餐27g。
> 李某的三餐脂肪摄入量确定为，早餐12g、中餐17g、晚餐12g。

## （六）确定各餐蔬菜和水果的摄入量

蔬菜推荐量为500g，通常按照1/5、2/5、2/5的比例安排在三餐中。

水果推荐量为200～400g。可结合患者饮食习惯，安排在特定的餐次中。

> **案例 8-3 分析讨论**
> （6）建议李某摄入蔬菜500g，其中早餐100g、中餐200g、晚餐200g；水果200g，计划安排在中餐后摄入。

## （七）确定各餐主食摄入的种类，计算摄入量

人体的碳水化合物主要由主食和植物性副食（蔬菜和水果）提供，一般绿叶蔬菜碳水化合物含量大约在3%（鲜豆类除外）。

每餐主食提供的碳水化合物量=该餐次碳水化合物总量-蔬菜碳水化合物含量-水果碳水化合物含量。

参照患者的饮食习惯，合理安排主食的品种及数量。

按照食物成分表（如面粉含碳水化合物74.3%、大米含碳水化合物76.8%）确定主食的用量。

> **案例 8-3 分析讨论**
> （7）李某早餐：蔬菜安排凉拌油菜（用料油菜100g），主食的碳水化合物量=55-100×3%=52g。早餐吃馒头、米粥，碳水化合物分配比为3：2，分别需要面粉42g（52×3/5÷74.3%）、大米27g（52×2/5÷76.8%）。
> 李某中餐：蔬菜安排西兰花100g、西红柿100g、芦柑200g，主食的碳水化合物量=73-100×3%-100×4%-200×10%=46g。主食为米饭，需用大米的量=46÷76.8%=60g。
> 李某晚餐：蔬菜安排茼蒿100g、芹菜100g，含碳水化合物为（100+100）×2.7%=5.4g。主食安排大米，需要量=（55-5.4）÷76.8%=65g。

## （八）确定各餐动物性副食摄入的种类，计算摄入量

一般主食蛋白质含量为10%、蔬菜蛋白质含量为2%，从总的蛋白质摄入量中去除主食和蔬菜所含蛋白质，余下为动物性副食的蛋白质摄入量。

参考患者的饮食习惯，合理安排动物性副食的品种及提供蛋白质的比例。

按照食物成分表，确定动物性副食各品种需要的数量。

**案例8-3 分析讨论**

（8）李某早餐动物性副食蛋白质含量=早餐蛋白质含量—主食蛋白质含量—蔬菜蛋白质含量=27-（42+27）×10%-100×2%=18g。李某早餐安排动物性副食为煮鸡蛋和酱牛肉。查食物成分表，一个鸡蛋约50g，蛋白质含量为12.8%；牛肉蛋白质含量为19.8%，需要59g牛肉。

李某中餐动物性副食蛋白质含量=中餐蛋白质含量—主食蛋白质含量—蔬菜蛋白质含量=36-60×10%-200×2%=26g。中餐动物性副食安排为猪里脊肉和小黄鱼，蛋白质摄入量小黄鱼占2/3、猪里脊肉占1/3；而猪里脊肉和小黄鱼蛋白质含量分别为20.2%、17.9%，故需要猪里脊肉48g（26×1/3÷17.9%）、小黄鱼86g（26×2/3÷20.2%）。

李某晚餐动物性副食蛋白质含量=晚餐蛋白质含量—主食蛋白质含量—蔬菜蛋白质含量=27-65×10%-200×2%=16.5g。晚餐动物性副食安排为卤猪耳朵，猪耳朵蛋白质含量为22.5%，需要用量=16.5g÷22.5%=73g。

### （九）确定三餐烹饪油的用量

按照食物成分表，确定各种主食和动物性副食的脂肪含量。每餐烹饪油用量=该餐次脂肪摄入总量—主食脂肪含量—动物性副食脂肪含量。

**案例8-3 分析讨论**

（9）李某早餐脂肪含量：主食脂肪含量：面粉（42g×1.1%）+大米（27g×2%）=1g；动物性副食脂肪含量：鸡蛋50g×11.1%+牛肉59g×2.1%=6.79g。早餐烹饪用油：12-1-6.79=4.2g，转移至晚餐。

李某中餐脂肪含量：主食脂肪含量：大米60g×2.2%=1.3g，动物性副食脂肪含量：猪里脊肉48g×7.9%+小黄鱼86g×3%=6.3g。烹饪油用量：17-1.3-6.3=9.4g。

李某晚餐脂肪含量：主食脂肪含量：大米65g×2.2%=1.4g，动物性副食脂肪含量：猪耳73g×11.1%=8.1g，烹饪油用量=4.5+12-1.4-8.1=7g。

### （十）配置一日食谱

**案例8-3 分析讨论**

（10）李某的早餐：馒头、米粥、煮鸡蛋、酱牛肉、凉拌油菜。
中餐：米饭、炒肉西兰花、凉拌西红柿、清蒸小黄鱼。
晚餐：米饭、卤猪耳朵、炒茼蒿、炒芹菜。

### （十一）食谱调整

对拟定的食谱进行营养素含量的计算，根据计算结果进行食谱调整，最终确定食谱。

注：儿童少年日能量需要量=基础代谢能量×运动指数×生长发育能耗指数；孕妇日能量需要量=基础代谢能量×体力活动水平×95%+500kcal

**案例8-3 分析讨论**

（11）由于李某早餐通常食物吃得比较少，所以将早餐的鸡蛋调整到中餐，副食改为番茄炒蛋。

（张晓宏）

# 第九章 食物营养标签的制作

## 实验三十一 食物营养标签的制作及应用

**案例 9-1**
某食品厂 100g 水饺的主要原料：面粉 30g、猪肥瘦肉 25g、香菇 10g、芹菜 15g；调料：葱 5g、姜 2g、酱油 3g、大豆油 7g、盐 0.5g。
**问题：**
制作一份猪肉香菇芹菜馅速冻水饺的营养标签。

## 一、实 验 目 的

掌握食品营养标签的内容、制作方法及格式，掌握食品营养标签的应用，了解国内外食品营养标签的发展及现状，了解中国食品营养标签法规的发展。

## 二、实 验 内 容

### （一）确定营养成分检验项目

《食品安全国家标准　预包装食品营养标签通则》（GB 28050-2011）要求营养标签强制标示的内容包括能量及核心营养素蛋白质、脂肪、碳水化合物、钠的含量值及占营养素参考值（nutrient reference value，NRV）的百分比，其他成分可选择性标示。当标示其他成分时，应采取适当形式使能量和核心营养素的标示更加醒目。

**案例 9-1 分析讨论**
（1）考虑检测成本等因素，该厂决定只标示强制标示的项目。

### （二）获得营养成分含量的方法

获得营养成分含量的方法有产品检测和原料计算两种方法。

**1. 直接检测**　选择国家标准规定的检测方法，在没有国家标准方法的情况下，可选用AOAC 推荐的方法或公认的其他方法，通过检测产品直接得到营养成分含量数值。

营养成分检测应首先选择国家标准规定的检测方法。现行的国家标准规定的核心营养素检测方法具体如下：

GB5009.5-2010《食品安全国家标准　食品中蛋白质的测定》；

GB/T5009.6-2003《食品中脂肪的测定》；

GB5009.4-2010《食品安全国家标准　食品中灰分的测定》；

GB5009.3-2010《食品安全国家标准　食品中水分的测定》；

GB 5009.88-2014《食品安全国家标准　食品中膳食纤维的测定》；

GB5009.91-2003《食品中钠、钾的测定》；

总碳水化合物=100−蛋白质−脂肪−水分−灰分−膳食纤维；

能量（kJ）=17×蛋白质（g）+17×碳水化合物（g）+37×脂肪（g）+膳食纤维×8。

拥有实验室的食品生产企业可以自检，但需要通过国家或地方的计量认证或实验室认可；也可以委托其他有资质的实验室检验。

**2. 间接计算** 利用原料的营养成分含量数据，根据原料配方计算获得；利用可信赖的食物成分数据库数据，根据原料配方计算获得。可用于计算的原料营养成分数据来源有：供货商提供的检测数据；企业产品生产研发中积累的数据；权威机构发布的数据，如《中国食物成分表》。如《中国食物成分表》未包括相关内容，可参考以下资料：美国农业部的 *USDA National Nutrient Database for Standard Reference*、英国食物标准局和食物研究所的 *McCance and Widdowson's the Composition of Foods* 或其他国家的权威数据库资料。

> **案例 9-1 分析讨论**
> （2）根据食物成分表计算得，100g 该水饺的营养成分含量为碳水化合物 22.8g、蛋白质 7.1g、脂肪 16.6g、钠 458mg，通过计算得到 100g 该水饺含能量 1125kJ。

### （三）制作营养标签

**1. 计算食品营养成分含量占 NRV 的百分比** NRV 是专用于食品营养标签，用于比较食品营养成分含量的参考值，是在中国居民膳食参考摄入量（DRIs）的基础上，并结合我国居民膳食消费习惯和消费量制定的，大致可以满足正常成人的营养需要。NRV 是一套适用于所有预包装食品营养标签的单一数值，但 4 岁以下的婴幼儿食品和孕妇食品标签除外（表 9-1）。

**表 9-1 中国食品标签营养素参考值**

| 营养素 | NRV | 营养素 | NRV | 营养素 | NRV |
|---|---|---|---|---|---|
| 能量 | 8400kJ（2 000kcal） | 维生素 B$_1$ | 1.4mg | 磷 | 700mg |
| 蛋白质 | 60g | 维生素 B$_2$ | 1.4mg | 钾 | 2000mg |
| 脂肪 | ≤60g | 维生素 B$_6$ | 1.4mg | 钠 | 2000mg |
| 饱和脂肪酸 | ≤20g | 维生素 B$_{12}$ | 2.4μg | 镁 | 300mg |
| 胆固醇 | ≤300mg | 维生素 C | 100mg | 铁 | 15mg |
| 碳水化合物 | 300g | 烟酸 | 14mg | 锌 | 15mg |
| 膳食纤维 | 25g | 叶酸 | 400μgDFE | 碘 | 150μg |
| 维生素 A | 800μgRE | 泛酸 | 5mg | 硒 | 50μg |
| 维生素 D | 5μg | 生物素 | 30μg | 铜 | 1.5mg |
| 维生素 E | 14mg α-TE | 胆碱 | 450mg | 氟 | 1mg |
| 维生素 K | 80μg | 钙 | 800mg | 锰 | 3mg |

把营养成分数值代入以下公式，计算营养成分占 NRVs 的百分比：

$$某营养成分占 NRV\% = \frac{食品中某营养素含量}{该营养素 NRV} \times 100\%$$

**2. 确定营养成分表标示值**　预包装食品中能量和营养成分的含量应以每 100 克（g）和（或）每 100 毫升（ml）和（或）每份食品可食部中的具体数值来标示。当用份标示时，应标明每份食品的量。份的大小可根据食品的特点或推荐量规定。营养成分表中强制标示和可选择性标示的营养成分的名称和顺序、标示单位、修约间隔、"0"界限值应符合表 9-2 的规定。当不标示某一营养成分时，依序上移。当某食品营养成分含量低微，或其摄入量对人体营养健康的影响微不足道时，允许标示"0"的数值。可标示的"0"的界限值如表 9-2。

**表 9-2　能量和营养成分名称、顺序、表达单位、修约间隔和"0"界限值**

| 能量和营养成分 | 表达单位* | 修约间隔 | "0"的界限值（每 100g 或 100ml**） |
|---|---|---|---|
| 能量 | 千焦（kJ） | 1 | ≤17 |
| 蛋白质 | 克（g） | 0.1 | ≤0.5 |
| 脂肪 | 克（g） | 0.1 | ≤0.5 |
| 饱和脂肪（酸） | 克（g） | 0.1 | ≤0.5 |
| 反式脂肪（酸） | 克（g） | 0.1 | ≤0.3 |
| 单不饱和脂肪（酸） | 克（g） | 0.1 | ≤0.1 |
| 多不饱和脂肪（酸） | 克（g） | 0.1 | ≤0.1 |
| 胆固醇 | 毫克（mg） | 1 | ≤5 |
| 碳水化合物 | 克（g） | 0.1 | ≤0.5 |
| 糖（乳糖***） | 克（g） | 0.1 | ≤0.5 |
| 膳食纤维（或单体成分，或可溶性、不可溶性膳食纤维） | 克（g） | 0.1 | ≤0.5 |
| 钠 | 毫克（mg） | 1 | ≤5 |
| 维生素 A（视黄醇） | 微克视黄醇当量（μg RE） | 1 | ≤8 |
| 维生素 D | 微克（μg） | 0.1 | ≤0.1 |
| 维生素 E | 毫克 α-生育酚当量（mg α-TE） | 0.01 | ≤0.28 |
| 维生素 K | 微克（μg） | 0.1 | ≤1.6 |
| 维生素 $B_1$（硫胺素） | 毫克（mg） | 0.01 | ≤0.03 |
| 维生素 $B_2$（核黄素） | 毫克（mg） | 0.01 | ≤0.03 |
| 维生素 $B_6$ | 毫克（mg） | 0.01 | ≤0.03 |
| 维生素 $B_{12}$ | 微克（μg） | 0.01 | ≤0.05 |
| 维生素 C（抗坏血酸） | 毫克（mg） | 0.1 | ≤2.0 |
| 烟酸（烟酰胺） | 毫克（mg） | 0.01 | ≤0.28 |
| 叶酸 | 微克（μg）或微克叶酸当量（μg DFE） | 1 | ≤8 |
| 泛酸 | 毫克（mg） | 0.01 | ≤0.10 |
| 生物素 | 微克（μg） | 0.1 | ≤0.6 |
| 胆碱 | 毫克（mg） | 0.1 | ≤9.0 |
| 磷 | 毫克（mg） | 1 | ≤14 |
| 钾 | 毫克（mg） | 1 | ≤20 |

续表

| 能量和营养成分 | 表达单位* | 修约间隔 | "0"的界限值（每100g或100ml**） |
|---|---|---|---|
| 镁 | 毫克（mg） | 1 | ≤6 |
| 钙 | 毫克（mg） | 1 | ≤8 |
| 铁 | 毫克（mg） | 0.1 | ≤.03 |
| 锌 | 毫克（mg） | 0.01 | ≤0.3 |
| 碘 | 微克（μg） | 0.1 | ≤3.0 |
| 硒 | 微克（μg） | 0.1 | ≤1.0 |
| 铜 | 毫克（mg） | 0.01 | ≤0.03 |
| 氟 | 毫克（mg） | 0.01 | ≤0.02 |
| 锰 | 毫克（mg） | 0.01 | ≤0.06 |

*营养成分的表达单位可选择表格中的中文或英文，也可以两者都使用。**当某营养成分含量数值≤"0"界限值时，其含量应标示为"0"；使用"份"的计量单位时，也要同时符合每100g或100ml的"0"界限值的规定。***在乳及乳制品的营养标签中可直接标示乳糖

**3. 数据修约** 对数据进行必要的修约，使数据表达符合相应的法规规范。修约间隔是修约值的最小数值单位，是制定修约保留位数的一种方式。营养成分数值的修约规则根据GB/T 8170《数值修约规则》的有关规定执行。为统一标示格式和方便消费者，每种营养成分数值的修约间隔见表9-2。修约间隔为1，表明将数值修约到个数位；修约间隔为0.1，表明将数值修约到1位小数；修约间隔为0.01，表明将数值修约到2位小数。

**4. 营养标签的推荐格式** 推荐的营养标签的基本格式有5种表格格式（表9-3～表9-7）和1种文字格式，可任选其一。文字格式：包装的总面积小于100cm$^2$的食品，如进行营养成分标示，允许用非表格的形式，并可省略营养素参考值（NRV）的标示。根据包装特点，营养成分从左到右横向排开，或者自上而下排开。

营养成分/100g：能量××kJ，蛋白质××g，脂肪××g，碳水化合物××g，钠××mg。

表9-3 营养成分表*

| 项目 | 每100克（g）或100毫升（ml）或每份 | 营养素参考值% 或 NRV% |
|---|---|---|
| 能量 | 千焦（kJ） | % |
| 蛋白质 | 克（g） | % |
| 脂肪 | 克（g） | % |
| 碳水化合物 | 克（g） | % |
| 钠 | 毫克（mg） | % |

*仅标示能量和核心营养素的营养标签

表9-4 营养成分表*

| 项目 | 每100克（g）或100毫升（ml）或每份 | 营养素参考值% 或 NRV% |
|---|---|---|
| **能量** | 千焦（kJ） | % |
| **蛋白质** | 克（g） | % |
| **脂肪** | 克（g） | % |
| ——饱和脂肪 | 克（g） | % |
| 胆固醇 | 毫克（mg） | % |

续表

| 项目 | 每 100 克（g）或 100 毫升（ml）或每份 | 营养素参考值% 或 NRV% |
|---|---|---|
| **碳水化合物** | 克（g） | % |
| ——糖 | 克（g） | |
| 膳食纤维 | 克（g） | % |
| **钠** | 毫克（mg） | % |
| 维生素 A（视黄醇） | 微克视黄醇当量（mg RE） | % |
| 钙 | 毫克（mg） | % |

*标注更多营养成分的营养标签。能量和核心营养素应采取适当形式使其醒目

**表 9-5 营养成分表***

| 项目/Items | 每 100 克( g )或 100 毫升( ml )或每份 per 100g( ml )or per serving | 营养素参考值% 或 NRV% |
|---|---|---|
| 能量/energy | 千焦（kJ） | % |
| 蛋白质/protein | 克（g） | % |
| 脂肪/fat | 克（g） | % |
| 糖类/carbohydrate | 克（g） | % |
| 钠/sodium | 毫克（mg） | % |

*附有外文的营养标签

**表 9-6 营养成分表***

| 项目 | 每 100 克（g）/100 毫升（ml）或每份 | 营养素参考值% 或 NRV% | 项目 | 每 100 克（g）/100 毫升（ml）或每份 | 营养素参考值% 或 NRV% |
|---|---|---|---|---|---|
| 能量 | 千焦（kJ） | % | 碳水化合物 | 克（g） | % |
| 蛋白质 | 克（g） | % | 钠 | 毫克（mg） | % |
| 脂肪 | 克（g） | % | — | — | % |

*横排格式的营养标签。根据包装特点，可将营养成分从左到右横向排开，分为两列或两列以上进行标示

**表 9-7 营养成分表***

| 项目 | 每 100 克（g）或 100 毫升（ml）或每份 | 营养素参考值% 或 NRV% |
|---|---|---|
| 能量 | 千焦（kJ） | % |
| 蛋白质 | 克（g） | % |
| 脂肪 | 克（g） | % |
| 碳水化合物 | 克（g） | % |
| 钠 | 毫克（mg） | % |

*附有营养声称和（或）营养成分功能声称的格式。

营养声称如：低脂肪××。

营养成分功能声称如：每日膳食中脂肪提供的能量比例不宜超过总能量的 30%。

营养声称、营养成分功能声称可以在标签的任意位置。但其字号不得大于食品名称和商标。

**5. 营养声称选择** 营养声称是对食品营养特性的描述和声明，是营养标签的一个重要组成部分。营养声称包括含量声称和比较声称。

（1）含量声称：是描述食品中能量或营养成分含量水平的声称。声称用语包括"含有"、"高"、

"低"或"无"等。

（2）比较声称：是与消费者熟知的同类食品的营养成分含量或能量值进行比较以后的声称。声称用语包括"增加"或"减少"等。

**6. 营养成分功能声称** 是某营养素可以维持人体正常生长、发育和生理功能等作用的声称。我国《预包装食品营养标签通则》规定当能量或营养素含量符合相应要求，企业可在规定的标准用语中选择一条或多条营养素功能声称，标准用语不得删改和添加。

值得注意的是，营养声称和营养成分功能声称可以在标签的任意位置，但字号不得大于食品名称和商标。

**7. 营养标签的核定和归档** 根据营养素参考数值计算、营养声称判断，绘制营养标签。所有检验单、计算、报告等编号归档保存 1 年以上，标明档案名称、日期、产品说明等。建立用于营养标签的营养成分表。营养成分表可选择竖排或横排格式。

**8. 免除强制标示营养标签的预包装食品范围** 根据我国的《预包装食品营养标签通则》，下列食品包装上可以不标示营养标签：生鲜食品，如包装的生肉、生鱼、生蔬菜与水果、禽蛋等；乙醇含量≥0.5%的饮料酒料；包装总表面积≤100cm² 或最大表面面积≤20cm² 的食品；现制现售的食品；包装的饮用水；每日食用量≤10g 或 10ml 的预包装食品；其他法律法规标准规定可以不标示营养标签的预包装食品。

---

**案例 9-1 分析讨论**

（3）根据该产品的检测数据，制定营养标签如下（表9-8）。

**表 9-8　营养成分表**

| 项目 | 每 100g | NRV % |
|---|---|---|
| 能量 | 1125kJ | 13% |
| 蛋白质 | 7.1g | 12% |
| 脂肪 | 16.6g | 28% |
| 碳水化合物 | 22.8g | 8% |
| 钠 | 458mg | 23% |

---

**（四）营养标签的应用**

**1. 应用食品营养标签了解食品的营养特性** 认识每100g（100ml）或每份某食品中能量和主要营养素含量的具体数值和占营养素参考值的百分比（NRV%），可了解该食品的基本营养特性，如低钠、低糖、高纤维等。

**2. 应用食品营养标签合理选择与搭配食物** 比较不同食物中营养成分含量或能量值的高低，帮助理智选择食品。

**3. 应用食品营养标签积累营养健康知识** 营养标签中的营养声称和营养成分功能声称不仅仅是向消费者传达食品的营养属性，更能向消费者传递大量的营养健康知识，是对消费者进行营养宣教的重要工具。消费者通过阅读食品营养标签，可丰富自己的营养学知识，从而帮助自己养成良好的饮食习惯。

**4. 方便对食品的监督和管理** 方便对食品的监督和管理，也增加了食品的竞争能力。

（张晓宏）

# 第十章 生乳的检验

## 实验三十二 生乳的卫生质量检验

生乳是从符合国家有关要求的健康奶畜乳房中挤出的无任何成分改变的常乳。产犊后 7 日的初乳、应用抗生素期间和休药期间的乳汁、变质乳不应用作生乳。

## 一、实验目的

了解我国生乳食品安全标准及某些特殊意义的生乳检验项目、方法、内容及判定标准，掌握生乳各项卫生学检验的实际意义。

## 二、实验方法

### （一）感官检查

新鲜全脂牛乳呈不透明的白色或略带黄色，脱脂乳和掺水乳呈清白色，乳清呈半透明的黄绿色。白色是由于酪蛋白酸钙及磷酸钙复合物的微粒子和微细的脂肪球对光线的不规则反射和折射所产生。淡黄色来源于饲料中的胡萝卜素、叶黄素和维生素 $B_2$。鲜乳具有乳香味，微甜。乳香味来自挥发性脂肪酸（乙酸、甲酸较多），加热香味变浓，冷却后减弱，长时间加热则失去香味。甜味来自乳糖。生乳的感官检查是生乳检验首先进行的检验指标，也是日常生活中人们判定生乳能否食用的最常用方法。

**1. 采样**  根据检验目的可直接采取瓶装成品生乳；也可从牛舍的奶桶中采样，这时应注意先将牛乳混匀，采样器应事先消毒。一般采样量为 200～250ml。

**2. 检查**  取适量试样置于 50ml 烧杯中，在自然光下观察色泽和组织状态。闻其气味，用温开水漱口，品尝滋味。

**3. 评价标准**  依据《食品安全国家标准 生乳》（GB19301-2010），生乳应在感官检查中符合以下要求：

（1）色泽：呈乳白色或微黄色。

（2）滋味、气味：具有乳固有的香味，无异味。

（3）组织状态：呈均匀一致的液体，无凝块、无沉淀、无正常视力可见异物。

### （二）相对密度测定

参照《食品安全国家标准 生乳相对密度的测定》（GB5413.33-2010）。

**1. 实验原理**  生乳主要由水、脂肪、蛋白质、糖类（主要是乳糖）、盐类等按一定比例构成，这些成分构成了生乳固有的理化性质，如生乳的密度、折光率等比较稳定，常将它们作为评价生乳卫生质量的指标。生乳的相对密度用密度计进行测定，根据读数经查表可得相对密度的结果。20℃/4℃（即 $\rho_4^{20}$）是 20℃的牛乳重量与同体积、4℃、纯水的重量之比。

**2. 主要仪器**

（1）密度计：20℃/4℃。

（2）温度计（0～100℃）。

（3）玻璃圆筒或 200～250ml 量筒，圆筒高度应大于密度计的长度，其直径大小应使在沉入密度计时其周边和圆筒内壁的距离不小于 5mm。

**3. 实验步骤**

（1）测定样品温度：将乳样混匀，用温度计测定其温度，一般应在 10～25℃范围内。

（2）移入量筒：将乳样沿筒壁小心倒入玻璃圆筒或量筒中，注意应尽量不产生泡沫。

（3）读数：用手握住密度计上端，小心地沉入乳样品中到相当刻度 30℃处，并让它在样品中自由浮动，但不能与玻璃量筒内壁接触。静止 2～3 分钟后，眼睛平视生乳液面的高度，读出密度计的刻度（以液面凹线为准）。

**4. 结果计算** 根据乳样温度和密度计的读数，直接查乳温度换算表，将密度计读数换算成 20℃时的读数，再按式（10-1）计算。

$$\rho_4^{20} = \frac{X}{1000} + 1.000 \qquad\qquad （10\text{-}1）$$

式中，$\rho_4^{20}$——样品的相对密度；$X$——密度计读数。

**5. 注意事项**

（1）当用 20℃/4℃密度计，温度在 20℃时，将读数代入公式，相对密度即可直接计算；不在 20℃时，要查表 10-1 换算成 20℃时的度数，然后代入公式计算。

（2）生乳的相对密度一般为 1.028～1.034，掺水后比重降低；脱脂或加入无脂干物质（如淀粉）后使相对密度升高。如果牛奶既脱脂又加水，则相对密度可能无变化，这就是牛奶的"双掺假"。因此，单纯根据生乳相对密度并不能全面、准确地判定其卫生质量。

**表 10-1　密度计读数变为温度 20℃时的度数换算表**

| 密度计数 | 生乳温度（℃） | | | | | | | | | | | | | | | |
|---|---|---|---|---|---|---|---|---|---|---|---|---|---|---|---|---|
| | 10 | 11 | 12 | 13 | 14 | 15 | 16 | 17 | 18 | 19 | 20 | 21 | 22 | 23 | 24 | 25 |
| 25 | 23.3 | 23.5 | 23.6 | 23.7 | 23.9 | 24.0 | 24.2 | 24.4 | 24.6 | 24.8 | 25.0 | 25.2 | 25.4 | 25.5 | 25.8 | 26.0 |
| 26 | 24.2 | 24.4 | 24.5 | 24.7 | 24.9 | 25.0 | 25.2 | 25.4 | 25.6 | 25.8 | 26.0 | 26.2 | 26.4 | 26.6 | 26.8 | 27.0 |
| 27 | 25.1 | 25.3 | 25.4 | 25.6 | 25.7 | 25.9 | 26.1 | 26.3 | 26.5 | 26.8 | 27.0 | 27.2 | 27.5 | 27.7 | 27.9 | 28.1 |
| 28 | 26.0 | 26.1 | 26.3 | 26.4 | 26.6 | 26.8 | 27.0 | 27.3 | 27.5 | 27.6 | 28.0 | 28.2 | 28.5 | 28.7 | 29.0 | 29.2 |
| 29 | 26.9 | 27.1 | 27.3 | 27.5 | 27.6 | 27.8 | 28.0 | 28.3 | 28.5 | 28.8 | 29.0 | 29.2 | 29.5 | 29.7 | 30.0 | 30.2 |
| 30 | 27.9 | 28.1 | 28.3 | 28.5 | 28.6 | 28.8 | 29.0 | 29.3 | 29.5 | 29.8 | 30.0 | 30.2 | 30.5 | 30.7 | 31.0 | 31.2 |
| 31 | 28.8 | 29.0 | 29.2 | 29.4 | 29.6 | 29.8 | 30.0 | 30.2 | 30.5 | 30.8 | 31.0 | 31.2 | 32.5 | 31.7 | 32.0 | 32.2 |
| 32 | 29.8 | 30.0 | 30.2 | 30.4 | 30.6 | 30.7 | 31.0 | 31.2 | 31.5 | 31.8 | 32.0 | 32.3 | 32.5 | 32.8 | 33.0 | 33.3 |
| 33 | 30.7 | 30.8 | 31.1 | 31.3 | 31.5 | 31.7 | 32.0 | 32.2 | 32.5 | 32.8 | 33.0 | 33.3 | 33.5 | 33.8 | 34.1 | 34.3 |
| 34 | 31.7 | 31.9 | 32.1 | 32.3 | 32.5 | 32.7 | 33.0 | 33.2 | 33.5 | 33.8 | 34.0 | 34.3 | 34.4 | 34.8 | 35.1 | 35.3 |
| 35 | 32.6 | 32.8 | 33.1 | 33.3 | 33.5 | 33.7 | 34.0 | 34.2 | 34.5 | 34.8 | 35.0 | 35.3 | 35.5 | 35.8 | 36.1 | 36.3 |
| 36 | 33.5 | 33.8 | 34.0 | 34.3 | 34.5 | 34.7 | 34.9 | 35.2 | 35.6 | 35.7 | 36.0 | 36.2 | 36.5 | 36.7 | 37.0 | 37.3 |

### （三）生乳酸度测定（°T）

参照《食品安全国家标准 乳和乳制品酸度的测定》（GB 5413.34-2010）。

**1. 实验原理** 正常生乳的酸度为 16～18°T，当牛奶不新鲜时，微生物分解其中乳糖，生成乳酸，使酸度升高。生乳酸度测定是检验牛乳新鲜度的一项重要指标。以酚酞为指示液，用 0.1000mol/L 氢氧化钠标准溶液滴定 100g 生乳至终点所消耗的氢氧化钠溶液的体积，经计算确定生乳的酸度。

**2. 主要仪器和试剂**

（1）天平：感量为 1mg。

（2）电位滴定仪。

（3）0.1000mol/L 氢氧化钠。

（4）酚酞指示剂：称取 0.5g 酚酞溶于 75ml 体积分数为 95% 的乙醇中，并加入 20ml 水，然后滴加 0.1000mol/L 氢氧化钠溶液至微粉色，再加水定容至 100ml。

（5）150ml 锥形瓶。

（6）滴定管：分刻度为 0.1ml。

**3. 实验步骤**

（1）样品的处理：称取 10g（精确到 0.001g）已混匀的试样，置于 150ml 锥形瓶中，加 20ml 新煮沸冷却至室温的水，混匀。

（2）滴定：用 0.1000mol/L 氢氧化钠标准溶液电位滴定至 pH 8.3 为终点；或于溶解混匀后的试样中加入 2.0ml 酚酞指示液，混匀后用 0.1000mol/L 氢氧化钠标准溶液滴定至微红色，并在 30 秒内不褪色，记录消耗的氢氧化钠标准溶液的毫升数，代入式（10-2）中进行计算。

**4. 结果计算**　样品中的酸度数值以 °T 表示，按式（10-2）计算：

$$X_2 = \frac{C_2 \times V_2 \times 100}{m_2 \times 0.1} \qquad\qquad （10\text{-}2）$$

式中，$X_2$——试样的酸度，°T；$C_2$——氢氧化钠标准溶液的摩尔浓度，mol/L；$V_2$——滴定时消耗氢氧化钠标准溶液的体积，ml；$m_2$——试样的质量，g；0.1——酸度理论定义氢氧化钠的摩尔浓度，mol/L。

注意：在重复性条件下获得的两次独立测定结果的算数平均值表示，结果保留三位有效数字。

**（四）生乳脂肪的测定**

参照《食品安全国家标准　婴幼儿食品和乳品中脂肪的测定》（GB 5413.3-2010）。

当牛乳既脱水又脱脂（即牛乳双掺假现象）时，其比重可在正常范围内，因此必须再测定脂肪，来判断牛乳的质量。

**1. Gerber 法**

（1）实验原理：在乳中加入硫酸破坏乳胶质性和覆盖在脂肪球上的蛋白质外膜，离心分离脂肪后测量其体积。反应式如下：

$$NH_2R（COOH）_6Ca_3 + 3H_2SO_4 \rightarrow NH_2R（COOH）_6 + 3CaSO_4$$
$$NH_2R（COOH）_6 + H_2SO_4 \rightarrow H_2SO_4 \cdot NH_2R（COOH）_6$$

在上述反应中，浓 $H_2SO_4$ 溶解除脂肪外的其他成分，使脂肪与乳中其他成分分开。浓硫酸与乳中酪蛋白钙盐作用生成可溶性重硫酸酪蛋白化合物，使脂肪析出。测定时，为促使脂肪更快析出，加入戊醇或异戊醇以降低脂肪球表面张力。

（2）主要仪器和试剂

1）盖勃氏乳脂计：最小刻度值为 0.1%。

2）乳脂离心机。

3）水浴锅。

4）10.75ml 单标乳吸管。

5）硫酸：分析纯，$\rho^{20}$ 约 1.84g/L。

6）异戊醇：分析纯。

（3）实验步骤

1）量取 10ml 硫酸，注入盖勃氏乳脂计内，注意勿使颈口沾上硫酸。

2）准确吸取 10.75ml 生乳样品，沿管壁小心加入乳脂计内，使样品与硫酸不要混合，然后加入异戊醇 1ml，塞紧橡皮塞，使瓶口向下，同时用布包裹以防冲出，用力振摇使呈均匀棕色液体。

3）水浴保温：将乳脂计口朝下静置数分钟后，再将其放入 65～70℃的水浴中保温 5 分钟。

4）离心：将乳脂计取出后置于乳脂离心机中以 1100r/min，离心 5 分钟。

5）水浴保温：将乳脂计放于 65～70℃的水浴中保温 5 分钟（水浴水面应高于乳脂计脂肪层）。

6）读数：取出立即读数，所得数值即为脂肪的百分数。

（4）注意事项

1）加入试剂时应严格操作顺序，试剂不得沾污瓶口，否则不易塞紧橡皮塞而使液体溢出，实验失败。

2）脂肪读数时应在 65～70℃下进行，读数后迅速倒掉乳脂计内容物。

（包　艳）

**2. 罗紫-哥特里法**

（1）实验原理：乳类食品中的乳脂肪以脂肪球状态分散在乳浆中形成乳浊液，且脂肪球表面被一层脂肪膜所包围，应用有机溶剂无法直接提取乳脂肪。罗紫-哥特里法利用氨-乙醇溶液破坏乳的胶体性状及脂肪球膜，使非脂成分溶解于氨-乙醇溶液中，而脂肪游离出来，再用乙醚-石油醚提取出脂肪，蒸馏去除溶剂后，残留物即为乳脂肪。

（2）主要仪器和试剂

1）抽脂瓶：容积 100ml，内径 2.0～2.5cm（图 10-1）。

2）恒温水浴锅：65℃。

3）恒温干燥箱：100～105℃。

4）电子分析天平。

5）氨水（20%，相对密度 0.91）。

6）乙醇（96%）。

7）乙醚（不含过氧化物）。

8）石油醚。

（3）实验步骤

1）样品准备：量取牛奶 10.00ml；应用分析天平称取乳粉 1g，分数次溶解于 10ml 60℃水中。将样品置于抽脂瓶中。

2）加碱水解：向抽脂瓶中加入 2ml 氨水，充分混匀，置 60℃水浴中加热 15～20 分钟。

3）抽提：取出抽脂瓶，于冷水中冷却到室温，加入 10ml 乙醇，充分摇匀。加入 25ml 乙醚，轻轻振摇 1 分钟，加入 25ml 石油醚，轻轻振摇 0.5分钟，静置 30 分钟。待上层液澄清，分层清晰后，记录醚层总体积，放出一定体积醚层于烧瓶中（已称重）。

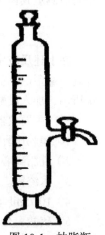

图 10-1　抽脂瓶

4）蒸馏、烘干、称重：将烧瓶蒸馏，蒸去残余的乙醚和石油醚后，将烧瓶放入 100～105℃烘箱中干燥 1.5 小时，取出放入干燥器中冷却至室温后称重，重复操作直至恒重。

（4）结果计算

$$X = \frac{m_2 - m_1}{m \times \frac{V_1}{V}} \times 100 \qquad (10\text{-}3)$$

式中，$m_2$——烧瓶和脂肪质量，g；$m_1$——空烧瓶的质量，g；$m$——样品的质量，克或毫升×相对密度；$V$——醚层总体积，ml；$V_1$——放出醚层体积，ml。

（5）注意事项

1）加入乙醇可以沉淀蛋白质以防止乳化，并溶解醇溶性物质，使其留在水相中，避免进入醚层，影响结果。

2）加入石油醚可以降低乙醚极性，使乙醚与水不混溶，只抽提出脂肪，并可使分层清晰。

3）再抽提一步，可以重复两次乙醚、石油醚的再提取，乙醚和石油醚的体积减为15ml和10ml。

4）实验操作加入试剂时应充分混匀，但不能过于剧烈，动作应适度。

5）对已结块的乳粉，用本法测定脂肪，其结果往往偏低。

（杨　光）

**（五）生乳菌落总数的测定**

参照《食品安全国家标准　食品微生物学检验　菌落总数测定》（GB4789.2-2010）。

**1. 实验原理**　食品检样经过处理，在一定条件下（如培养液、培养温度和培养时间等）培养后，所得每克（毫升）检样中形成的微生物菌落总数。

**2. 主要设备和材料**　除微生物实验室常规灭菌及培养设备外，其他设备和材料如下：

（1）恒温培养箱：36℃±1℃。

（2）冰箱：2～5℃。

（3）恒温水浴箱：46℃±1℃。

（4）天平：感量为0.1g。

（5）均质器。

（6）振荡器。

（7）无菌吸管：1ml（具0.01ml刻度）、10ml（具0.1ml刻度）或微量移液器及吸头。

（8）无菌锥形瓶：容量250ml、500ml。

（9）无菌培养皿：直径90mm。

（10）pH计或pH比色管或精密pH试纸。

（11）放大镜或（和）菌落计数器。

**3. 培养液和试剂**

（1）平板计数琼脂培养液：将胰蛋白胨（5.0g）、酵母浸膏（2.5g）、葡萄糖（1.0g）、琼脂（15.0g）加于1000ml蒸馏水中，煮沸溶解，调节pH至7.0±0.2。分装试管或锥形瓶，121℃高压灭菌15分钟。

（2）磷酸盐缓冲液

1）贮存液：称取34.0g磷酸二氢钾溶于500ml蒸馏水中，用大约175ml 1mol/L 氢氧化钠溶液调节pH至7.2，用蒸馏水稀释至1000ml后储存于冰箱。

2）稀释液：取贮存液1.25ml，用蒸馏水稀释至1000ml，分装于适宜容器中，121℃高压灭菌15分钟。

（3）无菌生理盐水：称取8.5g氯化钠溶于1000ml蒸馏水中，121℃高压灭菌15分钟。

**4. 实验步骤**

（1）样品的稀释

1）以无菌吸管吸取 25ml 样品置盛有 225ml 磷酸盐缓冲液或生理盐水的无菌锥形瓶（瓶内预置适当数量的无菌玻璃珠）中，充分混匀，制成 1:10 样品匀液。

2）用 1ml 无菌吸管或微量移液器吸取 1:10 的样品匀液 1ml，沿管壁缓慢注入盛有 9ml 稀释液无菌试管中（注意吸管或吸头尖端不要触及稀释液面），振摇试管或换用 1 支无菌吸管反复吹打使其混合均匀，制成 1:100 的样品匀液。

3）按操作程序 2），制备 10 倍系列稀释样品匀液。每递增稀释一次，换用 1 次 1ml 无菌吸管或吸头。

4）根据对样品污染状况的估计，选择 2～3 个适宜稀释度的样品匀液（液体样品可包括原液），在进行 10 倍递增稀释时，吸取 1ml 样品匀液于无菌平皿内，每个稀释度做两个平皿。同时，分别吸取 1ml 空白稀释液加入两个无菌平皿内作空白对照。

5）及时将 15～20ml 冷却至 46℃的平板计数琼脂培养液（可放置于 46℃±1℃恒温水浴箱中保温）倾注平皿，并转动平皿使其混合均匀。

（2）培养

1）待琼脂凝固后，将平板翻转，36℃±1℃培养（48±2）小时。

2）如果样品中可能含有在琼脂培养液表面弥漫生长的菌落时，可在凝固后的琼脂表面覆盖一薄层琼脂培养液（约4ml），凝固后翻转平板，按上述条件进行培养。

（3）菌落计数：可用肉眼观察，必要时用放大镜或菌落计数器，记录稀释倍数和相应的菌落数量。菌落计数以菌落形成单位（colony-forming units，CFU）表示。

1）选取菌落数在 30～300CFU、无蔓延菌落生长的平板计数菌落总数。低于 30CFU 的平板记录具体菌落数，大于 300CFU 的可记录为多不可计。每个稀释度的菌落数应采用两个平板的平均数。

2）其中一个平板有较大片状菌落生长时，则不宜采用，而应以无片状菌落生长的平板作为该稀释度菌落数；若片状菌落不到平板的一半，而其余一半中菌落分布又很均匀，即可计算半个平板后乘以 2，代表一个平板菌落数。

3）当平板上出现菌落间无明显界线的链状生长时，则将每条单链作为一个菌落计数。

**5. 结果与报告**

（1）菌落总数的计算方法

1）若只有一个稀释度平板上的菌落数在适宜计数范围内，计算两个平板菌数的平均值，再将平均值乘以相应稀释倍数，作为每克（毫升）样品中菌落总数结果。

2）若有两个连续稀释度的平板菌落数在适宜计数范围内，按以下公式计算：

$$N = \sum C/(n_1 + 0.1n_2)d \qquad (10\text{-}4)$$

式中，$N$——样品中菌落数；$\sum C$——平板（含适宜范围菌落数的平板）菌落数之和；$n_1$——第一稀释度（低稀释倍数）平板个数；$n_2$——第二稀释度（高稀释倍数）平板个数；$d$——稀释因子（第一稀释度）。

示例：

| 稀释度 | 1:100（第一稀释度） | 1:1 000（第二稀释度） |
|---|---|---|
| 菌落数（CFU） | 232，244 | 33，35 |

$$N = \sum C/(n_1 + 0.1n_2)d = \frac{232+244+33+35}{[2+(0.1\times2)]\times10^2} = \frac{544}{0.022} = 24727$$

上述数据修约后，表示为 25 000 或 2.5×10⁴。

3）若所有稀释度的平板上菌落数均大于 300CFU，则对稀释度最高的平板进行计数，其他平板可记录为多不可计，结果按平均菌落数乘以最高稀释倍数计算。

4）若所有稀释度的平板菌落数均小于 30CFU，则应按稀释度最低的平均菌落数乘以稀释倍数计算。

5）若所有稀释度（包括液体样品原液）平板均无菌落生长，则以小于 1 乘以最低稀释倍数计算。

6）若所有稀释度的平板菌落数均不在 30～300CFU，其中一部分小于 30CFU 或大于 300CFU 时，则以最接近 30CFU 或 300CFU 的平均菌落数乘以稀释倍数计算。

（2）菌落总数的报告

1）菌落数小于 100CFU 时，按"四舍五入"原则修约，以整数报告。

2）菌落数大于或等于 100CFU 时，第 3 位数字采用"四舍五入"原则修约后，取前 2 位数字，后面用 0 代替位数；也可用 10 的指数形式来表示，按"四舍五入"原则修约后，采用两位有效数字。

3）若所有平板上为蔓延菌落而无法计数，则报告菌落蔓延。

4）若空白对照上有菌落生长，则此次检测结果无效。

5）称重取样以 CFU/g 为单位报告，体积取样以 CFU/ml 为单位报告。

### （六）大肠菌群计数

参照《食品安全国家标准 食品微生物学检验大肠菌群计数》（GB 4789.3-2010）。

**1. 实验原理**　大肠菌群（coliforms）是在一定培养条件下能发酵乳糖、产酸产气的需氧和兼性厌氧革兰阴性无芽孢杆菌。最可能数（most probable number，MPN）是基于泊松分布的一种间接计数方法。

**2. 主要设备和材料**　除微生物实验室常规灭菌及培养设备外，其他设备和材料如下：

（1）恒温培养箱：36℃±1℃。

（2）冰箱：2～5℃。

（3）恒温水浴箱：46℃±1℃。

（4）天平：感量为 0.1g。

（5）均质器。

（6）振荡器。

（7）无菌吸管：1ml（具 0.01ml 刻度）、10ml（具 0.1ml 刻度）或微量移液器及吸头。

（8）无菌锥形瓶：容量 500ml。

（9）无菌培养皿：直径 90mm。

（10）pH 计或 pH 比色管或精密 pH 试纸。

（11）菌落计数器。

**3. 培养液和试剂**

（1）月桂基硫酸盐胰蛋白胨（lauryl sulfate tryptase，LST）肉汤：将胰蛋白胨（或胰酪胨）20.0g、氯化钠 5.0g、乳糖 5.0g、磷酸氢二钾 2.75g、磷酸二氢钾 2.75g、月桂基硫酸钠 0.1g 溶解于 1000ml 蒸馏水中，调节 pH 至 6.8±0.2。分装到有玻璃小导管的试管中，每管 10ml。121℃高压灭菌 15 分钟。

（2）煌绿乳糖胆盐（brilliant green lactose bile，BGLB）肉汤：将蛋白胨 10.0g、乳糖 10.0g溶于约 500ml 蒸馏水中，加入牛胆粉溶液 200ml（将 20.0g 脱水牛胆粉溶于 200ml 蒸馏水中，

调节 pH 至 7.0~7.5），用蒸馏水稀释到 975ml，调节 pH 至 7.2±0.1，再加入 0.1%煌绿水溶液 13.3ml，用蒸馏水补足到 1000ml，用棉花过滤后，分装到有玻璃小导管的试管中，每管 10ml。121℃高压灭菌 15 分钟。

（3）结晶紫中性红胆盐琼脂（violet red bile agar，VRBA）：将蛋白胨 7.0g、酵母膏 3.0g、乳糖 10.0g、氯化钠 5.0g、胆盐（或 3 号胆盐）1.5g、中性红 0.03g、结晶紫 0.002g、琼脂 15~18g 溶于 1000ml 蒸馏水，静置几分钟，充分搅拌，调节 pH 至 7.4±0.1。煮沸 2 分钟，将培养液冷却至 45~50℃倾注平板。使用前临时制备，不得超过 3 小时。

（4）磷酸盐缓冲液

1）贮存液：称取 34.0g 磷酸二氢钾溶于 500ml 蒸馏水中，用大约 175ml 1mol/L 氢氧化钠溶液调节 pH 至 7.2，用蒸馏水稀释至 1000ml 后储存于冰箱。

2）稀释液：取贮存液 1.25ml，用蒸馏水稀释至 1000ml，分装于适宜的容器中，121℃高压灭菌 15 分钟。

（5）无菌生理盐水：称取 8.5g 氯化钠溶于 1000ml 蒸馏水中，121℃高压灭菌 15 分钟。

（6）无菌 1mol/L NaOH：称取 40g 氢氧化钠溶于 1000ml 蒸馏水中，121℃高压灭菌 15 分钟。

（7）无菌 1mol/L HCl：移取浓盐酸 90ml，用蒸馏水稀释至 1000ml，121℃高压灭菌 15 分钟。

**4. 实验步骤**

（1）大肠菌群 MPN 计数法

1）以无菌吸管吸取 25ml 样品置盛有 225ml 磷酸盐缓冲液或生理盐水的无菌锥形瓶（瓶内预置适当数量的无菌玻璃珠）中，充分混匀，制成 1∶10 的样品匀液。

2）样品匀液的 pH 应为 6.5~7.5，必要时分别用 1mol/L NaOH 或 1mol/L HCl 调节。

3）用 1ml 无菌吸管或微量移液器吸取 1∶10 样品匀液 1ml，沿管壁缓缓注入 9ml 磷酸盐缓冲液或生理盐水的无菌试管中（注意吸管或吸头尖端不要触及稀释液面），振摇试管或换用 1 支 1ml 无菌吸管反复吹打，使其混合均匀，制成 1∶100 的样品匀液。

4）根据对样品污染状况的估计，按上述操作，依次制成 10 倍递增系列稀释样品匀液。每递增稀释 1 次，换用 1 支 1ml 无菌吸管或吸头。从制备样品匀液至样品接种完毕，全过程不得超过 15 分钟。

5）初发酵试验：每个样品，选择 3 个适宜的连续稀释度的样品匀液（液体样品可以选择原液），每个稀释度接种 3 管 LST 肉汤，每管接种 1ml（如接种量超过 1ml 则用双料 LST 肉汤），36℃±1℃培养（24±2）小时，观察导管内是否有气泡产生，（24±2）小时产气者进行复发酵试验，如未产气则继续培养至（48±2）小时，产气者进行复发酵试验。未产气者为大肠菌群阴性。

6）复发酵试验：用接种环从产气的 LST 肉汤管中分别取培养物 1 环，移种于 BGLB 肉汤管中，36℃±1℃培养（48±2）小时，观察产气情况。产气者，计为大肠菌群阳性管。

7）MPN 报告：按上步复发酵试验确证的大肠菌群 LST 阳性管数，检索 MPN 表（表 10-2），报告每克（毫升）样品中大肠菌群的 MPN 值。

（2）大肠菌群平板计数法

1）样品的稀释：同大肠菌群 MPN 计数法。

2）选取 2~3 个适宜的连续稀释度，每个稀释度接种 2 个无菌平皿，每皿 1ml。同时取 1ml 生理盐水加入无菌平皿作空白对照。

3）及时将 15~20ml 冷至 46℃的 VRBA 倾注于每个平皿中。小心旋转平皿，将培养液与样液充分混匀，待琼脂凝固后，再加 3~4ml VRBA 覆盖平板表层。翻转平板，置于 36℃±1℃培养 18~24 小时。

4）平板菌落数的选择：选取菌落数在 15～150CFU 的平板，分别计数平板上出现的典型和可疑大肠菌群菌落。典型菌落为紫红色，菌落周围有红色的胆盐沉淀环，菌落直径为 0.5mm 或更大。

5）证实试验：从 VRBA 平板上挑取 10 个不同类型的典型和可疑菌落，分别移种于 BGLB 肉汤管内，36℃±1℃培养 24～48 小时，观察产气情况。凡 BGLB 肉汤管产气，即可报告为大肠菌群阳性。

6）大肠菌群平板计数报告：经最后证实为大肠菌群阳性的试管比例乘以选择计数的平板菌落数，再乘以稀释倍数，即为每克（毫升）样品中大肠菌群数。例：$10^{-4}$ 样品稀释液 1ml，在 VRBA 平板上有 100 个典型和可疑菌落，挑取其中 10 个接种 BGLB 肉汤管，证实有 6 个阳性管，则该样品的大肠菌群数为：$100×6/10×10^4/g（ml）=6.0×10^5CFU/g（ml）$。

### 表 10-2 大肠菌群最可能数（MPN）检索表

| 阳性管数 | | | MPN | 95%可信限 | | 阳性管数 | | | MPN | 95%可信限 | |
|---|---|---|---|---|---|---|---|---|---|---|---|
| 0.10 | 0.01 | 0.001 | | 下限 | 上限 | 0.10 | 0.01 | 0.001 | | 下限 | 上限 |
| 0 | 0 | 0 | <3.0 | — | 9.5 | 2 | 2 | 0 | 21 | 4.5 | 42 |
| 0 | 0 | 1 | 3.0 | 0.15 | 9.6 | 2 | 2 | 1 | 28 | 8.7 | 94 |
| 0 | 1 | 0 | 3.0 | 0.15 | 11 | 2 | 2 | 2 | 35 | 8.7 | 94 |
| 0 | 1 | 1 | 6.1 | 1.2 | 18 | 2 | 3 | 0 | 29 | 8.7 | 94 |
| 0 | 2 | 0 | 6.2 | 1.2 | 18 | 2 | 3 | 1 | 36 | 8.7 | 94 |
| 0 | 3 | 0 | 9.4 | 3.6 | 38 | 3 | 0 | 0 | 23 | 4.6 | 94 |
| 1 | 0 | 0 | 3.6 | 0.17 | 18 | 3 | 0 | 1 | 38 | 8.7 | 110 |
| 1 | 0 | 1 | 7.2 | 1.3 | 18 | 3 | 0 | 2 | 64 | 17 | 180 |
| 1 | 0 | 2 | 11 | 3.6 | 38 | 3 | 1 | 0 | 43 | 9 | 180 |
| 1 | 1 | 0 | 7.4 | 1.3 | 20 | 3 | 1 | 1 | 75 | 17 | 200 |
| 1 | 1 | 1 | 11 | 3.6 | 38 | 3 | 1 | 2 | 120 | 37 | 420 |
| 1 | 2 | 0 | 11 | 3.6 | 42 | 3 | 1 | 3 | 160 | 40 | 420 |
| 1 | 2 | 1 | 15 | 4.5 | 42 | 3 | 2 | 0 | 93 | 18 | 420 |
| 1 | 3 | 0 | 16 | 4.5 | 42 | 3 | 2 | 1 | 150 | 37 | 420 |
| 2 | 0 | 0 | 9.2 | 1.4 | 38 | 3 | 2 | 2 | 210 | 40 | 430 |
| 2 | 0 | 1 | 14 | 3.6 | 42 | 3 | 2 | 3 | 290 | 90 | 1000 |
| 2 | 0 | 2 | 20 | 4.5 | 42 | 3 | 3 | 0 | 240 | 42 | 1000 |
| 2 | 1 | 0 | 15 | 3.7 | 42 | 3 | 3 | 1 | 460 | 90 | 2000 |
| 2 | 1 | 1 | 20 | 4.5 | 42 | 3 | 3 | 2 | 1100 | 180 | 4100 |
| 2 | 1 | 2 | 27 | 8.7 | 94 | 3 | 3 | 3 | >1100 | 420 | — |

注 1：本表采用 3 个稀释度[0.1g（ml）、0.01g（ml）和 0.001g（ml）]，每个稀释度接种 3 管。

2：表内所列检样量如改用 1g（ml）、0.1g（ml）和 0.01g（ml）时，表内数字应相应降低 10 倍；如改用 0.01g（ml）、0.001g（ml）0.0001g（ml）时，则表内数字应相应提高 10 倍，其余类推

（包　艳）

# 第三篇　设计性实验

## 第十一章　储存、烹调、加工条件对食物营养和卫生质量的影响

### 实验三十三　烹调因素对蔬菜水果维生素 C 含量影响的探究

#### 一、问题的提出

维生素 C 是人体维持生命不可缺少的物质之一。人体缺乏维生素 C 时，轻者会出现嗜睡、易疲劳和感染等现象，重者会出现牙龈出血、受伤后伤口愈合缓慢等症状，甚至会导致败血症。正常情况下，人体主要从日常摄入的蔬菜、水果中获取维生素 C，如西红柿、橙子、苹果、菠菜中均含有大量的维生素 C。但是日常生活中哪种蔬菜或水果中的维生素 C 含量最多？加热时会不会破坏维生素 C 呢？带着这些问题，同学们可以自己动手去寻找答案。本实验确立 3 个探究课题：①测定常见蔬菜和水果中维生素 C 的含量；②选择一种蔬菜或水果为研究对象，测定在某一较高的温度下，经过不同时间后维生素 C 含量的变化；③选择一种蔬菜或水果为研究对象，测定在较高的不同温度下，经过相同时间后维生素 C 含量的变化。

#### 二、探究的目的

加深学生对中和滴定知识的理解和掌握，提高学生的实验技能和动手操作的能力，提高学生信息收集和处理的能力，提高学生知识迁移的能力，培养学生的参与和合作精神，激发学生理论联系实际、学以致用的热情，提高学生用所学知识解决实际问题的能力。

#### 三、准备及实施

**（一）成立研究小组**

依照学生自由结合和教师根据学生的特长进行适当调整相结合的原则组成研究小组，每个研究小组以 3~5 人为宜。每个小组选出组长 1 名，负责协调、组织工作。每个小组从上面的 3 个课题中选择一个作为本组研究的课题。

**（二）查阅资料、交流协作**

每个小组的成员分别从图书馆、互联网查阅资料，收集测定维生素 C 含量的方法，然后小组间进行交流协作，根据实验条件确定测定的方法。

**（三）实验设计**

根据文献检索，设计温度和加热时间对不同果蔬中维生素 C 含量影响的实验方案，包含实验目的和原理，实验方法，实验所需仪器、玻璃耗材、实验试剂，实验对环境的要求，可能出现的问题及应对措施等。老师对实验设计方案进行初步审核，并组织学生对实验方案进行论证。

### （四）实验前准备与预实验

根据实验的设计方案列出实验所需的仪器和试剂清单，在实验前提交指导老师。按照实验设计方案进行实验前的准备工作，包括原料、仪器、试剂、耗材。在预实验过程中，记录实验注意事项，根据实验结果及时调整实验方案并改进，同时向指导老师汇报。

### （五）正式实验

根据修改后的实验方案进行正式实验，并做好原始数据记录工作，包括室温下不同果蔬中维生素 C 的含量、某种蔬菜或水果在某一较高温度下经过不同时间后维生素 C 的含量、某种蔬菜或水果在较高的不同温度下经过相同时间后维生素 C 的含量。

### （六）实验结果的归纳与分析

对记录的实验数据进行整理和分析，并进行结果评定，汇报实验的结果。

### （七）撰写实验报告及总结

在完成实验数据的整理分析后，进行实验报告的书写。按照课题名称、研究目的、实验原理、实验方法、实验结果、结果分析及讨论等项目完成。

### （八）评分

依据每组设计性实验的可行性、创新性，小组讨论情况，以及每位同学在整个设计性实验过程中的具体表现，如方案设计的参与程度、实验动手能力、报告撰写的质量、回答问题的效果，实验完成的情况、实验报告的质量进行评分。

（王林静）

# 实验三十四  不同温度和水分含量对玉米油酸败速率的影响

## 一、背 景 资 料

油脂和油脂含量较多的食品在储存期间，因受空气中的氧气、日光、微生物、酶等作用，会发生酸败，产生异臭发酵味、苦味、苦辣味，出现沉淀，颜色变暗等油脂酸败现象。该现象主要是由于在储存过程中油脂内部产生了醇、醛、酮、酸、环氧化物或者聚合成聚合物，伴随强烈的刺激性气味。油脂酸败分为氧化型酸败和水解型酸败两种，其中氧化型酸败是油脂酸败变质的主要原因。

脂类的氧化反应十分复杂，氧化产物多，且部分中间产物不稳定。目前尚没有一种简单的方法可以测定所有的氧化产物，需要同时测定多个指标才能正确评价油脂酸败的程度。脂类氧化稳定性的指标通常包括：酸价（acid value，AV）、过氧化值（peroxidation value，POV）、羰基价（carbonyl group value，CGV）、碘值（iodine value，IV）等。其中过氧化值多用于评价油脂氧化初期的氧化程度。

为保证食用安全，需要对食用油脂的储存进行质量控制。以玉米油为例，拟探讨不同温度和水分含量对玉米油酸败速率的影响，研究出玉米油最佳的贮存方式。

## 二、实 验 目 的

通过设计性实验，使学生了解影响油脂酸败的因素、掌握油脂酸败的评价指标及相应的检测方法、考察不同温度和水分含量对油脂酸败的影响。

# 三、实验设计要求

## （一）文献检索

学生自由组合（3～5人/组），推举一名学生为组长，讨论分工。学生复习油脂酸败的评价指标以及相应的检测方法。根据实验目的搜索信息：玉米油的酸败评价指标，影响玉米油酸败速率的因素，温度对玉米油酸败速率的影响，水分含量对玉米油酸败速率的影响，如何通过不同检测指标综合评价玉米油酸败速率，实验中可能涉及的其他方面资料。

## （二）实验设计

根据文献检索的情况，设计温度和水分含量对玉米油酸败速率影响的实验方案。实验设计方案中应包含：实验目的和原理，实验方法，实验所需的仪器、玻璃耗材、实验试剂，实验对环境的要求，可能出现的实验结果及应对的措施和参考资料等。老师对实验设计方案进行初步审核，并组织学生对实验方案进行论证。

## （三）实验前准备与预实验

根据实验的设计方案列出实验所需的仪器和试剂清单，在实验前提交指导老师。按照实验设计方案进行实验前的准备工作，包括原料、仪器、试剂、耗材。在预实验过程中，记录实验注意事项，根据实验结果及时调整实验方案并改进，同时向指导老师汇报。

## （四）正式实验

根据修改后的实验方案进行正式实验，并做好原始数据记录，包括玉米油储存的温度、添加的水含量、油脂酸败的检测数据等资料。

## （五）实验结果的归纳与分析

对记录的实验数据进行整理和分析，并进行结果评定，汇报实验的结果。

## （六）撰写实验报告及总结

在认真完成实验数据的整理分析后，撰写实验报告，按时上交。按照课题名称、研究目的、实验原理、实验方法、实验结果、结果分析及讨论等项目完成。

## （七）评分

依据每组设计性实验的可行性、创新性，小组讨论情况，以及每位同学在整个设计性实验过程中的具体表现，如方案设计的参与程度、实验动手能力、实验报告撰写的质量、回答问题的效果、实验完成的情况、实验报告的质量进行评分。

# 四、实验难点及思考题

## （一）实验难点

（1）通过不同检测指标综合分析玉米油酸败的速率。
（2）玉米油的储存温度和水分添加量等参数的设置。
（3）数据处理与结果分析。

## （二）思考题

（1）脂酸败的评价指标有哪些？

（2）不同温度和水分含量对玉米油酸败速率的影响。

（3）影响油脂酸败速率的因素较多，在考察温度和水分含量对玉米油酸败的影响时，如何避免其他因素对结果的影响？

（陈骁熠）

# 实验三十五　腌制时间和食盐浓度对萝卜亚硝酸盐含量的影响

## 一、背 景 资 料

腌制的萝卜由于其质地清脆，口感丰富，能增进食欲而深受人们的喜爱。在萝卜腌制过程中，由于有害微生物及硝酸还原酶的作用，萝卜中的硝酸盐会转化成亚硝酸盐。亚硝酸盐作为一种氧化剂，会引起高铁血红蛋白症，导致组织缺氧，呼吸中枢麻痹。此外，亚硝酸盐与胺类物质反应生成 N-亚硝基化合物，具有强烈的致癌作用，可引起食管癌、胃癌和大肠癌等。

本实验拟探讨不同的腌制时间和不同的食盐浓度对亚硝酸盐含量的影响，对其形成规律及影响因素做初步的探讨，以便为腌制萝卜的安全生产及食用提供理论依据。

## 二、实 验 目 的

掌握盐酸萘乙二胺比色法测定亚硝酸盐的基本原理及操作方法，掌握萝卜的常规腌制方法，探讨不同腌制时间和不同食盐浓度对萝卜中亚硝酸盐含量的影响。

## 三、实 验 设 计 要 求

### （一）文献检索

学生自由组合（3～5 人/组），推举一名学生为组长，讨论分工。每组学生复习常见食品中亚硝酸盐的测定原理及方法。根据实验目的搜索：萝卜腌制过程中影响亚硝酸盐生成及含量变化的因素，常规腌制萝卜的配方和加工工艺，萝卜腌制过程中食盐添加量的区间范围及添加量对亚硝酸盐含量的影响，不同腌制时间对萝卜中亚硝酸盐含量的影响。

### （二）实验设计

根据文献检索的情况，设计不同腌制时间和不同食盐浓度对萝卜亚硝酸盐含量的影响实验方案。实验设计方案中应包含：实验目的和原理、实验所需仪器、玻璃耗材、实验试剂、实验方法、实验对环境的要求、可能出现的实验结果及应对的措施、参考资料等。

### （三）实验准备与预实验

根据实验的设计方案列出实验所需的仪器和试剂清单，在实验前提交指导老师。按照实验设计方案进行实验前准备工作，包括仪器、原料、试剂和耗材。在预实验过程中，记录实验注意事项，根据实验结果及时调整实验方案并改进，同时向指导老师汇报。

### （四）正式实验

根据修改后的实验方案进行正式实验，并做好原始数据记录，包括萝卜中食盐添加量、腌渍时间、亚硝酸盐含量等数据。

### （五）实验结果归纳与分析

对记录的实验数据进行整理和分析，并进行结果评定，汇报实验结果。

### （六）撰写实验报告及总结

在认真完成实验数据的整理分析后，进行实验报告或论文的书写，并按时上交。按照课题名称、研究目的、实验原理、实验方法、实验结果、结果分析及讨论等项目完成实验报告的撰写。

### （七）评分

依据每组设计性实验的可行性、创新性，小组讨论是否充分，以及每位同学在整个设计性实验过程中的具体表现，如方案设计的参与程度、实验动手能力、实验报告的质量、回答问题的能力，以及实验完成的情况进行评分。

# 四、实验难点及思考题

### （一）实验难点

（1）亚硝酸盐测定标准曲线的制作。

（2）防止萝卜腌渍过程中受到染菌污染。

（3）数据的处理及结果的分析。

### （二）思考题

（1）在萝卜腌制过程中，如何避免细菌污染？

（2）如何制备试剂空白溶液？

（3）不同腌制时间和不同食盐浓度如何影响腌渍萝卜中亚硝酸盐的含量？

（4）采用盐酸萘乙二胺法测定亚硝酸盐，饱和硼砂溶液的作用是什么？

（陈晓熠）

# 第十二章　食品安全监督检查及食物中毒案情处理

## 实验三十六　学校食堂的食品安全监督检查

餐饮服务,指通过即时制作加工、商业销售和服务性劳动等,向消费者提供食品和消费场所及设施的服务活动。食堂,指设于机关、学校(含托幼机构)、企事业单位、工地等地点(场所),为内部职工、学生等就餐服务的单位。

餐饮服务的食品安全关系到广大人民群众的身体健康和生命安全,历来是食品安全监管的重点。餐饮业使用的食物原料和供应的食品品种繁多,加工手段多以手工操作为主,使加工本身就可能引入较多危险因素,如原料变质、烧煮不透、储存不当、交叉污染、餐具受到污染、人员带菌等;即时加工、即时消费的方式,又使餐饮食品无法做到检验合格后食用,这也导致了餐饮食品加工存在较大的食品安全风险。1999~2006年广东省的资料显示,发生在餐饮服务单位的食物中毒起数占全省食物中毒总起数的80%,又以工厂、学校集体食堂等集体用餐单位为主,每年的中毒起数占总起数的45%,中毒人数占中毒总人数的2/3。

# 一、背景知识

## (一)食品卫生监督和食品安全监管

从食品卫生法到食品安全法,对食品进行监督管理的体制和方式也在不断探索和发展中。

**1. 食品卫生监督**　《中华人民共和国食品卫生法》规定,国家实行食品卫生监督制度;县级以上地方人民政府卫生行政部门在管辖范围内行使食品卫生监督职责。食品卫生监督是指县级以上地方人民政府卫生行政部门为了保护消费者的健康,根据《中华人民共和国食品卫生法》的规定,对食品的生产经营活动实施的强制性卫生行政管理,督促检查食品生产经营者执行食品卫生法律法规的情况,并对其违法行为追究行政法律责任的行政执法活动。县级以上人民政府卫生行政部门设立食品卫生监督员,执行卫生行政部门交付的任务。食品卫生监督的方式分为预防性食品卫生监督和经常性食品卫生监督。前者包括食品卫生许可证的发放,对食品生产经营企业的新建、扩建、改建工程的选址和设计进行的卫生审查等;后者主要是对违反食品卫生法的行为进行巡回监督检查等。这些都属于具体监督的范畴。

**2. 食品安全监管**　2001年,WHO在《全球食品安全战略:增进健康需要更加安全的食品》中强调,"过去数十年,传统的食品安全措施已被证明不能有效地控制食源性疾病",国际社会必须"改变某些现有的方法,以确保适应全球食品安全出现的新挑战"。

为了加强对日益严重的食品安全问题的管理,我国对食品卫生监督体制进行了调整。《中华人民共和国食品安全法》明确了食品安全的监管体制,特别是2015年10月1日起正式施行的新修订的《中华人民共和国食品安全法》对食品安全管体制进行了进一步的调整,确定食品药品监督管理部门对食品生产经营活动实施具体的监督管理。

一般说来,食品安全监管方式可以分为具体监管和综合监管;日常性监管和应急性监管;行政性监管和技术性监管;传统监管和现代监管等。近年来,我国有关部门和地区正在积极探索,创新监管方式。总结起来,目前已有的监管方式主要有以下类型。①日常监督检查:是市、县级人民政府食品药品监督管理部门及其派出机构采取的最常用、最基本的监管方式。②监督抽检和抽样检验:也是食品安全监管中普遍采取的方式。以发现问题为导向,可增强监督管理的科学性、针对性和有效性。监督抽检由国务院及省、自治区、直辖市人民政府食品药品监督管理部门组织实施，抽样检验由市、县级人民政府食品药品监督管理部门实施。③飞行检查：针对食品安全违法犯罪行为的隐蔽性、智能化等特点，对食品生产经营单位进行突击性检查，以及时发现、有效解决食品安全突出问题。飞行检查由国务院及省、自治区、直辖市人民政府食品药品监督管理部门组织实施。④驻场监督：对一些高风险产品、场所、环节，监管部门选派专业人员进行驻点监管。⑤分类监管：《中华人民共和国食品安全法》规定，根据食品安全风险监测、风险评估结果和食品安全状况等，确定监督管理的重点、方式和频次，实施风险分级管理。⑥风险监测：《中华人民共和国食品安全法》确立了国家建立食品安全风险监测制度，对食源性疾病、食品污染以及食品中的有害因素进行监测。风险监测属于预防性监管方式。⑦风险评估：《中华人民共和国食品安全法》确立了国家建立食品安全风险评估制度，对食品、食品添加剂中生物性、化学性和物理性危害进行风险评估。风险评估既属于预防性监管方式，也属于应急性监管方式。⑧溯源管理：《中华人民共和国食品安全法》确立了国家建立食品安全全程追溯制度。食品生产经营者应当依照该法的规定，建立食品安全追溯体系，保证食品可追溯。国家鼓励食品生产经营者采用信息化手段采集、留存生产经营信息，建立食品安全追溯体系。⑨责任约谈：对存在重大食品安全风险隐患的食品生产经营单位的主要负责人进行责任约谈，约谈内容及相关处理必要时向社会公开。⑩远程监控：随着工业化、信息化、城镇化、市场化、国际化的快速发展，食品生产经营活动往往发生时空分离，监管难度增大。监管部门利用现代科技手段对高风险产品、场所、环节等进行实时动态远程监管，以便及时发现和解决食品安全问题。

### （二）食品生产经营许可

《中华人民共和国食品卫生法》规定，食品生产经营企业和食品摊贩，必须先取得卫生行政部门发放的卫生许可证方可向工商行政管理部门申请登记。未取得卫生许可证的，不得从事食品生产经营活动。

取代《中华人民共和国食品卫生法》的《中华人民共和国食品安全法》仍然规定，国家对食品生产经营实行许可制度。从事食品生产、食品销售、餐饮服务，应当依法取得许可。国家食品药品监督管理总局局务会议审议通过的《食品生产许可管理办法》和《食品经营许可管理办法》于2015年10月1日起施行。《食品经营许可管理办法》规定，申请食品经营许可，应当按照食品经营主体业态和经营项目分类提出。食品经营主体业态分为食品销售经营者、餐饮服务经营者、单位食堂。

### （三）量化分级管理

**1. 食品卫生监督量化分级管理**　是指在借鉴国外食品安全监管经验的基础上，通过对食品生产经营单位进行风险度和信誉度量化评价和分级，确定监管重点，对高风险、低信誉的企业进行重点监管的科学监管模式。要求企业在明显位置展示和告知其食品卫生信誉度等级，以便于消费者在信誉度高的企业选购食品或就餐，维护消费者的知情权，食品生产企业可根据食品卫生信誉度等级情况选择原料供应单位，防止或减少食品安全隐患。

2002年4月20日，卫生部下发了《关于推行食品卫生监督量化分级管理制度的通知》，开始在食品生产、经营和餐饮单位实施此项制度，将在餐饮业和学校食堂中推行食品卫生量化分级管理制度作为工作重点。2003年9月1日卫生部又发布了《关于全面实施食品卫生量化分级管理制度的通知》。2007年12月13日，该部新修订的《食品卫生监督量化分级管理指南（2007年版）》规定的实施方法是：依据《卫生许可审查量化评分表》和《日常卫生监督量化评分表》分别对卫生许可审查和日常卫生监督进行量化评价。

**2. 餐饮服务食品安全量化分级管理**　为进一步加强餐饮服务的食品安全管理,落实餐饮服务单位食品安全主体责任,提高餐饮服务食品安全监管效能和水平,国家食品药品监督管理总局于 2012 年 1 月 6 日发布了《关于实施餐饮服务食品安全监督量化分级管理工作的指导意见》(国食药监食〔2012〕5 号),对取得餐饮服务许可证的各类餐饮服务单位开展食品安全监督量化分级管理。

餐饮服务食品安全监督量化分级管理的基本做法是:针对餐饮服务单位的卫生设施条件、加工烹调过程中的卫生状况以及自身管理水平等涉及食品安全各个方面,根据相应的法律法规要求设定多项检查指标,对每项检查指标,依据危险性评估的原则,按照该项指标影响食品安全的可能性以及对人体健康危害的严重程度,赋予它相应的分值。

(1)评定项目:主要包括:许可管理、人员管理、场所环境、设施设备、采购储存、加工制作、清洗消毒、食品添加剂和检验运输等。

(2)等级划分:餐饮服务食品安全监督量化等级分为动态等级和年度等级。动态等级为监管部门对餐饮服务单位食品安全管理状况每次监督检查结果的评价。动态等级分为优秀、良好、一般 3 个等级,分别用大笑、微笑和平脸 3 种卡通形象表示。

年度等级为监管部门对餐饮服务单位食品安全管理状况过去 12 个月期间监督检查结果的综合评价,年度等级分为优秀、良好、一般 3 个等级,分别用 A、B、C 3 个字母表示。

**(四)日常监督检查**

为贯彻落实新的《中华人民共和国食品安全法》,强化食品安全属地管理,建立科学、统一、高效的食品生产经营日常监督检查制度,国家食品药品监督管理总局颁布了《食品生产经营日常监督检查管理办法》,自 2016 年 5 月 1 日起施行。

**1. 意义**　该《办法》的制订和实施,是落实《中华人民共和国食品安全法》对食品生产经营监管要求的重要措施。食品生产经营许可证不能一发了之,必须对企业是否始终按照发证条件严格执行有关规定加强监督检查。该《办法》通过细化对食品生产经营活动的监督管理、规范监督检查工作要求,强化了法律的可操作性,进一步督促食品生产经营者规范食品生产经营活动,从生产源头防范和控制风险隐患,将基层监管部门对生产加工、销售、餐饮服务企业的日常监督检查责任落到实处,督促企业把主体责任落到实处,对保障消费者食品安全具有十分重要的意义和作用。

**2. 职责**　该《办法》规定,国家食品药品监督管理总局负责监督指导全国食品生产经营日常监督检查工作;省级食品药品监督管理部门负责监督指导本行政区域内食品生产经营日常监督检查工作;市、县级食品药品监督管理部门负责实施本行政区域内食品生产经营日常监督检查工作。

**3. 适用范围**　对食品生产经营者的监督检查是法律赋予食品安全监管工作的重要职责。食品药品监督管理部门对食品生产经营者的日常监督检查,是指食品药品监督管理部门及其派出机构,组织食品生产经营监督检查人员依照该办法对食品生产经营者执行食品安全法律、法规、规章及标准、生产经营规范等情况,按照年度监督检查计划和监督管理工作需要实施的监督检查,是基层监管人员按照相应检查表格对食品生产经营者基本生产经营状况开展的合规检查。日常监督检查也包括按照上级部署或根据本地区食品安全状况开展的专项整治、接到投诉举报等开展的检查。

一般而言,监督检查根据不同的目的和要求,会有不同的检查方式方法,但日常监督检查是最常用、最基本的检查方法。

**4. 对餐饮服务提供者日常监督检查的主要项目和内容**　包括餐饮服务提供者资质、从业人员健康管理、原料控制、加工制作过程、食品添加剂使用管理及公示、设备设施维护和餐饮具清洗消毒、食品安全事故处置等情况。

**5. 日常监督检查计划的内容** 市、县级食品药品监督管理部门应当按照市、县人民政府食品安全年度监督管理计划，根据食品类别、企业规模、管理水平、食品安全状况、信用档案记录等因素，编制年度日常监督检查计划，确定对辖区食品生产经营企业的监督检查频次。日常监督检查计划应当包括检查事项、检查方式、检查频次以及抽检食品种类、抽查比例等内容。确定监督检查频次后，监管部门对每家企业的检查频次每年不得少于计划数。

**6. "双随机"的要求** 对食品生产经营者日常监督检查实行"双随机"，即随机抽取被检查企业、随机选派检查人员。一是在网格化监管和监管全覆盖的基础上，开展"双随机"检查。即市、县级食品药品监督管理部门开展日常监督检查，在全面覆盖的基础上，可以在本行政区域内随机选取食品生产经营者、随机选派监督检查人员实施异地检查、交叉互查，监督检查人员应当由食品药品监督管理部门随机选派。二是检查项目应当按照《食品生产经营日常监督检查要点表》执行，每次监督检查可以随机抽取日常监督检查要点表中的部分内容进行检查。同时要求，每年开展的监督检查原则上应当覆盖全部项目。每次监督检查的内容应当在实施检查前由食品药品监督管理部门予以明确，检查人员开展检查时不得随意更改检查事项。三是检查中可以对生产经营的产品随机进行抽样检验。省级食品药品监督管理部门可以根据需要，对日常监督检查要点表进行细化、补充。

**7. 基本程序** 市、县级食品药品监督管理部门开展日常监督检查，应当严格遵守该《办法》对检查程序的规定。一是由监管部门确定监督检查人员，明确检查事项、抽检内容；二是检查人员现场出示有效证件；三是检查人员按照确定的检查项目、抽检内容开展监督检查与抽检；四是确定监督检查结果，并对检查结果进行综合判定；五是检查人员和食品生产经营者在日常监督检查结果记录表及抽样检验等文书上签字或者盖章；六是根据该《办法》对检查结果进行处理；七是及时公布监督检查结果。

**8. 对日常监督检查人员的要求** 日常监督检查人员应当符合执行日常监督检查工作的要求，市、县级食品药品监督管理部门应当加强对检查人员的管理。一是应当由2名以上（含2名）监督检查人员开展监督检查工作，并出示有效证件；二是检查人员应当掌握与开展食品生产经营日常监督检查相适应的食品安全法律、法规、规章、标准等知识，熟悉食品生产经营监督检查要点和检查操作手册，并定期接受培训与考核；三是根据日常监督检查事项，必要时市、县级食品药品监督管理部门可以邀请食品安全专家、消费者代表等人员参与监督检查工作。

**9. 对发现的问题的处理** 市、县级食品药品监督管理部门应当对日常监督检查发现的问题及时进行处理。一是对日常监督检查结果属于基本符合的食品生产经营者，市、县级食品药品监督管理部门应当就监督检查中发现的问题书面提出限期整改要求。被检查单位应当按期进行整改，并将整改情况报告食品药品监督管理部门。监督检查人员可以跟踪整改情况，并记录整改结果。二是对日常监督检查结果为不符合、有发生食品安全事故潜在风险的，食品生产经营者应当立即停止食品生产经营活动。三是对食品生产经营者应当立即停止食品生产经营活动而未执行的，由县级以上食品药品监督管理部门依照《中华人民共和国食品安全法》第一百二十六条第一款的规定进行处罚。

**10. 日常监督检查结果的公布** 市、县级食品药品监督管理部门应当于日常监督检查结束后2个工作日内，向社会公开日常监督检查时间、检查结果和检查人员姓名等信息。日常监督检查结束后2个工作日内，食品药品监督管理部门应当在生产经营场所醒目位置张贴日常监督检查结果记录表。食品生产经营者应当将张贴的日常监督检查结果记录表保持至下次日常监督检查。

### （五）飞行检查

飞行检查（unannounced inspection）最早应用于体育竞赛中对兴奋剂的检查，指的是在非比赛期间进行的不事先通知的突击性兴奋剂抽查。1991年，国际奥委会特别通过了一项议案，在其医学委员会下成立赛外检查委员会。由于飞行检查特有的突然性和震慑性，已成为体育界反兴奋剂的杀手锏。

作为一种有效的监管手段，飞行检查很快被推广到政府重点关注和社会热点领域，加强相关检测能力和监督管理。检查的重点是涉及人身安全、食品安全、节能、环境保护等领域。2006年，国家食品药品监管局发布《药品GMP飞行检查暂行规定》，建立了飞行检查制度，即事先不通知被检查企业而对其实施快速的现场检查。国家食品药品监督管理局以国食药监食〔2012〕197号文件印发的《餐饮服务食品安全飞行检查暂行办法》共18条，自发布之日起施行。

餐饮服务食品安全飞行检查是指食品药品监管部门针对特定情形对餐饮服务单位是否依法从事餐饮服务活动实施的突击现场检查。各级食品药品监管部门均可对行政辖区内的餐饮服务单位实施飞行检查。有以下情形之一的，可组织开展餐饮服务食品安全飞行检查：①餐饮服务单位涉嫌严重违反食品安全法律法规，可能造成严重危害或重大社会影响的；②餐饮服务单位存在严重食品安全隐患，可能造成严重危害或重大社会影响的；③餐饮服务单位存在食品安全隐患，可能引发区域性、系统性食品安全风险的；④其他有必要组织开展餐饮服务食品安全飞行检查的。

餐饮服务食品安全飞行检查组由组织飞行检查的食品药品监管部门相关人员、下级食品药品监管部门相关人员以及对被检查单位具有管辖权的食品药品监管部门相关人员组成。必要时，可请有关专家、媒体记者参加。未经检查组组长同意，任何单位和个人不得将检查安排事项事先告知有关单位或个人。餐饮服务食品安全飞行检查组应按现场监督检查程序和要求开展检查。餐饮服务食品安全飞行检查组在检查时应详细记录检查时间、地点、现场状况、存在问题等，对发现的问题进行记录或拍摄，对相关文件资料进行复印，对有关人员进行调查询问。必要时，可由具有管辖权的食品药品监管部门依法采取相应行政措施。被检查的餐饮服务单位的法定代表人（负责人或业主）应在餐饮服务食品安全飞行检查记录上签字；拒绝签字的，餐饮服务食品安全飞行检查组应在检查记录中注明。检查结束后，餐饮服务食品安全飞行检查组应及时撰写飞行检查报告，提出处理建议，责令具有管辖权的食品药品监管部门依法处理：①存在违法违规行为，需要追究法律责任的，应按有关程序立案处理；②涉及其他部门监管职责的，应及时移交；③涉嫌犯罪的，应及时移送司法机关。

餐饮服务食品安全飞行检查组可将飞行检查情况通报地方政府，并提出处理建议。具有管辖权的食品药品监管部门应及时将检查处理结果上报组织开展飞行检查的食品药品监管部门。食品药品监管部门应按食品安全信息公布有关要求，及时向社会公布餐饮服务食品安全飞行检查有关情况。参与餐饮服务食品安全飞行检查的有关部门和人员应严格遵守检查工作纪律，不得泄露餐饮服务食品安全飞行检查有关情况和举报人等相关信息。对违反有关工作纪律的人员，依法依纪进行处理。

## 二、实　验　目　的

食品安全监督的理论性、政策性、实践性均很强。设计本实验的目的是从宏观的角度将食品安全监督的理论、法律法规规定和实际工作有机地联系在一起，旨在加强学生实践能力的培养，使课堂教学适应食品安全监管工作的新形势，为学生以后的实习乃至今后从事食品安全监管的实际工作打下良好的基础。

# 三、实验前准备

与食品安全有关的法律法规，特别是规章和规范性文件更新很快。在进行本实验的教学前，教师要引导学生查阅有关法律法规，特别是要注意规章和规范性文件的时效性，并对本实验涉及的有关法律法规，特别是规章和规范性文件的内容有较为全面的了解，做到既知其然，也知其所以然，这样才能更好地达到实验预期的目的。

另外，带教教师还要提前与学校的后勤管理部门联系，说明进行本实验的目的，以取得其支持和配合，这样既可完成本实验，也可帮助后勤管理部门发现学校食堂存在的食品安全隐患，以便其采取相应的措施改进。取得学生膳食管理委员会的协助也是一条不错的途径。还可以与当地的食品药品监督管理部门取得联系，参与其实际的日常监督检查工作中。

# 四、实验的实施

可将飞行检查、日常监督检查、量化分级管理工作揉合在一起进行。

表 12-1 是《广东省餐饮服务监管部门日常检查制度》（试行）规定的用于现场检查的《餐饮服务日常检查记录表》。表 12-2 是《广东省餐饮服务食品安全量化分级管理规定》用于检查结论判定的《餐饮服务单位量化等级评定表》。表 12-3 是《餐饮服务食品安全飞行检查记录》。本实验使用表 12-1《餐饮服务日常检查记录表》，采用飞行检查的方式进行，根据表 12-2《餐饮服务单位量化等级评定表》下的"注 b，日常检查结论的判定"得出检查结论，进行量化分级（不用考虑许可审查结论）。

也可以只使用表 12-3《餐饮服务食品安全飞行检查记录》，模拟飞行检查。

# 五、注意事项

（1）本实验为模拟实验，检查结果和结论不得外泄，以免引起不必要的麻烦，使下一届同学无法再进行这个实验。

（2）最好再组织课堂讨论。通过讨论，对存在问题、处理建议、检查结论达成共识，也可加深学生对相关理论、法规、实际工作的理解。

（3）可以将检查结果通报学校后勤管理部门，指出存在的问题，提出整改意见，供其参考。

### 表 12-1　餐饮服务日常检查记录表

说明：

1. 本检查内容分为关键项（序号带***）、重点项（序号带**）和一般项（序号带*）。

2. 结果评定符合要求打"√"，不符合要求打"×"，缺项不予评定打"–"。有细化项目、结果评定为不符合要求的，除了在该项目"结果评定"栏打"×"外，还应在不符合要求的细化项目前的"□"内打"×"，对符合要求的或缺项的细化项目，可不标志。

| 被检查单位名称： | | | 餐饮服务许可证编号： | | |
|---|---|---|---|---|---|
| 地址： | | | 电话： | | |
| 检查时间：　　年　　月　　日　　时　　分至　　时　　分 | | | | | |
| 检查内容 | 序号 | 检查项目 | | 检查方法 | 结果评定 |
| 许可情况 | 1*** | 《许可证》是否超过有效期 | | 查看证件 | |
| | 2*** | 是否擅自改变餐饮服务经营地址、许可类别、备注项目 | | 查看证件和现场 | |
| | 3*** | 是否使用经转让、涂改、出借、倒卖的《许可证》 | | 查看证件 | |

续表

| | | | | |
|---|---|---|---|---|
| | 4*** | 经营条件是否发生变化：<br>□ 是否配备符合条件的食品安全管理员<br>□ 经营场所布局和加工流程是否发生变化<br>□ 有关设备、设施是否发生变化 | 查看证件和现场 | |
| | 5* | 《许可证》是否悬挂或者摆放在就餐场所醒目位置 | 查看现场 | |
| 制度及人员<br>管理情况 | 6* | 是否建立健全食品安全管理制度：<br>□ 是否建立食品安全管理组织和岗位责任制，明确和落实食品安全责任<br>□ 是否建立从业人员健康管理制度和健康档案制度<br>□ 是否建立采购查验和索证索票制度<br>□ 是否按要求建立健全其他食品安全管理制度 | 查阅资料和询问 | |
| | 7** | 从业人员是否均取得有效健康合格证明 | 查看证件 | |
| | 8** | 接触直接入口食品的操作人员是否患有有碍食品安全的疾病 | 查看现场和询问 | |
| | 9*** | 是否聘用不得从事食品生产经营管理工作的人员从事管理工作 | 查阅资料和询问 | |
| | 10* | 食品安全管理人员是否在岗并按规定履行职责 | 查阅资料和询问 | |
| | 11* | 是否组织从业人员参加食品安全培训并建立培训档案 | 查阅资料和询问 | |
| | 12* | 操作人员是否保持良好的个人卫生：<br>□ 操作时是否穿戴清洁的工作服、工作帽<br>□ 操作时是否抽烟<br>□ 是否留长指甲或涂指甲油、佩戴饰物<br>□ 是否手部破损而未采取有效防污染措施<br>接触直接入口食品的操作人员的个人卫生是否还符合以下要求：<br>□ 是否规范佩戴口罩<br>□ 接触直接入口食品之前是否洗手、消毒 | 查看现场 | |
| 场所卫生和<br>设施设备<br>情况 | 13** | 加工经营场所的内外环境是否整洁：<br>□ 墙壁、天花板、门窗是否清洁，是否有蜘蛛网、霉斑或其他明显积垢<br>□ 地面是否洁净，是否有积水和油污，排水沟渠是否通畅<br>□ 垃圾和废弃物是否及时清理，存放设施是否密闭，外观是否清洁<br>□ 是否有昆虫鼠害 | 查看现场 | |
| | 14** | 食品加工、储存、陈列、消毒、保洁、保温、冷藏、冷冻和防蝇、防鼠、防尘等<br>设备与设施是否正常运转和使用 | 查看现场和记录 | |
| | 15** | 用于餐饮加工操作的工具、设备和储存食品的容器是否无毒无害 | 查看现场和资料 | |
| 食品及食品<br>原料采购、<br>贮存、经营<br>和使用等<br>情况 | 16*** | 是否制订并实施原料采购控制要求 | 查看现场和资料 | |
| | 17** | 是否执行采购查验和索证索票制度，按规定索取有效购物凭证，并将进货票据按<br>时间先后次序整理并妥善保存 | 查阅资料 | |
| | 18** | 购置、使用集中消毒企业供应的餐具、饮具是否查验其经营资质，索取消毒合格凭证 | 查看现场和资料 | |
| | 19*** | 是否经营或者使用国家禁止生产经营的食品及原料<br>□ 是否经营或使用病死、毒死、死因不明的禽、畜、水产动物肉类及制品<br>□ 是否经营或者使用未经检疫检验或者检疫检验不合格的肉类及其制品<br>□ 是否在食品制作加工中使用非食用物质或滥用食品添加剂<br>□ 是否经营或者使用其他禁止生产经营的食品及原料 | 查看现场和资料 | |

| | | | |
|---|---|---|---|
| 食品及食品原料采购、贮存、经营和使用等情况 | 20*** | 食品经营和使用行为是否符合要求：<br>□ 是否经营或者使用被包装材料、容器、运输工具等污染的食品<br>□ 是否经营或者使用无标签及其他不符合有关标签、说明书规定的预包装食品、食品添加剂<br>□ 是否在食品中添加药品 | 查看现场 |
| | 21** | 食品原料储存是否符合要求：<br>□ 储存食品原料的场所、设备是否存放有毒、有害物品及个人生活物品<br>□ 食品原料是否分类、分架、隔墙、离地存放<br>□ 是否定期检查库存食品，及时清理变质或者超过保质期的食品 | 查看现场和资料 |
| | 22* | 食品添加剂是否存放于专用橱柜等设施，并标志"食品添加剂"字样，有专人保管，使用精确的计量工具称量并建立使用台账 | 查看现场和资料 |
| 加工操作情况 | 23** | 用于餐饮加工操作的工具和设备标志、使用、存放、清洁是否符合要求：<br>□ 粗加工水池是否有标志，并按要求分类清洗植物性食品和动物性食品<br>□ 生熟容器、工用具是否有明显区分标志，并做到分开使用，定位存放<br>□ 冷藏、冷冻设备中是否做到成品、半成品、原料分开存放，并明显标志<br>□ 接触直接入口食品的工具、设备使用前是否进行消毒 | 查看现场 |
| | 24*** | 是否有腐败、变质或其他感官性状异常的食品或食品原料仍在加工、使用 | 查看现场 |
| | 25* | 食品烹饪过程是否符合要求：<br>□ 需要熟制加工的食品是否烧熟煮透<br>□ 熟制品存放的温度和时间是否符合要求<br>□ 直接入口食品、半成品、食品原料是否分开存放<br>□ 餐具、食品或已盛装食品的容器是否直接置于地上<br>□ 是否将回收后的食品经加工后再次销售<br>□ 用于菜肴装饰的原料使用前是否洗净，是否反复使用 | 查看现场和记录 |
| 专间情况 | 26* | 专间是否符合规范要求：<br>□ 是否有非操作人员擅自进入专间，是否在专间内从事与之无关的活动<br>□ 是否存放非直接入口食品、未经清洗处理的水果蔬菜或杂物<br>□ 每餐（或每次）使用前是否进行空气和操作台的消毒<br>□ 专间温度是否控制在25℃以下（备餐间除外） | 查看现场和记录 |
| | 27* | 专间内食品存放是否符合要求：<br>□ 剩余尚需使用的直接入口食品是否存放于专用冰箱中冷藏或冷冻<br>□ 加工后的生食海产品是否放置在密闭容器冷藏保存，或者放置在食用冰中保存并用保鲜膜分隔。放置在食用冰中保存时，加工后至食用的间隔时间是否超过1小时<br>□ 蛋糕胚是否在专用冰箱中冷藏<br>□ 裱浆和经清洗消毒的新鲜水果是否当日加工、当日使用<br>□ 植脂奶油裱花蛋糕贮存温度在3℃±2℃，蛋白裱花蛋糕、奶油裱花蛋糕、人造奶油裱花蛋糕储存温度不得超过20℃ | 查看现场 |
| 餐饮具洗消情况 | 28** | 是否按规定对餐饮具进行清洗、消毒和保洁：<br>□ 餐饮具清洗水池是否足够使用，并与粗加工水池分开<br>□ 使用的洗涤剂、消毒剂是否符合要求<br>□ 采用化学消毒的有效消毒浓度和浸泡时间是否达到要求<br>□ 采用热力方法的消毒温度和消毒时间是否达到要求<br>□ 餐饮具的消毒效果是否符合标准要求<br>□ 消毒后的餐饮具是否储存在专用保洁设施内备用，保洁设施是否有明显标志 | 查看现场和资料 |

续表

| 食品运输情况 | 29** | 运输工具与设备设施是否清洁 | 查看现场 | |
|---|---|---|---|---|
| | 30** | 运输保温、冷藏（冻）食品是否有必要的且与提供的食品品种、数量相适应的保温、冷藏（冻）设备设施 | 查看现场 | |
| 其他有关情况 | 31* | 学校食堂、集体用餐配送单位、重大活动餐饮服务和超过 100 人的一次性聚餐是否按规定留样 | 查看现场和资料 | |
| | 32* | 是否按规定处理废弃油脂和餐余垃圾 | 查看现场和资料 | |

| 检查结果: 检查项目总数_____项, 违反一般项_____项, 违反重点项_____项, 违反关键项_____项。 | |
|---|---|
| 被检查单位负责人签名（盖章）<br><br>日期: | 检查人员执法证编号:<br>检查人员签名:<br><br>日期: |
| 备注: | |

### 表 12-2　餐饮服务单位量化等级评定表

餐饮服务单位名称_____　　　　　　　　　量化等级评定_____级

| 等级评定依据 | □A 级 | □B 级 | | □C 级 | |
|---|---|---|---|---|---|
| 许可审查 a | □符合 | □符合 | □基本符合 | □符合 | □基本符合 |
| 日常检查 b | □好 | □中 | □好 | □中 | □差 |

注：a. 许可审查结论的判定

关键项全部合格，重点项和一般项不符合总数≤4 项（第四类建筑工地食堂≤3 项），其中重点项不符合数≤1 项，判定为"符合"；其他通过许可审查的情形，判定为"基本符合"。

b. 日常检查结论的判定

不合格项目数≤检查项目总数的 10%，不合格关键项=0，不合格重点项≤1 项，判定为"好"；不合格项目数≤检查项目总数的 20%，不合格关键项≤1 项，不合格重点项≤3 项，判定为"中"；不合格项目数>检查项目总数的 20%，且没有应予以"吊销餐饮服务许可证"的严重违法行为，判定为"差"。

### 表 12-3　餐饮服务食品安全飞行检查记录

| 餐饮服务单位名称 | | |
|---|---|---|
| 地址 | | |
| 餐饮服务许可证号 | 法定代表人<br>（负责人或业主） | |
| 检查事由 | | |
| 检查时间 | | |
| 检查情况（包括现场状况、存在问题等）: | | |
| 处理建议: | | |
| 法定代表人（负责人或业主）签名:<br><br>　　　　　　　　　　　　　　　　　年　　月　　日 | | |
| 飞行检查组成员签名:<br><br>　　　　　　　　　　　　　　　　　年　　月　　日 | | |

（高永清）

# 实验三十七 食物中毒案情的处理

## 一、实 验 目 的

及时处理和控制食物中毒事故，保障人民身体健康是食品安全监管及其相关部门和人员的职责。食物中毒应急处理涉及食品药品监督管理部门、卫生行政部门、疾病预防控制机构、医疗机构和其他有关部门。通过角色扮演的方式明确各自的职责，以保证食物中毒调查处理的质量。

## 二、实 验 准 备

### （一）中毒食品道具的准备

酱牛肉约 0.5kg，在 22～25℃下放置 2～3 日（天气寒冷时需搁置更长时间），使其变质。

### （二）实验设备和材料

**1. 实验仪器设备**　恒温培养箱、冰箱、恒温水浴箱。天平、离心机、均质器、振荡器。50ml 离心管、0.2μm 滤器、微量加样器、酶标仪。样品采集器、固体无菌容器、金属制规板、无菌乳钵、无菌玻璃砂、表面和中心温度计、消毒剂试纸、消毒棉拭子等。录音机、照相机等。

**2. 试剂**

（1）10%氯化钠胰酪胨大豆肉汤（pH 7.3±0.2）：胰酪胨（或胰蛋白胨）17.0g、植物蛋白胨（或大豆蛋白胨）3.0g、氯化钠 100.0g、磷酸氢二钾 2.5g、丙酮酸钠 10.0g、葡萄糖 2.5g、蒸馏水 1000ml。将上述成分混合，加热，轻轻搅拌并溶解，调节 pH，分装，每瓶 225ml，121℃高压灭菌 15 分钟。

（2）7.5%氯化钠肉汤（pH 7.4）：蛋白胨 10.0g、牛肉膏 5.0g、氯化钠 75g、蒸馏水 1000ml。将上述成分加热溶解，调节 pH，分装，每瓶 225ml，121℃高压灭菌 15 分钟。

（3）血琼脂平板：豆粉琼脂（pH 7.4～7.6）100ml、脱纤维羊血（或兔血）5～10ml。加热溶化琼脂，冷却至 50℃，以无菌操作加入脱纤维羊血，摇匀，倾注平板。

（4）Baird-Parker 琼脂平板（pH 7.0±0.2）：胰蛋白胨 10.0g、牛肉膏 5.0g、酵母膏 1.0g、丙酮酸钠 10.0g、甘氨酸 12.0g、氯化锂（LiCl·6H$_2$O）5.0g、琼脂 20.0g、蒸馏水 950ml。

（5）脑心浸出液肉汤（BHI，pH 7.4±0.2）：胰蛋白胨 10.0g、氯化钠 5.0g、磷酸氢二钠 2.5g、葡萄糖 2.0g、牛心浸出液 500ml。加热溶解，调节 pH，分装 16mm×160mm 试管，每管 5 ml，置 121℃，15 分钟灭菌。

（6）兔血浆：取枸橼酸钠 3.8g，加蒸馏水 100ml，溶解后过滤，装瓶，121℃高压灭菌 15 分钟。兔血浆制备：取 3.8%枸橼酸钠溶液一份，加兔全血四份，混好静置（或以 3000r/min 离心 30 分钟），使血液细胞下降，即可得血浆。

（7）磷酸盐缓冲液：磷酸二氢钾 34.0g、蒸馏水 500ml、pH 7.2。

1）贮存液：称取 34.0g 的磷酸二氢钾溶于 500ml 蒸馏水中，用大约 175ml 的 1mol/L 氢氧化钠溶液调节 pH 至 7.2，用蒸馏水稀释至 1000ml 后储存于冰箱。

2）稀释液：取贮存液 1.25ml，用蒸馏水稀释至 1000ml，分装于适宜容器中，121℃高压灭菌 15 分钟。

（8）营养琼脂小斜面（pH 7.2～7.4）：蛋白胨 10.0g、牛肉膏 3.0g、氯化钠 5.0g、琼脂 15.0～20.0g、蒸馏水 1000ml。将除琼脂以外的各成分溶解于蒸馏水内，加入 15%氢氧化钠溶液约 2ml，调节 pH 至 7.2～7.4。加入琼脂，加热煮沸，使琼脂溶化，分装 13mm×130mm 试管，121℃高压灭菌 15 分钟。

（9）革兰染色液：结晶紫 1.0g、95%乙醇 20.0ml、1%草酸铵水溶液 80.0 ml。将结晶紫完全溶解于乙醇中，然后与草酸铵溶液混合。

（10）A 型、B 型、C 型、D 型、E 型金黄色葡萄球菌肠毒素分型 ELISA 检测试剂盒。

（11）0.25mol/L、pH 8.0 的 Tris 缓冲液：将 121.1g 的 Tris 溶解到 800ml 的去离子水中，待温度冷至室温后，加 42 ml 浓 HCl，调 pH 至 8.0。

（12）pH 7.4 的磷酸盐缓冲液：称取 $NaH_2PO_4·H_2O$ 0.55g（或 $NaH_2PO_4·2H_2O$ 0.62g）、$Na_2HPO_4·2H_2O$ 2.85g（或 $Na_2HPO_4·12H_2O$ 5.73g）、NaCl 8.7g，溶于 1000ml 蒸馏水中，充分混匀即可。

（13）肠毒素产毒培养液（pH 7.2～7.4）：蛋白胨 20.0g、胰消化酪蛋白 200mg（氨基酸）、氯化钠 5.0g、磷酸氢二钾 1.0g、磷酸二氢钾 1.0g、氯化钙 0.1g、硫酸镁 0.2g、维生素 $B_3$ 0.01g、蒸馏水 1 000ml。将所有成分混于水中，溶解后调节 pH，121℃高压灭菌 30 分钟。

（14）营养琼脂：蛋白胨 10.0g、牛肉膏 3.0g、氯化钠 5.0g、琼脂 15.0～20.0g、蒸馏水 1000ml。将除琼脂以外的各成分溶解于蒸馏水内，加入 15%氢氧化钠溶液约 2ml，校正 pH 至 7.2～7.4。加入琼脂，加热煮沸，使琼脂溶化。分装烧瓶，121℃高压灭菌 15 分钟。

（15）庚烷、10%次氯酸钠溶液、无菌生理盐水。除特殊说明，所用试剂均为分析纯。

### （三）人员准备

将学生分成 5 组，分别饰演中毒人员（5 人）、医疗机构人员（3～5 人）、食品药品监督管理机构人员、卫计委和疾病预防控制机构工作人员若干。

## 三、实 验 方 法

### （一）假想事件

2016 年 5 月 9 日 15：09，某食品药品监督管理机构接到电话举报，该市人民医院急诊科 5 名患者先后出现头晕、腹痛、腹泻、恶心、呕吐等症状。5 名患者均为某公司员工，午餐时在公司食堂食用凉拌酱牛肉后 2～3 小时出现恶心、呕吐的症状，后寻找车辆将患者集中送往该市市人民医院。医院经检查初步诊断疑似食物中毒，及时启动院内中毒事件应急预案，组织会诊并及时向分管部门报告。食品药品监督管理机构和疾控中心立即派有关专业人员在 20 分钟后迅速赶到现场，开展中毒事件的卫生学调查和流行病学调查、采样、控制工作。食品药品监督管理机构和疾控中心在调查处理后，向当地政府和卫计委做了初始报告，同时向上级主管部门报告并进行网络直报。

### （二）演练步骤

**1. 食物中毒调查处理的前期准备** 各小组根据自己饰演的不同角色自行领取需要用的物品（以下物品准备时放置在一起，让学生在进行食物中毒调查的前期准备时自行领取，以加深印象）。

（1）疾控中心人员准备：①食品样品采集器具：样品采集器、固体无菌容器（灭菌塑料袋、广口瓶等）、刀、镊子；②涂抹样品采集器具：板孔为 5cm$^2$ 的金属制规板、灭菌生理盐水试管（10ml）10 个、消毒棉拭子一包；③现场快速检验、测量设备：表面和中心温度计、消毒剂试纸等；④食物中毒事故个案调查登记表；⑤非产品样品采样记录。

（2）食品药品监督管理机构人员准备：法律法规及相关文书，如食堂食品安全检查表、封条等执法文书；音像取证工具如录音机、照相机、摄像机等；参考资料如食物中毒诊断标准、参考书籍等。

**2. 食物中毒案件的报案** 分析案例，引导学生思考此事件中的食物中毒报告人可能有哪些？由学生自行选择，并饰演。

提示：此中毒事件的报告人可能为医院工作人员，公司负责人或者公司员工。如为医院工作人员，报告时电话里应说"您好！这里是市人民医院，我院于今天下午（5月9日）14：30左右收治了5名患者，全部为某公司员工。患者均有酱牛肉的食用史，出现腹痛腹泻、恶心、呕吐症状，疑似食物中毒。请立即派人予以调查。"老师可根据需要自行引导学生进行场景演练。

**3. 接报记录** 食品药品监督管理机构工作人员接到食物中毒报案之后，应当做好接报记录（填写表12-4《食物中毒事件报告登记表》），记录报告人的姓名、单位地址和患者的中毒情况，告知对方立即保护现场，及时抢救患者，保留可疑食物、吐泻物等。同时通知卫生和计划生育委员会。卫生和计划生育委员会立即通知疾病预防控制机构。疾病预防控制机构组织本单位的相关专业人员，准备交通工具和救助物资，一部分赶赴案发现场，进行调查；一部分赶往市人民医院进行采样调查。

> 疾病预防控制机构的相关专业人员10分钟到达市人民医院急诊科，只见患者李××神情苦楚、手捂腹部坐在床边，桌椅、地面均有呕吐物。同时，据了解还有4名人员也在用中餐后，发生恶心、欲呕吐迹象，并有逐渐加重趋势。患者有恶心、呕吐现象，部分因呕吐有虚脱的症状，呕吐物含血及黏液。

**表 12-4 食物中毒事件报告登记表**

| 报告人姓名 | | 联系电话 | |
|---|---|---|---|
| 报告人工作单位 | | 联系地址 | |
| 事件发生单位 | | 详细地址 | |
| 发生单位负责人姓名 | | 联系电话 | |
| 发生时间 | | 发病人数 | |
| 就诊人数 | | 就诊医院 | |
| 进餐人数 | | 进餐时间 | |
| 死亡人数 | | 可疑食品 | |
| 主要临床表现 | （选择打√或填写具体描述）1.恶心　2.呕吐（次/日）3.腹痛　4.腹泻（　次/日）5.头痛　6.头晕　7.发热（℃）8.脱水　9.抽搐　10.青紫　11.呼吸困难　12.昏迷 若有腹泻，腹泻物性状：①洗肉水样　②米泔水样　③糊状　④其他 其他症状： | | |
| 救治情况（必要时） | 临床诊断： 主要治疗措施： 用药情况： 治疗效果： 其他事项： | | |
| 处置情况记录 | | | |
| 接报人签字 | | 记录时间 | |

注：需告知报告人或发生单位保护好现场，留存患者粪便、呕吐物、剩余食物及盛装或加工可疑食物的容器、工用具等以备采样

**4. 现场调查处理**

（1）对食物中毒人员的调查：由疾病预防控制机构的相关专业人员对食物中毒人员进行调查，并填写表12-5《食物中毒事故个案调查登记表》（注：患者基本情况和72小时用餐情况，根据饰演同学信息自行填写）。

患者一：体温37℃，呕吐2次，上腹部隐痛约1小时，无头痛、头晕现象。从发现至现在腹泻2次，便稀。未服用任何药物。中午食用凉拌酱牛肉，炒豆干。

患者二：体温未测，呕吐5次，中上腹部绞痛，头疼持续约1小时。腹泻6次，最近一次呈水样便，有脱水迹象。正在接受补液治疗。中午食用凉拌酱牛肉，西红柿炒鸡蛋。

患者三：恶心症状明显，呕吐3~4次，呈黄色水样物质，口中有苦味。上腹部绞痛，腹泻5~6次，具体次数记不清楚。出现肌肉痉挛，有脱水迹象。正在接受补液治疗。中午食用凉拌酱牛肉，西芹炒肉。

患者四：体温38.5℃。其同事诉中午11：30左右两人一起去吃饭，患者喜食牛肉，见到食堂有凉拌酱牛肉，吃了一大份。饭后约2小时出现头疼呕吐现象。目前患者因剧烈吐泻，已虚脱昏迷。到医院时病情最重，目前正在补液治疗。

患者五：诉午饭后隐隐感觉上腹部疼痛，轻微头晕，呕吐1次，腹泻2次，便服用氟哌酸（诺氟沙星）两粒。大便稀黄。呕吐物中有少量黏液。中午见到患者一在食用凉拌酱牛肉，夹取了两块。

## 表12-5 食物中毒事故个案调查登记表

被调查人姓名：　　　　　性　别：　　　　　年　龄：

家庭住址：　　　　　　　家庭电话：

工作单位：　　　　　　　单位地址：　　　　　单位电话：

调查地点：　　　　调查时间：　　　年　　月　　日　　时

发病时间：　　月　　日　　时

主要症状体征：（在横线上打√或填写具体描述，空余项打×）

发热___℃；恶心___；呕吐___次/日；腹痛___；腹泻___；头痛___；头晕___；持续时间___

若有腹痛，部位在：上腹部___；脐周___；下腹部___；其他_____

　　　　　　腹痛性质：绞痛___；阵痛___；隐痛___；其他_____

若有腹泻，腹泻___次/日，腹泻伴随体征_____

腹泻物性状：洗肉水样_____；米泔水样_____；糊状_____；其他_____

其他症状：脱水_____；抽搐_____；青紫_____；呼吸困难_____；昏迷_____

治疗情况：（1）治疗单位：

　　　　　　临床诊断：

　　　　　　用药情况：（药物名称及剂量）

　　　　（2）自行服药：（药物名称及剂量）

　　　　（3）未治疗：

发病前72小时内摄入的食品调查（自发病时间向前推溯72小时）

| 进食情况 | 当天（月　日） | | | 昨天（月　日） | | | 前天（月　日） | | |
|---|---|---|---|---|---|---|---|---|---|
| | 早餐 | 午餐 | 晚餐 | 早餐 | 午餐 | 晚餐 | 早餐 | 午餐 | 晚餐 |
| 食物名称<br>及数量 | | | | | | | | | |
| | | | | | | | | | |
| | | | | | | | | | |
| 时间 | | | | | | | | | |
| 场所 | | | | | | | | | |

其他可疑的食品：　　　　进食时间：　　　　进食场所：　　　　进食数量：

临床及实验室检验结果（没有进行临床或者实验室检验的可以不填）

| 样品名称及检验项目 | 检验结果 | 意义（有、无、可疑） |
|---|---|---|
| | | |

若实验室检验结果有意义，可疑致病因素为：

被调查人签字：　　调查人（2人）签名：　　调查日期：　　年　月　日

（2）案发现场调查取证：由食品药品监督管理部门的工作人员，根据上述描述填写《食堂食品安全检查表》。

提示：根据食谱和流行病学调查情况确定调查的重点食品；原辅料来源；食品加工、烹调方法，加热温度、时间；运输情况；加工、用具容器的卫生及使用情况，生熟是否分开，洗刷消毒过程；食品存放条件、温度和时间；剩饭菜的保存、处理等情况；食品加工人员健康状况和卫生知识等。以上情况均应以现场调查笔录的形式记录。对加工人员提供的每一句话、每一个环节，要认真记录、分析，判断真伪，对加工人员应分别单独调查，必要时进行现场重复操作。

案发现场的厨房卫生条件极差。厨房共两间，一间为操作间，一间为储物间。两间房屋部分门窗无玻璃，纱窗破损。操作间为水泥地面，白灰墙。屋内布满黑色油污，蔬菜贮存生熟不分。地面堆有土豆皮、洋葱皮、牛粪等杂物，半袋面粉直接放在地面上，水池边地面上有积水。灶台上有一层油垢，看不见本色。冰柜内生熟肉混装，因经常断电，制冷效果差，生肉未冻结并有血水。待售饭菜无防蝇保护措施。食堂左侧约15m远处有一间旱厕。食堂主要由炊事员张师傅负责，刘师傅时而协助采购，无专门的食品安全管理人员，无食品安全相关管理制度或人员管理制度，无法提供许可证。4名炊事员上岗前均未进行健康检查。炊事人员述：5月9日刀切熟牛肉时发现肉颜色发暗，表皮发粉，贴骨处肉色发红。食用前未经加热处理。

（3）样品采集：（此部分由饰演疾病预防控制中心工作人员的同学完成）采集样品要及时全面。并填写采样记录（表12-6）。

**表 12-6　样品采样记录**

| |
|---|
| 被采样人： |
| 采样地点： |
| 采样方法： |
| 采样时间_____年_____月____日____时 |
| 采样目的： |
| 采样设备或仪器名称： |
| 采集样品名称： |
| 采集样品编号： |
| 采集样品份数： |
| 被采样物品或场所状况： |
| |
| 被采样人签名： |
| 采样人签名_____　　　　　卫生行政机关名称并盖章 |
| 年　月　日　　　　　　　　　年　　月　　日 |

注：本记录一式三联，第一联保留存档，第二联交被采样人，第三联随样品送检

1）食品：采集熟肉制品200g，采集时应注意从不同的部位割取，兼顾表面与深部，注意样品的代表性。将样品放置于无菌容器中，立即送检。注意：①如实际工作中条件不许可时，送检时间最好不超过3小时，送检时应注意冷藏，不得加入任何防腐剂，检样送往化验室应立即检验或放置冰箱暂存；②尽量采取中毒餐次的剩余食品，无剩余食品时，采食品包装或用灭菌的生理盐水洗涤盛过食品的容器取洗液，必要时采半成品或原料。

2）涂抹物：采用板孔为5cm²的金属制规板，压在受检物（酱牛肉）上，将采菌棉稍沾湿，在板孔5cm²的范围内揩抹多次，然后将板孔规板移压至另一点，用另一棉拭子揩抹，如此共移

压揩抹 3 次，总面积 30cm²，共用 3 只棉拭子。每只棉拭子在揩抹完毕后应立即剪断或烧断后投入盛有10ml灭菌水的大试管中，立即送检。检验时先充分振摇，吸取瓶、管中的液体，作为原液，再按照要求作 10 倍递增稀释。注意实际工作中涂抹采样应包括对刀具、案板、食物盛放容器、冰箱、水池下水道口等可能直接或间接接触可疑中毒食品的物品进行采样，也可用刀刮物品表面取样。

3）大便：必须用采便管采样（此次实验省略）。

4）呕吐物：取呕吐物或洗胃液。呕吐物已处理掉时涂抹被呕吐物污染的物品（可采用变质的酱牛肉用粉碎机将其打成食糜，加水搅拌充当呕吐物）。

5）血液：怀疑细菌性食物中毒时，采集急性期（3 日内）和恢复期（2 周左右）的静脉血3ml，同时采集正常对照（由有采血资质的人员进行，此次实验省略）。

6）食品加工人员带菌采样：采集大便，涂抹手、鼻、咽和有感染灶的皮肤等（此次实验省略）。

7）特殊采样：怀疑化学性中毒时，应采集尿液。

注意：食物中毒的采样量不受常规数量的限制；样品应尽快送实验室检验，最迟不超过 4 小时；细菌性食物中毒必须无菌采样；采样记录要详细；化学性食物中毒的采样容器必须彻底洗刷干净。对洗刷消毒间、冷荤间、冰箱、可疑食品存放地点等可能存留致病菌的重点部位进行重点采样。

（4）检样的处理：直接切去或称取 25g 酱牛肉，放入无菌乳钵内用灭菌剪子剪碎后，加灭菌海砂或玻璃砂研磨，磨碎后加入盛有 225ml 7.5％氯化钠肉汤或 10％氯化钠胰酪胨大豆肉汤的无菌均质杯中。

（5）样品的检验：以金黄色葡萄糖球菌检测为例，进行食物中毒的操作演练。

1）金黄色葡萄糖球菌的检测：①将上述样品 8000～10 000r/min 均质 1～2 分钟，或放入盛有 225ml 7.5％氯化钠肉汤或 10％氯化钠胰酪胨大豆肉汤的无菌均质袋中，用拍击式均质器拍打 1～2 分钟。若样品为液态，吸取 25ml 样品至盛有 225ml 7.5％氯化钠肉汤或 10％氯化钠胰酪胨大豆肉汤的无菌锥形瓶（瓶内可预置适当数量的无菌玻璃珠）中，振荡混匀。②将上述样品匀液于 36℃±1℃培养 18～24 小时。金黄色葡萄球菌在 7.5％氯化钠肉汤中呈浑浊生长，污染严重时在 10％氯化钠胰酪胨大豆肉汤内呈浑浊生长。③将上述培养物，分别画线接种到 Baird-Parker 平板和血平板，血平板 36℃±1℃培养 18～24 小时。Baird-Parker 平板 36℃±1℃培养 18～24 小时或 45～48 小时。④金黄色葡萄球菌在 Baird-Parker 平板上，菌落直径为 2～3mm，颜色呈灰色到黑色，边缘为淡色，周围为一浑浊带，在其外层有一透明圈。用接种针接触菌落有似奶油至树胶样的硬度，偶然会遇到非脂肪溶解的类似菌落，但无浑浊带及透明圈。长期保存的冷冻或干燥食品中所分离的菌落比典型菌落所产生的黑色淡一些，外观可能粗糙并干燥。在血平板上，形成的菌落较大，圆形、光滑凸起、湿润、金黄色（有时为白色），菌落周围可见完全透明的溶血圈。挑取上述菌落进行革兰染色镜检及血浆凝固酶试验。

染色镜检：金黄色葡萄球菌为革兰阳性球菌，排列呈葡萄球状，无芽孢，无荚膜，直径为 0.5～1μm。血浆凝固酶试验：挑取 Baird-Parker 平板或血平板上可疑菌落 1 个或以上，分别接种到 5ml BHI 和营养琼脂小斜面，36℃±1℃培养 18～24 小时。取新鲜配制兔血浆 0.5ml，放入小试管中，再加入 BHI 培养物 0.2～0.3ml，振荡摇匀，置 36℃±1℃温箱或水浴箱内，0.5 小时观察一次，观察 6 小时，如呈现凝固（即将试管倾斜或倒置时，呈现凝块）或凝固体积大于原体积的一半，判定为阳性结果。同时以血浆凝固酶试验阳性和阴性葡萄球菌菌株的肉汤培养物作为对照。也可用商品化的试剂，按说明书操作，进行血浆凝固酶试验。结果如可疑，挑取营养琼脂小斜面的菌落到 5ml BHI，36℃±1℃培养 18～48 小时，重复试验。结果报告：在

25g（ml）样品中检出或未检出金黄色葡萄球菌。

2）葡萄球菌肠毒素的检验：①本方法可用 A 型、B 型、C 型、D 型、E 型金黄色葡萄球菌肠毒素分型酶联免疫吸附试剂盒完成。本方法测定的基础是酶联免疫吸附反应（ELISA）。96 孔酶标板的每一个微孔条的 A～E 孔分别包被了 A 型、B 型、C 型、D 型、E 型葡萄球菌肠毒素抗体，H 孔为阳性质控，已包被混合型葡萄球菌肠毒素抗体，F 孔和 G 孔为阴性质控，包被了非免疫动物的抗体。样品中如果有葡萄球菌肠毒素，游离的葡萄球菌肠毒素则与各微孔中包被的特定抗体结合，形成抗原抗体复合物，其余未结合的成分在洗板过程中被洗掉；抗原抗体复合物再与过氧化物酶标志物（二抗）结合，未结合上的酶标志物在洗板过程中被洗掉；加入酶底物和显色剂并孵育，酶标志物上的酶催化底物分解，使无色的显色剂变为蓝色；加入反应终止液可使颜色由蓝变黄，并终止了酶反应；以 450nm 波长的酶标仪测量微孔溶液的吸光度值，样品中的葡萄球菌肠毒素与吸光度值成正比。②如酱牛肉脂肪含量不超过 40%：称取 10g 样品绞碎，加入 pH 7.4 的 PBS 液 15ml 进行均质。振摇 15 分钟。于 15℃，3500r/min 离心 10 分钟。必要时，移去上面脂肪层。取上清液进行过滤除菌。取 100μl 的滤出液进行试验。如酱牛肉脂肪含量超过 40%：称取 10g 样品绞碎，加入 pH 7.4 的 PBS 液 15ml 进行均质。振摇 15 分钟。于 15℃，3500r/min 离心 10 分钟。吸取 5ml 上层悬浮液，转移到另外一个离心管中，再加入 5ml 的庚烷，充分混匀 5 分钟。于 15℃，3500r/min 离心 5 分钟。将上部有机相（庚烷层）全部弃去，注意该过程中不要残留庚烷。将下部水相层进行过滤除菌。取 100μl 的滤出液进行试验。③所有操作均应在室温（20～25℃）下进行，A 型、B 型、C 型、D 型、E 型金黄色葡萄球菌肠毒素分型 ELISA 检测试剂盒中所有试剂的温度均应回升至室温方可使用。测定中吸取不同的试剂和样品溶液时应更换吸头，用过的吸头以及废液要浸泡到 10%次氯酸钠溶液中过夜。④将所需数量的微孔条插入框架中（一个样品需要一个微孔条）。将样品液加入微孔条的 A～G 孔，每孔 100μl。H 孔加 100μl 的阳性对照，用手轻拍微孔板充分混匀，用粘胶纸封住微孔以防溶液挥发，置室温下孵育 1 小时。⑤将孔中液体倾倒至含 10%次氯酸钠溶液的容器中，并在吸水纸上拍打几次以确保孔内不残留液体。每孔用多通道加样器注入 250μl 的洗液，再倾倒掉并在吸水纸上拍干。重复以上洗板操作 4 次。⑥每孔加入 100μl 的酶标抗体，用手轻拍微孔板充分混匀，置室温下孵育 1 小时。⑦重复洗板程序。⑧加 50μl 的 TMB 底物和 50μl 的发色剂至每个微孔中，轻拍混匀，室温黑暗避光处孵育 30 分钟。⑨加入 100μl 的 2mol/L 硫酸终止液，轻拍混匀，30 分钟内用酶标仪在 450nm 波长条件下测量每个微孔溶液的 $OD$ 值。⑩质量控制：测试结果阳性质控的 $OD$ 值要大于 0.5，阴性质控的 $OD$ 值要小于 0.3，如果不能同时满足以上要求，测试的结果不被认可。对阳性结果要排除内源性过氧化物酶的干扰。临界值计算：每一个微孔条的 F 孔和 G 孔为阴性质控，两个阴性质控 $OD$ 值的平均值加上 0.15 为临界值。示例：阴性质控 1=0.08，阴性质控 2=0.10，平均值=0.09，临界值=0.09+0.15=0.24。结果表述：$OD$ 值小于临界值的样品孔判为阴性，表述为样品中未检出某型金黄色葡萄球菌肠毒素；$OD$ 值大于或等于临界值的样品孔判为阳性，表述为样品中检出某型金黄色葡萄球菌肠毒素。注意：因样品中不排除有其他潜在的传染性物质存在，所以要严格按照 GB19489《实验室生物安全通用要求》对废弃物进行处理。

**5. 初步诊断** 现场调查完毕，做出初步印象诊断 由扮演疾病预防控制机构专业人员的同学填写初步调查报告表（表 12-7），并交给卫生和计划生育委员会和食品药品监督管理部门。

**表 12-7 食物中毒初步调查报告表**

| | |
|---|---|
| 食物中毒发生地点： | 村（镇、街、道） |

进食场所：

该场所属于：（1）集体食堂 （2）饮食单位 （3）食品摊位 （4）家庭 （5）其他

<table>
<tr><td rowspan="8">中<br>毒<br>发<br>生<br>情<br>况</td><td colspan="2">同餐进食人数： 发病人数： 入院就诊人数： 死亡人数：</td></tr>
<tr><td colspan="2">进食时间：月 日 时 分</td></tr>
<tr><td colspan="2">发病时间：最早： 月 日 时 分</td></tr>
<tr><td colspan="2">最晚： 月 日 时 分</td></tr>
<tr><td rowspan="3">潜伏期（小时）：</td><td>最短：</td></tr>
<tr><td>最长：</td></tr>
<tr><td>中位数：</td></tr>
<tr><td colspan="2">中毒症状（填写有该症状的人数）：恶心 呕吐 腹泻 腹痛 发热<br>其他症状（详述症状和人数）：</td></tr>
</table>

<table>
<tr><td rowspan="6">中<br>毒<br>食<br>物</td><td>食物名称：</td></tr>
<tr><td>1. 动物性食品：肉与肉制品□ 乳与乳制品□ 蛋与蛋制品□ 水产品□ 其他□</td></tr>
<tr><td>2. 植物性食品：谷类及制品□ 豆类及制品□ 植物油□ 果蔬类□ 其他：</td></tr>
<tr><td>3. 其他食品：</td></tr>
<tr><td>4. 不明□</td></tr>
<tr><td>5. 该食物通过哪种方式确认？（1）流行病学确认□ （2）实验室化验确认□</td></tr>
</table>

| 责任 | 1. 集体食堂□ 2. 食品摊贩□ 3. 食品加企业□ 4. 其他□ |
|---|---|

<table>
<tr><td rowspan="5">中<br>毒<br>发<br>生<br>原<br>因</td><td>1. 原料污染或变质□</td><td>5. 误用有毒品种□</td><td>9. 其他□</td></tr>
<tr><td>2. 加工不当□</td><td>6. 加工人员污染□</td><td>10. 不明□</td></tr>
<tr><td>3. 生熟交叉感染□</td><td>7. 食用方法不当□</td><td></td></tr>
<tr><td>4. 熟食储存不当□</td><td>8. 用具容器不洁□</td><td></td></tr>
</table>

样本来源及名称

有意义的检验结果

<table>
<tr><td rowspan="11">致<br>病<br>因<br>素</td><td rowspan="4">微<br>生<br>物</td><td>1. 沙门菌属□</td><td>5. 肉毒菌属□</td><td>9. 链球菌属□</td></tr>
<tr><td>2. 变形杆菌□</td><td>6. 葡萄球菌肠毒素□</td><td>10. 真菌毒素□</td></tr>
<tr><td>3. 致病性大肠杆菌□</td><td>7. 蜡样芽孢杆菌□</td><td>11. 其他□</td></tr>
<tr><td>4. 副溶血性弧菌□</td><td>8. 椰毒假单胞菌酵米面亚种菌□</td><td></td></tr>
<tr><td rowspan="3">农 药 及<br>化 学 物</td><td>1. 有机磷□</td><td>4. 砷化物□</td><td>7. 重金属□</td></tr>
<tr><td>2. 有机汞□</td><td>5. 亚硝酸盐□</td><td>8. 甲醇□</td></tr>
<tr><td>3. 有机氯□</td><td>6. 棉酚□</td><td>9. 其他□</td></tr>
<tr><td rowspan="3">动<br>植<br>物</td><td>1. 河鲀鱼□</td><td>4. 有毒贝类□</td><td>7. 动物内脏□</td></tr>
<tr><td>2. 高组胺鱼类□</td><td>5. 毒蘑菇□</td><td>8. 发芽马铃薯□</td></tr>
<tr><td>3. 其他有毒鱼类□</td><td>6. 四季豆□</td><td>9. 原因不明：□</td></tr>
</table>

报告单位：（章） 报告人： 电话：

报告时间： 年 月 日

注：1. 每起食物中毒都应填报本表。2. 在有"□"的项目内划√或在划横线的项目上填写具体说明。3. 本调查表由食物中毒发生地负责调查的单位或其制订单位填报，并在接到食物中毒报告后的 1 个月内上报，调查尚未结束的也应先按期进行初报。

调查结果表明：此次中毒呈集体暴发型，酱牛肉为共同餐用品。所有发病者，均有食用以上熟食品史，且患者临床症状的轻重与进食肉量有关，多食者症状重发病急，少食者轻，未食者不发病等流行病学特征。

**6. 现场卫生处理** 对事件现场进行卫生处理，防止食物中毒续发。封存造成食物中毒或者可疑导致食物中毒的食品及其原料；封存可能被污染的食品用工具及用具，并责令进行清洗消毒；责令收回已售出的中毒食品或有证据证明可能导致食物中毒的食品；封存应使用封条，封条加盖监管部门印章；在封存之日起 15 日内完成检验或卫生学评价。

**7. 食物中毒诊断及调查报告** 食物中毒调查结束后需要写调查报告。一方面是向上级机关反映情况；另一方面对中毒原因进行综合分析，为行政处罚提供科学依据。食物中毒调查报告的撰写应注意以下问题：

（1）食物中毒调查报告的特点：食物中毒调查报告是行政处罚的依据。食物中毒调查报告由疾病预防控制机构撰写，呈报给卫生和计划生育委员会和食品药品监督管理部门。书写时逻辑性要强，环环相扣；食物中毒调查观点一定要明确；结论要科学。注意不要把调查报告写成鉴定书或裁决书，也要与作论文发表的调查报告有所区别。

（2）食物中毒调查报告标题应明了和醒目：通过阅读标题就可以基本了解文章内容。起草前需掌握详细的调查资料——本次中毒事件的主要特点是什么，所下的结论是否有把握。不要匆忙下笔或边调查边写作，这样往往效率很低，也可能错过收集资料的好时机，不如做好充分调查，写起来一气呵成。

（3）开头总结，主体层次清楚：开头概括全文的内容，把事件的要点突出鲜明地加以概括，使人一目了然。调查报告的主体是报告的核心内容，是把所有调查结果列出，是摆事实讲道理。主体一般按发病情况、流行病学调查结果、进食史、现场卫生学调查和检验结果的顺序撰写。要求：层次清楚，平铺直叙，有所侧重，围绕结论，详简适当。

1）疾病的发病情况：描述事件（首发病例）发生的时间、地点和经过，患者的主要临床症状、治疗经过和转归情况。着重描述首发病例的出现时间、发病的高峰期时间和患者出现的共同症状。

2）流行病学调查结果：确定事件是否为暴发或流行；找出流行特征，确定是否为食物中毒；阐明发病的可能病因及来源，为查明病因、治疗患者和预防控制提供线索。确定发病人数。不明原因中毒必须首先进行病例定义，划定患者的范围，最后确定病例数。描述病例的三间分布，并计算发病的最短潜伏期、最长潜伏期和平均最短潜伏期。采用病例对照研究和定群研究，比较不同餐次、不同食物的差异，查找可疑餐次或食物。获得患者过去 72 小时的进餐情况。查验现场卫生情况，可疑食物的采购、制作和保存情况。

3）实验室诊断结果：采集患者肛拭、呕吐物、血、尿样本，进行微生物、化学毒物的检验，并对食品工用具进行微生物检验，获得的检验结果如何，得出了什么样的实验室诊断结果。

（4）调查报告的结尾：以流行病学调查结果为主要依据，结合实验室诊断结果做出结论。下结论时必须慎重。疑难个案要集体充分讨论分析，由 3 个以上具有高级职称的专业人员做出诊断。

（5）建议：针对本事件提出控制或整改的建议，对类似现象或潜在的可能提出预防措施。内容包括：对中毒食物的控制、追缴和销毁，对中毒单位的处理，对生产加工环节的改进建议，为防止类似事件发生的措施和健康教育。

（蔡慧珍）